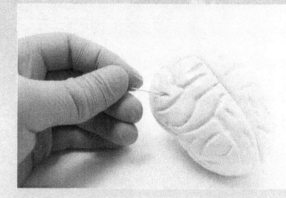

神经外科
临床护理实践

SHENJING WAIKE LINCHUANG HULI SHIJIAN

主　审　兰　青
主　编　谭丽萍　黄　慧　田凤美
副主编　张　娜　李育苏　邹婷婷

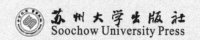

图书在版编目（CIP）数据

神经外科临床护理实践/谭丽萍，黄慧，田凤美主编. — 苏州：苏州大学出版社，2022.12
ISBN 978-7-5672-4090-2

Ⅰ.①神… Ⅱ.①谭… ②黄… ③田… Ⅲ.①神经外科学-护理学 Ⅳ.①R473.6

中国版本图书馆CIP数据核字（2022）第197753号

神经外科临床护理实践

谭丽萍　黄　慧　田凤美　主编

责任编辑　赵晓嬿

苏州大学出版社出版发行
（地址：苏州市十梓街1号　邮编：215006）
广东虎彩云印刷有限公司印装
（地址：东莞市虎门镇黄村社区厚虎路20号C幢一楼　邮编：523898）

开本 787 mm×1 092 mm　1/16　印张 17　字数 393 千
2022年12月第1版　2022年12月第1次印刷
ISBN 978-7-5672-4090-2　定价：65.00元

图书若有印装错误，本社负责调换
苏州大学出版社营销部　电话：0512-67481020
苏州大学出版社网址　http://www.sudapress.com
苏州大学出版社邮箱　sdcbs@suda.edu.cn

《神经外科临床护理实践》
编写组

主　审　兰　青
主　编　谭丽萍　黄　慧　田凤美
副主编　张　娜　李育苏　邹婷婷
编　者（按姓氏笔画排列）
　　　　王月琴　刘　京　闫　静
　　　　吴　英　沈　慧　张国霞
　　　　张晓燕　陈香凤　陈素萍
　　　　赵顺叶　徐　丹　窦　蓓
　　　　戴　靖

前言

近年来，随着神经医学的快速发展和神经外科先进技术的广泛应用，神经外科护理学得到了突飞猛进的发展，对神经外科护士临床护理能力的要求也逐渐提高。神经外科患者具有发病急、症状重、病情变化快等特点，护理人员是各项治疗护理措施的直接实施者。在临床护理过程中，护理人员需要具备敏锐的病情观察能力、风险识别能力、临床决策应对能力及康复护理能力，努力保障护理安全，为患者提供高质量的护理服务，促进患者恢复健康。

为进一步提高神经外科护士专业护理能力，帮助专科护士深入、系统掌握理论知识，熟练运用临床护理技能，我们组织编写了《神经外科临床护理实践》一书。该书以专科疾病特点为抓手，聚焦神经外科专科评估与护理、风险管理、应急处理、并发症预防、专科康复护理五个方面，每一部分分别从概念、临床表现、护理评估、护理措施四个方面进行阐述，特别突出神经外科护士的临床专业技能及新业务、新知识的总结与归纳，内容深入浅出，纳入最新医学指南与共识，科学性、实用性兼顾。本书内容丰富，注意理论联系实践，可操作性强，可作为新手入门的培训教材，亦可作为专科护士培养的参考用书。希望本书能对神经外科临床护理工作起到指导作用，为提高神经外科护理质量起到促进作用。

在编写本教材过程中，我们得到了神经外科临床医疗专家及苏州大学老师的悉心指导与帮助，在此一并表示由衷的感谢。限于编者的能力与水平，书中可能存在疏漏之处，恳请各位护理同人不吝指正，以便今后修订与完善。

编 者

2022 年 11 月

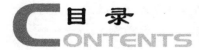

第一章 神经外科病情评估与护理 /1

第一节 意识障碍的评估与护理 /1
第二节 语言障碍的评估与护理 /8
第三节 运动障碍的评估与护理 /13
第四节 感觉障碍的评估与护理 /22
第五节 吞咽障碍的评估与护理 /31
第六节 认知障碍的评估与护理 /41
第七节 颅内压增高的评估与护理 /49
第八节 疼痛的评估与护理 /55

第二章 神经外科护理风险管理 /66

第一节 用药安全护理 /66
第二节 吞咽障碍的饮食安全 /75
第三节 脑脊液引流的安全管理 /81
第四节 约束的安全管理 /86
第五节 卧位的安全管理 /92
第六节 肠内营养安全管理 /97

第三章 神经外科应急处理 /109

第一节 癫痫的应急处理 /109
第二节 脑疝的观察与应急处理 /115
第三节 误吸患者的急救处理 /120
第四节 神经源性肺水肿患者的护理 /126
第五节 脑正常灌注压突破综合征患者的护理 /131
第六节 高血压急症的处理 /136

第四章 神经外科并发症预防及护理 /144

    第一节 肺部感染的预防及护理 /144

    第二节 颅内感染的预防及护理 /155

    第三节 脑脊液漏的预防及护理 /161

    第四节 尿崩症的预防及护理 /166

    第五节 应激性高血糖的预防及护理 /173

    第六节 中枢性高热的预防及护理 /177

    第七节 低钠血症患者的护理 /182

    第八节 神经外科静脉血栓栓塞症的预防及护理 /187

    第九节 失禁性皮炎的预防及护理 /196

    第十节 肠内营养常见并发症的预防及护理 /202

第五章 神经外科康复护理 /212

    第一节 高压氧治疗及护理 /212

    第二节 早期康复护理 /227

    第三节 吞咽功能康复与护理 /234

    第四节 肢体功能康复及护理 /244

    第五节 认知功能康复及护理 /249

    第六节 语言功能康复及护理 /257

参考文献 /263

第一章 神经外科病情评估与护理

神经外科患者具有发病急、症状危重、病情变化快等特点,神经外科临床护理工作的主要任务之一就是对病情进行评估与护理。连续性的病情观察能够为诊断提供线索和依据,有时观察的每个问题会对诊断起到关键性的作用,因此神经外科护士需要具有迅速判断患者意识和评估其神经系统基本反应的本领。本章包括意识、语言、运动、感觉、吞咽、认知障碍,以及颅内压增高和疼痛的评估与护理八个部分,每部分分别从概念、临床表现、护理评估、护理措施四个方面进行阐述,旨在提升神经外科临床护理工作者的病情评估与临床护理能力。

第一节 意识障碍的评估与护理

意识障碍是神经外科重症患者的常见症状,评估意识障碍可动态观察颅内病情变化,发现或排除局灶性神经系统异常,具有确定意识水平和神经系统的功能状况等意义。

一、概念

意识障碍是指人体对自身状态及周围环境的识别及觉察能力发生障碍。意识障碍是神经系统疾病患者最常见的症状。任何原因导致大脑皮质弥漫性损害或脑干上行网状结构激活系统损害,均可引发意识障碍。

二、临床表现

意识障碍可分为觉醒度改变和意识内容变化两方面,前者表现为嗜睡、昏睡和昏迷,后者表现为意识模糊和谵妄等。意识的维持依赖大脑皮质的兴奋。脑干上行网状激活系统接收各种感觉信息的侧支传入,之后其发出的兴奋从脑干向上传至丘脑的非特异性核团,再由此弥散投射至大脑皮质,使整个大脑皮质保持兴奋,以维持觉醒状态。因此,脑干上行网状激活系统或双侧大脑皮质损害均可导致意识障碍。

(一)以觉醒度改变为主的意识障碍

1. 嗜睡

嗜睡是意识障碍的早期表现。患者表现为睡眠时间过度延长,当被呼唤或者推动肢体时即可被唤醒，并能进行正确的交谈或执行指令，刺激停止后又继续入睡。

2. 昏睡

昏睡是一种比嗜睡重的意识障碍。患者处于沉睡状态，在正常的外界刺激下不能觉醒，须经高声呼唤或其他较强烈的刺激方可被唤醒，对语言的反应能力尚未完全丧失，可做含糊、简单而不完全的应答，刺激停止后又很快入睡。

3. 昏迷

昏迷是一种最为严重的意识障碍。患者意识完全丧失，在各种强刺激下也不能觉醒，无有目的的自主活动，不能自发睁眼。昏迷按严重程度可分为三级。

（1）浅昏迷：意识完全丧失，仍有较少的无意识自发动作。对周围事物及声、光等刺激全无反应，对强烈刺激如疼痛刺激可有回避动作及痛苦表情，但不能觉醒。吞咽反射、咳嗽反射、角膜反射、瞳孔对光反射仍然存在。生命体征无明显改变。

（2）中昏迷：对外界的正常刺激均无反应，自发动作很少。对于强刺激，防御反射、角膜反射和瞳孔对光反射均减弱，大小便潴留或失禁。生命体征已有改变。

（3）深昏迷：对外界任何刺激均无反应，全身肌肉松弛，无任何自主运动。眼球固定，瞳孔散大，各种反射消失，大小便多失禁。生命体征已有明显改变，呼吸不规则，血压或有下降。

大脑和脑干功能全部丧失时称为脑死亡，其确定标准是：患者对外界任何刺激均无反应，无任何自主运动，但脊髓反射可以存在；脑干反射（包括对光反射、角膜反射、头眼反射、前庭眼反射、咳嗽反射）完全消失，瞳孔散大、固定；自主呼吸停止，需要人工呼吸机维持换气；脑电图呈一直线，提示脑电活动消失；经颅多普勒超声提示无脑血流灌注现象；体感诱发电位提示脑干功能丧失。

（二）以意识内容改变为主的意识障碍

1. 意识模糊

主要表现为注意力减退，定向力障碍为最早的外在表现，情感反应淡漠，随意活动减少，语言缺乏连贯性，嗜睡，对外界刺激可有反应，但低于正常水平。

2. 谵妄

谵妄是一种急性的脑高级功能障碍，主要表现为对客观环境的认识能力及反应能力下降，注意力涣散，定向力障碍，言语增多，思维不连贯，多伴有睡眠—觉醒周期紊乱，常有错觉和幻觉，以及紧张、恐惧、兴奋不安和大喊大叫等表现，甚至有冲动攻击行为。

（三）特殊类型的意识障碍

1. 去皮质综合征

去皮质综合征多见于由双侧大脑皮质广泛损害而导致的皮质功能减退或丧失，皮质下功能仍存在。患者表现为双眼凝视或无目的活动，呼之不应，无自发言语，貌似清醒，实无意识，存在紊乱的睡眠—觉醒周期，有原始的反射活动，偶有无意识哭笑或自发性强笑；四肢腱反射亢进，大小便失禁，腺体分泌亢进，身体姿势为上肢屈曲内收，腕及手指屈曲，双下肢伸直，足屈曲（有时称为去皮质强直）。该综合征常见于缺氧性脑病、脑炎、中毒和严重颅脑外伤等情况。

2. 植物状态

有睡眠—觉醒周期，完全没有自我意识和环境意识。对自身和外界的认知功能完全丧失，有自发性或反射性睁眼，偶有视觉追踪，有反射性惊觉和自发无意识哭笑。

3. 运动不能缄默症

意识障碍可有可无，缄默不语。四肢缺乏自主运动，能睁眼但眼球固定，面无表情，大小便失禁。

4. 闭锁综合征

神志清楚，不能张口及产生语言，面无表情，吞咽反射消失，四肢瘫痪，能以瞬目和眼球垂直运动示意与周围建立联系。

三、护理评估

1. 意识障碍观察与判断方法

对神经外科患者意识的观察要连续、动态，可采取推动或刺激等方式，先采用语言刺激，即定时唤醒患者进行简单对话，如无反应则进一步施加疼痛刺激，即压迫眶上神经或用手捏胸大肌外侧缘等方法来观察患者的反应，同时评估瞳孔、生命体征、肢体运动和语言交流能力，检查有无角膜反射、吞咽反射、咳嗽反射，有无大小便失禁及其他神经系统改变等。

2. 格拉斯哥昏迷量表

目前，格拉斯哥昏迷量表（Glasgow coma scale，GCS）作为临床上对意识障碍患者进行定量评估的工具，具有临床指征量化、简便易行、重复性好等优势。GCS 能够快速诊断疾病病情，是最早用于评估颅脑创伤意识障碍患者的昏迷量表。GCS 在初期仅用于脑外伤患者的评估，随后它被广泛应用于中枢神经系统损伤和意识障碍状态的评定。GCS 由三部分组成，即睁眼反应、言语反应和运动反应，总分 15 分，最低得分 3 分，通过三部分所得分数总和来判断意识障碍严重程度，分数越低表明意识障碍越严重：13~15 分为轻型；9~12 分中型；3~8 分为重型；<8 分为昏迷。通常情况下，GCS 在 8 分及以上的患者恢复概率较大，7 分及以下的患者预后较差，3~5 分并伴有脑干反射消失的患者有死亡的危险（表 1-1）。

表 1-1　格拉斯哥昏迷量表（GCS）

睁眼反应	计分	言语反应	计分	运动反应	计分
自动睁眼	4	回答正确	5	遵嘱动作	6
呼唤睁眼	3	回答错误	4	刺痛定位	5
刺痛睁眼	2	语无伦次	3	刺痛躲避	4
不能睁眼	1	只能发声	2	刺痛肢屈	3
—	—	不能发声	1	刺痛肢伸	2
—	—	—	—	不能运动	1

3. 意识障碍程度判断指标

除使用 GCS 评分外,临床也会使用意识障碍程度判断指标进行患者意识障碍程度的判断,该指标包括语言刺激、自主运动、定向力、计算力等内容,涵盖患者各个层面的评估(表 1-2)。

表 1-2 意识障碍程度判断指标

判断项目	嗜睡	意识模糊	昏睡	浅昏迷	深昏迷
语言刺激	可唤醒	可唤醒	不易唤醒	无反应	无反应
自主运动	有	有	有	无	无
定向力	正确	障碍	不能	不能	不能
计算力	正确	障碍	不能	不能	不能
痛觉试验	明显	迟钝	极迟钝	尚有	无
生理浅反射	正常	正常	尚正常	可存在	消失
生理深反射	正常	尚正常	存在	可存在	消失
病理反射	无	无	一般无	可有	有
瞳孔对光反射	正常	存在	存在	可存在	消失
呼吸、血压	正常	无改变	无明显改变	可有改变	明显改变
大、小便	知道	尚知道	不知道	潴留或失禁	失禁

4. 特殊意识障碍的评估

对特殊意识障碍患者可从意识、运动功能、听觉、视觉等多个方面之间的差异进行判断,其区别可通过表 1-3 清晰显示,并可作为临床判断的依据。

表 1-3 特殊意识障碍的评估

判断项目	最低意识状态	去大脑皮质状态	植物状态
意识	有部分意识	无意识,貌似清醒	无意识
运动功能	痛刺激定位	原始反射活动	姿势反射活动
听觉	声源定位	反应性惊觉	反应性惊觉
视觉	视觉追踪	无目的活动	反应性惊觉
交流	有意识发声	无	无
情感	有意识哭笑	无意识哭笑	无意识哭笑
睡眠—觉醒周期	存在	存在	存在

四、护理措施

(一)病情观察

观察意识状态及程度、生命体征变化,以及有无肢体瘫痪、深浅反射异常、脑膜刺激征等伴随症状;观察瞳孔大小、对光反射变化及两侧是否对称;检查眼底有无改变及皮肤色泽、肢体温度等情况。

1. 瞳孔

瞳孔变化是患者病情变化的重要特征之一，尤其对于意识障碍患者来说显得更为重要。正常人的瞳孔在室内自然光线下直径3~4 mm，两侧瞳孔等大、等圆，对光反射和调节反射存在且灵敏。

（1）瞳孔大小。

① 伤后一侧瞳孔立即散大、对光反射消失为动眼神经损伤。

② 受伤一段时间后一侧瞳孔进行性散大，提示脑受压及小脑幕切迹疝。

③ 双侧瞳孔散大，对光反射消失伴有深昏迷，多为广泛脑挫裂伤及严重脑水肿。

④ 瞳孔缩小，多见于脑桥损伤。

⑤ 双侧瞳孔散大，对光反射消失，眼球固定伴深昏迷，提示临终状态。

（2）瞳孔形状。

正常瞳孔呈圆形，两眼等圆；瞳孔出现三角形或多边形，多见于中脑损伤。

（3）瞳孔多变。

双侧瞳孔时大时小或变化不定，对光反射差为脑干损伤。

（4）脑疝瞳孔的变化。

① 小脑幕切迹疝：意识障碍进行性加重，同侧瞳孔散大，对侧肢体偏瘫，锥体束征阳性。

② 枕骨大孔疝：呼吸突然停止，然后出现瞳孔散大、心跳停止的情况。

2. 呼吸

患者在有意识障碍的情况下，多有舌后坠、咽反射迟钝、呕吐物误吸入呼吸道等致呼吸道梗阻的情况，而呼吸道梗阻可加重脑缺氧、脑水肿，诱发癫痫发作等，使病情进一步加重甚至危及生命。护理中要密切观察患者的呼吸、SpO_2，必要时查血气分析，以判断病变部位和病情严重程度。

（1）潮式呼吸：多见于重症脑缺氧、双侧大脑半球病变、间脑病变。

（2）叹息样呼吸：多见于脑桥上部被盖部损害。

（3）点头样呼吸：多见于濒死状态。

（4）间停呼吸：多见于脑炎、颅内压增高、剧烈疼痛时。

（5）叹气样呼吸：多见于癔症、焦虑症。

3. 体温

患者因体温调节中枢的损伤易出现中枢性高热，多表现为稽留热。高热使脑血流量增加，脑代谢率升高，颅内压增高，从而加快脑细胞损害，因此要密切注意患者体温的变化。体温每降低1 ℃，颅内压及脑耗氧量降低5%。在患者出现高热前，即给予降温治疗，如冰帽、冰毯等，使患者脑部处于低温环境，以预防中枢性高热对脑部的损害。降温过程中注意局部皮肤保护，防止发生冻伤。

4. 心率

心率是较敏感的指标。它是机体在应激状态下最早发生变化的指标之一。在血压下降、SpO$_2$ 降低、呼吸紊乱的早期，心率常增快。当患者的心率在短时间内以 15 次/min 以上增加时，需要注意有无呼吸道分泌物多、呼吸紊乱、消化道出血等情况，及时吸痰，保持呼吸道通畅，抽取胃液观察其性状，必要时送检，了解有无消化道出血等。

（二）呼吸道护理

患者在意识障碍的情况下，常有舌后坠、咽反射迟钝、咳嗽减弱或消失、呕吐物误吸入呼吸道等致呼吸道梗阻的情况，而呼吸道梗阻可加重脑缺氧、脑水肿，诱发癫痫发作，使意识障碍患者病情加重。

（1）床边准备负压吸引装置、吸痰用物、简易呼吸囊等呼吸道护理用物。

（2）每 2 h 翻身拍背一次，指导患者深呼吸及有效咳嗽，肺部听诊，按需吸痰。目前，体外振动排痰仪已代替人工叩击排痰在临床广泛应用，并取得很好的疗效。振动排痰仪能够产生高频振动，这种振动能够在人体表面形成特定的、具有方向的力，这种力能够穿透皮肤、肌肉和内脏组织，进而使得淤积在肺内的痰块发生松动和液化，并且松动和液化的痰块会随着力的运动一起排出体外。该仪器可用于急性呼吸衰竭伴分泌物潴留肺不张、慢阻肺伴无效的呼吸方式、长期卧床或危重患者及某些大手术后的预防性应用。心力衰竭、房颤急性发作、急性期颅内高压、不稳定的颈部和头部外伤、活动出血、血流动力学不稳定、肋骨骨折等情况应慎用或禁用。在使用时，应根据叩击部位选择叩击头，根据患者年龄、意识状态、心功能选择使用频率。对于初次使用者，给予低频振动（10~15 次/s），观察耐受情况，再逐渐过渡到高频振动（25~30 次/s）。对于颅内压增高、心功能差的患者，应用振动排痰仪的过程中动作要轻柔，密切观察患者意识状态、心率、血流动力学、呼吸、瞳孔的变化，必要时医护共同完成排痰操作。在使用后，可通过评估痰液颜色、性质、量和肺部听诊等方式评价治疗效果，必要时结合体位引流。

（3）预防肺部感染，保持呼吸道通畅，必要时行气管切开术是早期有效的救治措施。详见第四章第一节肺部感染的预防及护理。

（三）用药护理

详见第二章第一节用药安全护理。

（四）营养支持护理

神经外科不同程度的意识障碍患者，外源性摄入减少（吞咽困难、胃肠蠕动减慢、功能减退、基础代谢紊乱），内源性营养需求增大（高分解代谢状态、负氮平衡），导致机体缺乏营养，对营养的需求大大增加。

1. 营养评估

详见第二章第六节肠内营养安全管理。

2. 肠内营养护理

对于无肠内营养禁忌、能够耐受肠内营养的患者，应首先考虑肠内营养。而对于不能实施肠内营养或肠内营养不能满足热量和蛋白质需求的高危营养风险的患者，可考虑肠外营养。

（1）每次喂养前必须确定喂养管（鼻胃管、鼻肠管）的位置和深度，确认喂养管在位且通畅。

（2）肠内营养期间掌握四度，即角度、温度、浓度、速度。在无禁忌情况下，鼻饲期间床头抬高30°~45°。建议使用营养输注泵控制输注速度，遵循浓度由低到高、速度由慢到快、量由少到多的循序渐进的原则。肠内营养的起始量一般根据医嘱执行或设为20~40 mL/h，6 h后检查患者的耐受性（如胃潴留量），如患者无不适，可每12~24 h增加250 mL总量，最大速度为125 mL/h。

（3）在营养输注过程中，应妥善固定喂养管，保持其通畅。连续管饲过程中，每隔4 h用20~30 mL温水脉冲式冲管一次，每次中断输注或给药前后用20~30 mL温水冲洗管道，以预防堵管。

（4）在持续营养输注过程中，对于经胃喂养的患者，每隔4 h评估胃残留量一次，如潴留量≤100 mL，可以20 mL/h增加输注速度；如100 mL<潴留量≤200 mL，可维持原速度；如200 mL<潴留量<500 mL，遵医嘱使用促胃动力药物，若没有不耐受的其他表现，不应终止输注；如潴留量≥500 mL，应暂时停止输注，向医生汇报。

（5）当患者出现颅内压增高、恶心、呕吐时，应将其头偏向一侧，同时暂停肠内营养的供给，及时吸净口、鼻腔残留物，以防止患者误吸。

（6）观察肠内营养并发症，详见第四章第十节肠内营养常见并发症的预防及护理。

（7）遵医嘱做好相关监测，如血糖、白蛋白、前白蛋白等，必要时每周测体重，以评估营养状况。

（8）健康教育：向患者介绍肠内营养的优点及对治疗原发病的益处，讲明拟采用的置管途径、应用制剂的优点、输注方法及可能出现的并发症和处理办法。

（五）下肢静脉血栓的预防

详见第四章第八节静脉血栓栓塞症的预防及护理。

（六）管路的维护

各管路均应保持通畅，根据患者意识状态、肌力、配合程度等因素选择适宜的固定方式。如患者躁动不安，存在拔管风险，可遵医嘱给予镇静药物，并定时对患者的镇静情况进行评分，使患者处于镇静最佳状态，减少拔管风险。

（1）鼻胃管：对于留置鼻胃管患者，临床使用胶布将导管固定在鼻翼及一侧脸颊，固定胶布每日更换，污染时及时更换。定时查看导管深度及固定情况。观察患者有无腹泻、腹胀、便秘、恶心呕吐等情况，评估肠内营养耐受性并做记录，观察有无呛咳、呼吸急促或咳出类似营养液的痰液等误吸表现。当患者每日经口进食能满足所需营养的2/3时，遵医嘱及时拔除鼻胃管。

（2）留置导尿管：关注患者体温及主诉，观察尿液量、颜色、性状及早期感染表现。每天会阴冲洗至少2次，尿道口周围保持清洁。建议使用一次性抗反流集尿袋，且集尿袋放置低于耻骨联合水平线，为患者翻身或移动患者时须将尿管夹闭，尿袋储尿不超过3/4容量，以防止反流。病情允许的情况下，鼓励患者多饮水，保证每日尿量在2 000 mL以上。定时夹闭尿管，可耐受患者每4 h开放一次，如不能耐受可根据患者主诉进行开放，开放后及时夹闭，保持膀胱功能。

（3）气管套管：详见第四章第一节肺部感染的预防及护理。

（七）安全护理

（1）在昏迷患者卧床休息时，应保持环境安静，避免各种刺激。

（2）对于有肢体运动障碍的患者，须评估患者跌倒风险，指导患者下床活动时穿防滑鞋并使用辅助用具或有人搀扶。

（3）对于躁动不安的患者，应预防意外损伤，加用床栏，去除义齿、发卡，修剪指甲，防止发生伤人或其他危险行为，应有专人陪伴。如患者肌力水平达到3级以上，且不能配合，可给予保护性约束。详见第二章第四节约束的安全管理。

（八）基础护理

（1）病室环境：干净、整洁、安静，温度、湿度适宜，定时通风换气。

（2）落实"三短九洁"：头发、胡须、指甲短，眼、口、鼻、手、足、会阴、肛门、皮肤、头发洁。

（3）维持正常排尿、排便：关注患者尿量，定时检查患者膀胱有无尿潴留。当患者出现排尿困难时，首先应给予诱导排尿，如变换体位、用温水冲洗会阴部等，必要时留置尿管，并做好管路维护。嘱便秘患者多食用粗纤维食物，按摩下腹部促进排便，遵医嘱使用口服缓泻剂，或使用开塞露辅助排便；腹泻患者须及时留取化验标本，查找腹泻原因，及时清理排泄物，在肛周涂保护剂。

（4）皮肤护理：预防患者发生压力性损伤。对卧床患者每日早晚予温水擦身，出汗较多的患者可在身下衬垫吸水性好的毛巾被，且定时更换。保持床单柔软、清洁、平整，每2h翻身一次；于骨隆突处做定时减压，定时协助患者做被动性肢体运动，并保持功能位。

（九）心理护理

将意识障碍患者看作认知功能正常者来进行心理护理，对患者的康复是十分有益的。患者在意识丧失期间可能会出现一些深层的机能性心理过程，一些患者可能会听到声音或闻及气味。因此，在护理过程中必须记住：无反应的患者不一定都无意识。护士应保证使意识丧失的患者接受温暖而亲切的护理，这就要求在护理过程中注意呼唤患者的姓名，操作时同样给患者做解释工作，并通过音乐、抚触等促使患者尽早康复。

（十）康复护理

详见第五章神经外科康复护理。

神经外科疾病患者均可发生不同程度的意识障碍。临床护士熟练掌握意识障碍临床表现与正确的评估方法，正确判断患者意识水平和神经系统功能状况，可为医生诊疗提供依据，同时也使患者获得有针对性的治疗与护理，避免各种并发症的发生。

第二节 语言障碍的评估与护理

神经外科患者多存在不同程度的脑组织功能障碍导致的语言障碍。准确判断语言障碍，不但有助于医护人员进行定位诊断，观察疾病的变化发展，还有助于护士与患者建立有效的沟通，以帮助患者进行早期基本语言功能康复训练，改善语言障碍。

一、概念

语言障碍（language disorders）可分为失语症和构音障碍。失语症分为运动性失语症、感觉性失语症、命名性失语症、失写症、失读症。大脑皮质语言功能区灰质病变，听、说、读、写功能残缺或丧失，即引起失语。发音肌肉的瘫痪、共济失调或肌张力增高可引起构音障碍。失语症是脑损害所致的语言交流能力障碍，构音障碍则是神经肌肉的器质性病变造成的发音器官的肌无力及运动不协调。失语症和构音障碍是神经系统疾病常见的语言障碍形式，可以是疾病唯一的或首发的症状，也可以是多种症状和体征的组成部分。认识失语症和构音障碍并分析其表现特点有助于定位诊断，也有助于定性诊断。

二、临床表现

（一）失语症

1. 运动性失语症

运动性失语症由优势侧半球额下回后部的运动性语言中枢（Broca 区）病变引起，又称表达性失语或 Broca 失语。患者能够理解他人言语，能够发音，但言语产生困难，或不能产生言语，或用词错误，或不能说出连贯的句子而呈电报式语言。患者能够理解书面文字，但读错或不能读出。

2. 感觉性失语症

感觉性失语症由优势半球颞上回后部（Wernicke 区）病变引起，又称听感受性失语或 Wernicke 失语。患者听力正常，但不能理解他人和自己的言语，不能对他人提问或对指令做出正确反应。自己的言语尽管流利，但用词错误或零乱，缺乏逻辑，让人难以理解。

3. 命名性失语症

命名性失语症由优势半球颞中回后部病变引起。患者对语言的理解正常，自发言语和言语的复述较流利，但对物体的命名发生障碍，表现为能够叙述某物的性状和用途，也能对他人称呼该物名称的对错做出正确判断，但自己不能正确说出该物名称。

4. 失写症

失写症由优势半球额中回后部病变引起，又称书写不能。患者手部运动功能正常，抄写能力保留，但丧失书写的能力，或写出的内容存在词性、语义和语法方面的错误，多合并运动性和感觉性失语。

5. 失读症

失读症由优势半球顶叶角回病变引起。患者并无失明，但不能辨识书面文字，不能理解文字意义。轻者能够朗读文字材料，但常出现语义错误，如将"桌子"念成"椅子"、将"上"念成"下"等；重者将口头念的文字与书写的文字进行匹配的能力也丧失。

（二）构音障碍

构音障碍（dysarthria）是指由发音相关的中枢神经、周围神经或肌肉组织疾病导致的一类语言障碍的总称。与发音清楚但用词不正确的失语症不同，构音障碍是一种纯语言障碍，表现为发声困难，发音不清，声音、音调及语速异常，但用词正确。

1. 上运动神经元损害

单侧皮质延髓束病变可造成对侧中枢性面舌瘫，主要表现为双唇和舌承担的辅音部分不清晰，发音和语音共鸣正常。双侧皮质延髓束损害可导致咽喉部肌肉和声带麻痹（假性球麻痹），表现为说话带鼻音、声音嘶哑和言语缓慢。此类患者由于唇、舌、齿功能受到影响，以及发音时鼻腔漏气，辅音发音明显不清晰，常伴有吞咽困难、饮水呛咳、咽反射亢进和强迫性哭笑等。

2. 基底节病变

基底节病变患者的唇、舌肌张力增高及声带不能完全张开，导致构音缓慢而含糊，声调低沉，发音单调，音节颤抖样融合，言语断节、口吃样重复。

3. 小脑病变

小脑蚓部或脑干内与小脑联系的神经通路病变可导致发音和构音器官肌肉运动不协调，表现为构音含糊，音节缓慢拖长，声音强弱不等甚至呈爆发样，言语不连贯，呈吟诗样或分节样。小脑病变又称共济失调性构音障碍。

4. 下运动神经元损害

支配发音和构音器官肌肉的脑神经核和/或脑神经以及支配呼吸肌的脊神经病变，可造成迟缓性构音障碍，其共同特点为发音费力和声音强度减弱。舌下神经病变患者表现为舌音不清晰，语音含糊，可伴有舌肌萎缩和舌肌纤颤。喉返神经单侧损害表现为声音嘶哑和复音现象，双侧病变者无明显发音障碍，但可由气道不通畅造成吸气性喘鸣。迷走神经咽支和舌咽神经损害可引起软腭麻痹，说话带鼻音并影响声音共鸣。膈神经损害可造成膈肌麻痹，使患者声音强度减弱，发音费力，语句变短。

5. 肌肉病变

重症肌无力、进行性肌营养不良症或强直性肌病累及发音和构音相关的肌肉时可造成构音障碍，表现为类似下运动神经元损害，患者可因原发病不同而伴随其他相应的临床症状。

三、护理评估

1. 语言理解能力

（1）听：① 发布简单的指令，如睁眼、闭眼、握拳等，让患者配合做动作；② 是非问题选择，患者可以使用点头、闭眼等反应，进行是非问题的回答；③ 发布左右定向指令，如"伸出你的左手"等，让患者执行；④ 发布复杂的指令，如让患者指地板，然后再看天花板。

（2）阅读：护士朗读单字、单词和单句，出示卡片，让患者找出朗诵的单字、单词、单句，并执行书面命令。

2. 语言表达能力

（1）说：采取交流性语言（与患者对话）、描述性语言（让患者看图说话）、复述语言（让患者跟读）、自发语言（计数、叙述经历）、命名物体、唱歌、解释单词或成语的意义等方法。

（2）写：听写单词、句子，让患者造句和抄写词、句等。

3. 构音功能

在与患者交流的过程中，仔细听患者语言的节律、音调是否正常，让患者重复较为复杂的句子，仔细听其语言节律、吐字、发音情况，寻找哪些音发出困难。

4. 综合分析

综合分析检查结果，评定语言障碍的类型。

四、护理措施

（一）心理护理

语言障碍患者会出现不同程度的心理障碍，如紧张、易怒、焦虑、抑郁等，护士应耐心解释不能说话或说话吐词不清的原因，关心、体贴、尊重患者，避免挫伤其自尊心。鼓励患者家属、朋友多与其交谈，并耐心、缓慢、清楚地解释每一个问题，直至患者理解、满意。当患者说话时，要认真倾听，并随时点头表示理解，以减轻其心理负担。

（二）沟通方法指导

鼓励患者采取任何方式向医护人员或家属表达自己的需要，可借助笔、本、图片、表情或手势等提供简单而有效的双向沟通方式。与感觉性失语患者沟通时，应减少外来干扰，除去患者视野中不必要的物品（如关掉收音机或电视），避免患者精神分散，和患者一对一谈话；对于运动性失语的患者，应尽量提出一些简单的问题，让患者回答"是""否"或点头、摇头示意，与患者沟通时说话速度要慢，应给予足够的时间让其做出反应；对于听力障碍的患者，可利用实物图片法进行简单的交流，文字书写法适用于有一定文化基础、无书写障碍的患者。

（1）手势法：与患者共同约定手势（表1-4），除双侧肢体瘫痪者和听理解障碍患者不能应用外，其他失语症患者均可应用。

表1-4　规范化手势语

手势	代表意义
伸大拇指	大便
伸小拇指	小便
伸示指	有痰
握空心拳（形如水杯）	口渴
握实心拳（形如重锤）	疼痛
用手拍床	想交流
握笔写字式	想写字

（2）实物图片法：利用一些实物图片，进行简单的思想交流，以满足患者生理需要，解决实际困难。利用常用物品，如茶杯、人头像、病床等，反复教患者使用，如茶杯表示要喝水，人头像表示头痛，病床表示翻身。此种方法最适合于听力障碍患者的交流。

（3）文字书写法：适用于文化素质高、无机械书写障碍和视觉空间书写障碍的患者，在认识疾病的特点后，患者有什么要求，可使用提示板书写进行交流。

（三）语言康复训练

1. 康复训练时间

康复训练时间根据患者自身状态而定，病情轻者越早开始训练效果越好。患者一旦确诊为失语症，应立即进行语言训练，这样可加快代偿活动，同时还需要根据药物疗法、运动疗法、作业疗法的训练时间进行统筹安排。一般来说，短时间、高频率比长时间、低频率的训练效果好。语言训练时间宜安排在上午，每次 30 min 以内，以免引起患者疲劳。若超过 30 min，可安排为上、下午各一次。训练要持续数月或 1 年，甚至更久。

2. 康复训练方法

（1）肌群运动训练：口是人发音的共鸣装置，如存在吞咽障碍或球麻痹常导致失音。另外，面瘫也常影响口部运动及言语表达。因此，指导患者进行口部运动是非常重要的。例如，指导患者进行唇、舌、齿、软腭、咽、喉与颌部肌群运动，包括缩唇、叩齿、伸舌、卷舌、鼓腮、吹气、咳嗽等练习活动，2 次/d，5 min/次，连续 3 d。

（2）发音训练：根据发音训练评定等级，训练者按音节难易、音位前后，指导患者模仿正确发音，由训练张口诱发唇音（a、o、u）、唇齿音（b、p、m）、舌音，到发单音节音（pa、da、ka），如发音不清，应控制发音速度。当患者能够完成单音节发音后，让其复诵简单句，如"早—早上—早上好"。因多数患者年龄偏大，没学过现代汉语拼音，故宜选择简易的发音来启发患者，如 yi（依）、a（啊）等，并进行慢速语音练习。训练者做发音示范，并指导患者通过镜子观察自己发音时的口形，来纠正发音错误。

（3）复述训练：复述单词和词汇，先进行单词复述，逐步过渡到短语复述，之后进行句子复述，如"门""手""窗户""手机响了""又打雷又下雨"；也可出示与需要复述内容一致的图片，让患者每次复述 3~5 遍，轮回训练，以巩固效果。

（4）视图读音训练：训练组由 1 名护士负责 1 名患者的语言练习，每组共有图片 20 张，内容包括食品类、人物类、日常生活类和植物类等，都与患者生活密切相关。护士手持图片，让患者看见图片并读出其内容，2 次/d，30 min/次，每周进行评定。

（5）命名训练：让患者说出家人的姓名，以及常用物品的名称，并解释该物品的用途。

（6）强化刺激训练：利用人的生物反馈调节，采用刺激—反应—刺激方式，给予正确的语言强化训练。采用患者熟悉的、常用的、有意义的内容进行刺激，要求语速、语调和词语长短合适。刺激后应诱导而不是强迫患者应答，多次反复给予刺激。鼓励患者多说，不用担心是否正确，不正确及时纠正。

① 听名指物：在患者面前放置铅笔、钥匙、尺子、纽扣和梳子 5 样物品，护士随机说出物品名称，要求患者指出相应物品。

② 听名指图：在患者面前放置 5 张图片，护士分别说出图片的名称，让患者指出相

应的图片。对于能发双音节音的患者，护士要启发患者说出相关词或短句，必要时可让患者用较快的速度重复一句话，可配合录音带进行模仿练习。通过患者以往所熟悉的声音进行刺激，让患者听广播、听音乐、听他人读报，刺激患者的听觉，强化应答能力，激活思维，增强对语言的理解力。

（7）配合动作训练：动作训练可唤起动觉在大脑中的记忆。根据患者的理解能力，从简单动作开始训练，如让患者闭上眼睛、举起右手、伸出舌头、用左手摸右耳等。又如，餐前可将食物放在患者面前，反复强调"吃饭""拿筷子"等。在帮助患者进行肢体被动运动时，反复强调"上举手臂"，也可在患者面前放铅笔、勺子、梳子、钥匙等物品，然后说"请把梳子给我""把钥匙放在口袋里"等，不断变换指令内容，训练其适应能力。训练患者对简单句子、故事的理解能力，根据内容让其回答"是"与"不是"，或者伸出 3 根手指让其说数。这些练习方法可加速脑及语言功能的恢复。

（8）唱歌训练：唱歌可以促进语言功能的恢复，指导患者反复多次地跟着唱歌可以刺激中枢神经，唤醒其脑海中存储的深层记忆，增强其对语言的理解和发音能力。

（9）联想训练：将练习的单词、句子应用于实际生活后进行提问，让患者回答。

（10）阅读训练：单词辨识，即在一组词中辨认出护士说的词；朗读训练，朗读单词、短语、短文，解释意思，并且逐渐加快语速。

（11）书写训练：抄写、听写字词；书写熟悉的内容，如自己的姓名、工作单位、经常使用的物品名称；看图写出物品名称，并解释其用途；将字拆分成几部分，打乱顺序后让患者组字并写出来。

（四）健康教育

（1）鼓励患者多与周围人交流、沟通，利用听、说、读、写多种手段提高交流能力。

（2）避免患者疲劳，要密切观察其行为变化，及时调整训练时间，变换康复内容。

（3）教会患者家属语言训练的方法、时间、注意事项，使其在患者出院后能指导患者在家中进行语言康复训练。指导家属根据患者不同时期的表现改变训练计划，逐渐增加训练难度，并根据患者的兴趣爱好及时调整训练内容，使患者在轻松愉快的环境下进行语言训练，以利于语言能力的巩固和应用。

语言功能障碍患者因无法表达自己内心的正常感受，易产生恐惧、焦虑和沮丧等心理情绪，护理人员应根据患者的临床表现，准确评估失语的类型和程度，制订个性化的语言康复计划。康复训练应遵循运动性失语以语言训练为主、感觉性失语以提高理解能力为主、构音障碍以发音训练为主及由易到难的原则，在康复训练过程中应充分调动患者语言训练的积极性、主动性，这样更利于促进患者语言功能的恢复。

第三节　运动障碍的评估与护理

脑损伤（如脑出血、颅脑外伤、脑肿瘤等）常会使患者出现肢体运动功能障碍，发生的概率达 55%~87%。肢体运动功能障碍容易引起肢体血液循环不畅，加之肢体重力压迫，从而导致患者发生深静脉血栓及压力性损伤，这使患者肢体功能康复的难度增加。护士通过患者的运动情况来判断其神经功能是否正常，以发现并确定疾病变化及护理问题，从而实施正确的护理措施，保证患者安全。

一、概念

肢体运动障碍指由肢体结构或功能缺损造成的运动困难。机体通过运动神经系统中骨骼肌的随意运动、不随意运动等，维持机体精细、协调、复杂的活动。随意运动是有意识的、能按自己意志进行的运动，又称自主运动。不随意运动指内脏运动神经和血管运动神经所支配的心肌、平滑肌的运动，是无意识的、不受自己意志控制的运动。

神经外科所说的运动障碍一般指随意运动障碍，即随意运动的兴奋、抑制不能由意志控制。运动神经系统指锥体系统、锥体外系和皮质-脑桥-小脑系统。神经外科患者在脑部肿瘤侵袭、手术、外伤、出血等累及运动神经系统时会出现运动障碍。

二、临床表现

临床上常见的运动障碍有瘫痪、肌张力改变、不自主运动、共济失调等。随意运动的增多表现为不自主运动及精神运动性兴奋；随意运动的抑制表现为精神运动性抑制及瘫痪。运动不协调即共济失调。神经外科患者的运动障碍以瘫痪、共济失调最为常见。

（一）瘫痪

（1）根据瘫痪程度分为完全性瘫痪和不完全性瘫痪。

肌力完全消失者为完全性瘫痪；肌力减退者，即保留一定程度的运动功能者为不完全性瘫痪。

（2）根据瘫痪性质分为上运动神经元瘫痪和下运动神经元瘫痪。

上运动神经元瘫痪表现为肌张力增高、腱反射亢进，出现病理反射，没有或有轻度肌肉萎缩，也就是我们常说的"硬瘫"；下运动神经元瘫痪表现为肌张力降低、腱反射减弱或消失及肌肉萎缩，无病理反射，也叫作"软瘫"。

（3）根据瘫痪形式分为单瘫、偏瘫、截瘫、四肢瘫、交叉瘫。

单瘫是指一侧面部、一个肢体的运动障碍；偏瘫是指左半身或右半身的运动障碍；截瘫是指下半身或双下肢的瘫痪，而两侧上、下肢的瘫痪为四肢瘫；交叉瘫是指病变同侧脑神经周围性麻痹，引发的对侧肢体中枢性瘫痪和偏身感觉障碍。

（二）共济失调

运动的协调是小脑前庭系统、深感觉系统、锥体外系统等共同配合的结果。因此，以上结构的损害会使运动失调。小脑蚓部病变引起躯干平衡障碍，小脑半球损害引起病侧肢体协同运动障碍、辨距不良、动幅过度和意向性震颤。感觉性共济失调患者不能辨别肢体的位置和运动的方向，从而无法正确执行自主运动。前庭性共济失调以平衡障碍为主。一般大脑性（如额叶性）共济失调不如小脑性共济失调严重。

三、护理评估

(一) 肌力

肌力是指骨骼肌的收缩强度。肌力具有明显的个体差异,因此不同个体间没有可比性,检查仅对个体的两侧进行比较和判断。肌力检查按近、远端关节和每块肌肉分别进行。

1. 肌力分级标准

肌力分级标准如表1-5所示。

表1-5 肌力分级标准

分级	临床表现
0级	无肌肉收缩,完全瘫痪
1级	可见或触摸到肌肉收缩,但关节不能移位
2级	肢体关节可平行移动但不能做对抗地心引力的运动
3级	肢体关节能够做对抗地心引力的运动,但无抵抗阻力的能力
4级	肢体可做抵抗阻力的运动,但弱于正常
5级	正常肌力

2. 常见部位肌力检查方法

常见部位肌力检查方法如图1-1所示。

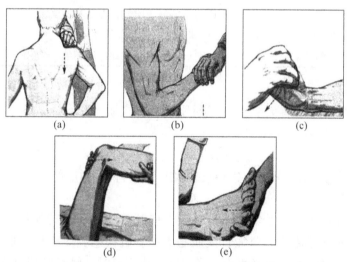

(a) 被检者取坐位,一手叉腰,检查者一手放置在被检者同侧肩上方,嘱被检者耸肩发力的同时检查者给予对抗阻力。(b) 被检者做屈伸前臂动作的同时检查者给予对抗阻力。(c) 被检者做屈伸腕部动作的同时检查者给予对抗阻力。(d) 被检者取仰卧位,将一侧下肢抬起发力,检查者给予向下的对抗阻力;被检者呈弓腿状朝向心方向发力,检查者给予离心方向对抗阻力;被检者取仰卧屈腿的姿势,小腿向上或向下发力,检查者给予对抗阻力。(e) 被检者足背向上勾或向下踩发力,检查者给予对抗阻力。

图1-1 常见部位肌力检查方法示意图

(二) 肌张力

肌张力是指肌肉在完全放松或无自主收缩(被动运动)状态下所保持的肌紧张度。检查方法分为：① 静态检查（用手触捏无收缩的肌肉，感受其硬度）；② 动态检查（感受被动运动肢体的阻力和关节活动度）。肌张力检查须在温暖环境和患者处于舒适体位时进行。

1. 各部位肌张力检查

（1）头颈部肌张力检查：患者闭目去枕仰卧，身体放松，检查者将右手置于左手之上托住患者枕部，并突然向侧方撤离右手，观察患者头颈部的肌张力。

（2）肩关节肌张力检查：检查者与患者相对而立，检查者双臂平伸握住患者双肩前后或左右晃动患者双肩，观察患者两上肢的摆动幅度。

（3）肘、腕关节肌张力检查：检查者握住患者的手，连续进行屈伸患者前臂、手腕或内旋手腕的动作，比较两侧被动运动的肌张力。

（4）髋、膝关节肌张力检查：患者仰卧位，检查者握住患者踝部连续进行屈伸髋、膝关节的运动，比较被动运动部位的肌张力。

2. 肌张力分级标准

根据 Ashworth 的分级标准，肌张力分为五级（但临床很少使用）（表1-6）。

表1-6 肌张力分级表

分级	临床表现
0级	无肌张力增高
Ⅰ级	肌张力轻度增高，被动运动时有一过性停顿
Ⅱ级	肌张力增高较明显，但活动不受限
Ⅲ级	肌张力增高明显，被动运动困难
Ⅳ级	肢体僵硬，被动运动不能

（三）肌容积

肌容积与外形可提示有无肌萎缩或肌肥大。检查肌容积可用观察、触摸和测量相结合的综合方法。

1. 视诊

视诊是指通过肉眼观察肌在放松和收缩状态下机体两侧对应部位的肌外形和丰满程度。

2. 触诊

触诊是指检查者通过用手触摸，检查患者肌外形与容积是否保持一致。正常肌为半弹性，按压后立即恢复原状。肌强直或肌肥大时，触摸感到肌坚硬；假性肌肥大的肌肉看起来外形增大，但触摸时如面团或有橡皮感；肌萎缩时，触摸感到肌变软。

3. 测量

测量是确认肌萎缩所必需的检查方法，通常用于肢体肌的检测。用软尺或条带物测量，最好以骨性标志作为固定测量点（如髂前上棘、髌骨、鹰嘴等部位），并在机体两侧对应部位的固定测量点上方或下方进行肌肉放松与收缩两种状态下的测量。

（四）共济运动

仅靠肌收缩的力量并不能很好地完成每个有目的的动作，完成准确、精细的动作还需主动肌、协同肌与拮抗肌、固定肌共同参与，协调运动。这种协调运动被称为共济运动，是由小脑及其联络纤维控制的。协调运动障碍被称为共济失调。临床常用的共济运动检查方法如下。

1. 指鼻试验

患者伸直前臂，用示指连续点击鼻尖（图 1-2a）。

2. 指鼻指试验

患者用示指点击自己鼻尖后，再触及检查者的手指，如此连续往返，观察其动作的准确性。

3. 反击征试验

检查者一手护住患者肩部，另一手握住患者屈曲上肢的腕部与之对抗，在患者用力屈肘时突然松开患者手腕；在松手后，患者不能立即停止屈臂，并击中肩部为反击征阳性（图 1-2b）。

4. 轮替试验

让患者双手快速、连续做翻转手腕的动作，观察其灵活性（图 1-2c）。

5. 跟膝胫试验

患者双下肢伸直仰卧，抬起一侧下肢后用足跟点击对侧下肢的髌骨，并沿小腿胫骨下滑至足背，观察动作是否稳准（图 1-2d）。

6. 趾指试验

患者仰卧，检查者将手指置于患者双腿上方，让患者分别用足趾去点击检查者的手指，观察动作的准确性。

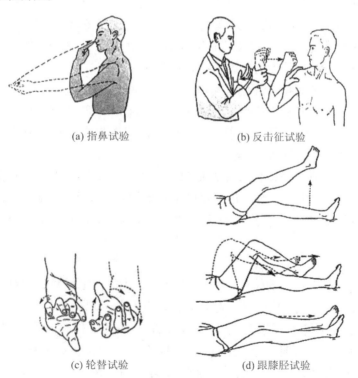

图 1-2　共济运动检查方法示意图

(五) 步态与姿势

观察步态与姿势是最直观、有用的运动系统检查方法，可根据患者步态与姿势粗略获得病变信息。

1. 病态体位

(1) 去大脑僵直：中脑首端的损害以及弥散性的双侧大脑病变等均可引发去大脑僵直，表现为角弓反张、头后仰、四肢强直伸展、臂内旋、腕关节屈曲等。

(2) 强迫头位：患者有后颅凹占位病变时，尤其是小脑肿瘤等，头常不能保持正常位置，如稍前屈、侧弯、枕部指向病灶侧肩峰等。卧位时常只能卧于某一侧，或只能仰卧，或只能俯卧，若强令其改变体位，则立即导致严重的眩晕或呕吐，甚至出现意识障碍。

(3) 其他：震颤麻痹患者躯体前屈、僵硬，坐骨神经痛的患者躯体侧弯等，皆属于病态体位。

2. 步态

让患者离开座椅先正常行走，然后脚尖对脚跟地行走并转身，甚至让患者试着单脚跳跃倒着行走，观察其步态，两侧肢体运动时的对称性，躯干与上肢的协调性与平衡性，以及转身是否灵活等。

(1) 共济失调步态：包括感觉性和小脑性两类。① 感觉性共济失调步态，多系脊髓本体感受通路中断所致。患者睁眼行走时步态可无异常，若受累范围广泛则表现为步基增、步态不规则，足部甩出后可有足跟先落地、随后足趾着地的"啪嗒"双击声。患者行走中须用眼注视，若双闭目失去视觉代偿，会出现步态不稳甚至不能行走的情况。② 小脑性共济失调步态，系小脑及其联络纤维受累所致，患者睁、闭眼时均表现为走路蹒跚、步基宽，并向前、后或侧方摇摆，如醉汉。

(2) 痉挛步态：分为痉挛性偏瘫与痉挛性截瘫两类。① 痉挛性偏瘫步态，多见于脑血管病发作后的患者，表现为病变对侧上肢屈曲内收，下肢伸直外展，行走时患侧下肢自外向内画圈前行，又称"环行步态"；② 痉挛性截瘫步态，脑性瘫痪患儿行走时两下肢伸直内收内旋，交叉前行似剪刀状，又称"剪刀步态"。

(3) 跨阈步态：腓神经损伤后患者足部背屈力弱，呈现足下垂；行走时患侧髋与膝过度屈曲、大腿高抬，随后小腿甩出、足趾重重落地发出特有的声响，似跃起跨栏。

(4) 肌营养不良步态：肌营养不良患者行走时髋部左右摆动，如鸭行走，又称为"鸭步"。

3. 姿势

观察患者在安静状态时的体位，并让患者维持某种特定姿势，如维持一脚脚跟在另一脚脚尖前的站立姿势或从卧位站立起来等，均有助于发现病变。

广泛大脑皮质损伤患者表现为双上肢屈曲、双下肢伸直体位，称为去皮质强直（图 1-3a）；中脑水平损害时，患者呈现四肢伸直体位，称为去脑强直（图 1-3b）；扭转痉挛或痉挛性斜颈的患者，其躯干或颈部强迫性向一侧扭转。此外，可观察患者维持某种姿势或转换体位时的变化。高尔斯试验（高娃试验，Gowers maneuver）观察患者从仰卧位站起来的全过程动作。肌营养不良症患者在站立过程中，借助双手撑住大腿的力量才能完成站立的特殊姿势称为高尔斯氏征（Gowers 征）（图 1-3c）。罗姆伯格征（Romberg 征）又称闭目难立征。让患者首先睁眼，保持两脚并拢、平衡直立的姿势，然后闭目继续维持此体位。患者睁眼可以保持平衡，闭目后身体出现摇摆或不能维持平衡（图 1-3d）。

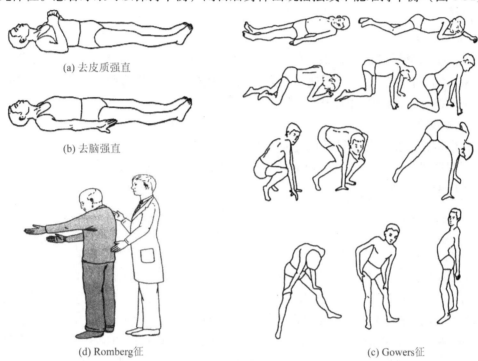

图 1-3 体位与姿势

（六）异常运动

异常运动是指不受患者主观意志控制的不随意运动，根据其表现分为震颤、舞蹈样运动、手足徐动、偏身投掷和扭转痉挛等。

1. 震颤

震颤是指由于拮抗肌交替不随意、无目的地收缩，机体所表现的节律性颤抖动作，按震颤特征分为静止性、运动性和姿势性三种：① 静止性震颤是指颤抖动作在安静、放松的状态下出现，运动后减轻或消失，如老年性震颤、帕金森病和威尔逊病等的肢体和头部震颤；② 运动性震颤的抖动出现在机体运动中，尤其在接近运动目标时更为明显，如小脑损害患者的指鼻试验，手指接近鼻尖时抖动幅度增大，因此又被称为意向性震颤；③ 姿势性震颤是肢体维持在某个姿势时出现的震颤。

2. 舞蹈样运动

舞蹈样运动是指突然出现的短暂、不自主、无目的、不规则、无节律和非对称性的过度运动。舞蹈样运动可出现在肢体、半身或全身，上肢更为多见，但也可累及下肢、躯干、面部，甚至唇舌和咽喉部（面部或唇舌的舞蹈样运动表现为挤眉弄眼或不自主伸舌等动作）。

3. 手足徐动

手足徐动是比舞蹈样运动缓慢的过度运动，以不自主、无规律的扭曲或蠕动为特征，有时也具节律性。该异常运动表现为不断变换出现的各种屈伸、外展和旋前旋后的复合动作；肢体、面部、颈部和躯干等部位均可受累，而肢体受累部位主要为远端的手指、腕部和脚趾。

4. 偏身投掷

偏身投掷与舞蹈样运动相似，但多出现在一侧肢体，以近端关节为主，面部和躯干多无受累；偏身投掷动作更为迅速、有力，表现为连续、粗鲁的摆动、投掷、抡臂动作，行走时仍不终止，深睡眠时消失。

5. 扭转痉挛

扭转痉挛是肌张力异常导致的身体或四肢以躯干为轴向一侧缓慢而强烈的不随意扭转动作（局限性发作，如颈肌、胸锁乳突肌和斜方肌的收缩表现为一侧头部的不自主侧转，称为痉挛性斜颈）。

四、护理措施

1. 病情观察

（1）意识的观察：急性期每30~60 min观察患者意识状态的变化，以及有无头痛、呕吐等颅内压增高的情况；严密观察患者生命体征的变化，并及时记录，遵照医嘱对症处理。

（2）肢体活动的观察：定时检查肢体肌力、肌张力、共济协调状况，依据病情每隔30~60 min观察一次并记录，病情稳定后遵医嘱调整观察频次；如果出现肌力、肌张力异常及共济协调障碍加重，及时通知医生，给予对症处理，并做好护理记录。

2. 药物治疗、辅助检查

（1）遵医嘱使用脱水、利尿、抗炎、营养支持药物，使用脱水利尿剂须关注患者肾功能情况，每班观察尿液的色与量，并做好出入量评估。

（2）根据患者病情定期复查头部CT，了解颅内情况，依据治疗方案、遵照医嘱及时准确执行治疗措施。

3. 体位管理

给予床头抬高15°~30°卧位，在患者病情稳定、无禁忌证的情况下可将其置于半卧位或指导其进行早期下床活动，注意保护患者安全。

4. 饮食管理

营养支持可以降低感染性并发症的发生率及病死率。在病情允许的情况下，从流质饮食开始逐渐过渡至高营养、高蛋白、高维生素的清淡易消化饮食；意识障碍患者可留置鼻胃管进食营养液，并遵循肠内营养护理规范，预防肠内营养并发症；每日饮水总量不少于2 000 mL，根据病情进行个性化调整。

5. 基础护理

保持病室环境整洁，温、湿度适宜；保持床单元、病员服清洁、干燥、舒适；对于意识障碍患者给予口腔护理、会阴护理bid，协助床上擦浴，用水时注意水温适宜，防止患者烫伤或者冻伤，做到"三短六洁"。

6. 皮肤护理

每班交接班时检查患者皮肤状况，协助翻身拍背 q2h，将瘫痪肢体置于功能位；对于骶尾部、髋部、足跟等易受压部位给予预防性保护；对于瘫痪肢体给予软枕垫高，以防止受压；可让患者穿着丁字鞋，以防止足下垂。

7. 管路护理

对于气管切开患者，保持气切固定绳松紧适中，以可伸入 1 指为宜；气囊充气压力维持在 $25\sim30$ cmH_2O（1 $cmH_2O=0.098$ kPa）；保持气道通畅，按需吸痰、湿化气道；对于留置引流管患者，维持有效引流，每班观察伤口敷料是否干燥，以及引流液色、量和性质；对于留置鼻胃管、静脉输液管、导尿管患者，根据规范落实护理措施，每班进行自拔管风险评估，并根据评估结果进行保护性约束。

8. 安全防护

每班进行风险评估，对于高风险患者给予警示提醒，并进行重点交接，指导家属亲情陪护。患者卧床期间，给予床单元护栏保护，对于意识障碍患者行保护性约束（保护手套等）。患者卧床时，指导其主动或被动进行双下肢踝泵运动，以预防下肢深静脉血栓形成；患者下床活动时，指导其遵循"床上—床边—下床"三部曲，每部至少持续 30 s；患者无头晕、头痛等不适时，可在搀扶下进行室内活动。

9. 康复锻炼

急性期（通常为 48 h）后，应积极进行神经恢复运动，协助患者对患肢进行按摩和被动运动。对患者进行协助的内容主要包括：① 床上活动，协助患者肢体的被动运动；② 十指交叉握手；③ 患者的翻身以及起坐训练；④ 坐位和站位的平衡训练；⑤ 坐—站立训练；⑥ 日常的步行训练以及主动运动训练。

日常生活动作训练主要包括指导患者运用健手进行日常生活的自理训练，应明确患侧优先进行穿衣、脱衣的要领。向家属明确告知训练的内容、方法以及注意事项。通过训练增强患者的自理能力，为患者树立信心。

10. 重视对患侧的刺激和保护

患者患侧的体表知觉会减退，因此要注意对患者患侧皮肤的刺激和保护。要对患侧进行日常擦洗，以促进血液循环，指导患者家属对患者的患侧进行日常护理，与此同时，最大限度避免患肢输液以及冻伤、烫伤。

11. 心理指导

有运动功能障碍的患者，在生活不能自理的情况下，容易产生自卑、恐惧、烦躁等消极心理。患者自身病情造成的家庭以及社会角色的转变会使他们的情绪极其不稳定，护理人员应正确引导患者正视现状，加强与患者的沟通交流，尽力消除患者的恐惧心理，使患者及家属树立起与疾病作斗争的信心和勇气。对于具有语言交流能力的患者，护理人员应该表现出极大的耐心，让患者进行合理的情绪宣泄；对于丧失全部或者部分语言能力的患者，护理人员要积极运用肢体语言与患者进行沟通，给予患者关爱和理解。

近年来，随着医疗水平的提高，颅脑疾病的病死率明显下降，但致残率仍处于较高水平。因此，对于颅脑疾病患者而言，护理人员通过专业的护理与评估能够及早发现肢体功能障碍，从而结合病情给予早期肢体功能康复训练，以提高患者的生存质量。

第四节 感觉障碍的评估与护理

感觉是人脑对作用于感受器的各种形式刺激的反应。人类通过各种感觉系统与外界保持联络，由于脑部病变部位和性质的不同，临床存在不同类型及程度的感觉障碍，而脑卒中患者伴有偏身感觉障碍的比例高达50%左右。感觉障碍不仅影响患者运动功能的恢复，也给患者的生活质量带来了严重影响。临床上可以通过对感觉障碍的评估来协助了解神经系统受损的程度及类型。

一、概念

躯体感觉分为一般躯体感觉（指痛觉、温度觉和触觉）和特殊躯体感觉（指视觉、听觉、味觉和嗅觉）。浅感觉是指感受疼痛、温度和轻触压的刺激，因感受器位居机体表浅部位而得名。深感觉又被称为本体感觉，是指来自肌、肌腱、韧带、骨和关节等机体深层结构的感觉。复合感觉是大脑皮质对各种感觉进行分析、判断后获得的综合感觉。

中枢神经感觉系统具有传递痛觉、温度觉、轻触觉、位置觉和振动觉等多种感觉的成分。根据感受器的位置，浅痛觉、温度觉与轻触觉被归为浅感觉，振动觉、运动觉、位置觉、压觉、深痛觉被归为深感觉；而有些须经大脑皮质高级中枢综合分析后才能获得的感觉属于复合感觉，如图形觉、两点辨别觉、实体觉和定位觉等。因此，感觉检查较为复杂，须采用不同方法。

（一）一般躯体感觉传导通路

（1）一般感觉的传导通路：感觉纤维末梢感受器接受刺激→脊髓后根神经节（第一级神经元）→脊髓后角或延髓背部薄束核和楔束核（第二级神经元）→丘脑腹后外侧核（第三级神经元）→纤维终止于大脑皮质中央后回的感觉中枢。此外，第二级神经元发出的纤维相互交叉，以致感觉中枢与外周的关系为交叉支配。

（2）深感觉传导通路和浅感觉传导通路在结构、行径方面的共同点是：由三级神经元连接而成，纤维在走行过程中左右交叉，经内囊而终止于皮质。深感觉减退或缺失提示感觉传导通路受损（参见深感觉检查相关内容），也可提示感觉障碍定位。

（3）患者的图形觉、两点辨别觉、实体觉和定位觉异常，提示感觉传导通路不同部位、不同程度的受损（参见浅感觉、深感觉检查相关内容）。

（二）特殊躯体感觉传导通路

1. 视觉传导通路

一眼向前直视一点时所能看到的空间范围，为该眼的视野。两眼共同注视一点时所能看见的空间范围，为双眼视野。每侧视野又可分为四个部分（象限），即颞上、颞下、鼻上、鼻下象限。颞上、颞下象限统称为颞侧视野，鼻上、鼻下象限统称为鼻侧视野。

视网膜也分为相应的四个象限。

光投射入眼球后，视网膜可以把光刺激转换为神经冲动（光冲动）。视网膜内层为神经细胞层，该层主要由感光细胞层（视锥细胞和视杆细胞）、双极细胞层和神经节细胞层构成。视锥细胞和视杆细胞感光后，产生神经冲动，并将该神经冲动传至双极细胞（第一级神经元），再由双极细胞传至神经节细胞（第二级神经元）。神经节细胞的轴突在黄斑稍内侧集中形成视乳头，并向后穿过眼球壁形成视神经，光冲动可以继续沿视神经传向视交叉。在视交叉处，来自视网膜鼻侧半的纤维交叉到对侧视束，来自视网膜颞侧半的纤维不交叉而是加入同侧视束。视束向后绕过大脑脚，大部分纤维终止于外侧膝状体（第三级神经元所在地），小部分纤维离开视束后终止于顶盖前区，参与瞳孔对光反射。外侧膝状体细胞的轴突组成视辐射，经内囊后肢的后部，再通过颞、顶、枕叶深部白质并绕过侧脑室下角、三角部和后角的外侧，止于距状裂上、下唇的视皮质（Brodmann 17区）。

2. 瞳孔对光反射通路

光照射一侧视网膜，引起双侧瞳孔缩小的反应，称为瞳孔对光反射。直接受光刺激的眼所产生的反应，称为直接对光反射；未被光照射的眼也产生同样的反应，称为间接对光反射。

瞳孔对光反射通路由视网膜起始，经视神经、视交叉和视束，再经上丘臂到达顶盖前区（瞳孔对光反射中枢），此区发出的纤维止于两侧的E-W核（动眼神经副核），此核发出的纤维随动眼神经到睫状神经节，由此发出的节后纤维穿入眼球壁支配瞳孔括约肌，引起双侧瞳孔缩小。

3. 听觉传导通路

听觉传导通路由四级神经元组成。第一级神经元为内耳螺旋神经节内的双极细胞，其周围突分布于内耳的螺旋器中，而中枢突组成耳蜗神经，入脑止于耳蜗核（第二级神经元所在地）。耳蜗核发出的纤维一部分交叉到对侧上行，形成外侧丘系，一部分不交叉，加入同侧的外侧丘系，也有部分纤维在经脑干某些中继性核团（如上橄榄核等）交换神经元后再加入同侧或对侧的外侧丘系。外侧丘系的纤维主要止于下丘（第三级神经元所在地），由下丘发出的纤维经下丘臂止于内侧膝状体（第四级神经元所在地）。外侧丘系也有少数纤维不经下丘交换神经元而直达内侧膝状体。由内侧膝状体发出的纤维组成听辐射，经内囊后肢投射到大脑皮质的听区（颞横回）。

4. 平衡觉传导通路

平衡觉、本体感觉和视觉一起参与身体的平衡调节。平衡觉传导通路传导前庭器官在头部位置变化时所感受的刺激。第一级神经元为前庭神经节的双极细胞，其中枢突组成前庭神经止于前庭核群。由前庭核群发出的纤维先至丘脑，再到大脑皮质，其具体路径迄今尚未明确。前庭神经核发出的纤维至脑干内核团、脊髓前角及小脑，参与反射活动。

二、临床表现

1. 按性质分类的感觉障碍类型

临床上常见的感觉障碍类型有刺激性表现和抑制性表现两种。

(1) 刺激性表现包括感觉过度、过敏、倒错、异常及疼痛等，提示感觉传导通路受到刺激或兴奋性增加。

① 感觉过度是指机体在感觉障碍的基础上对外部刺激的阈值增高并出现反应时间延长，提示周围神经或丘脑受累。

② 感觉过敏是指轻微的刺激即可引起较强烈的疼痛。

③ 感觉倒错是指对某种刺激产生错误的感觉，如对热的刺激产生冷的感觉等。

④ 感觉异常是指外界无刺激时机体产生主观感觉，如麻木感、烧灼感、蚁走感等，客观检查时无感觉障碍。

⑤ 疼痛是躯体的防御反应，为机体感觉纤维受刺激的表现，主要表现形式有局部疼痛、扩散性疼痛、牵涉痛、灼性神经痛及放射性疼痛等。

(2) 抑制性表现提示感觉传导通路受损而出现感觉减退或感觉缺失。

① 感觉减退是指患者对较强的刺激产生较弱的感觉。

② 感觉缺失是指患者对刺激无任何感觉，如患者出现痛觉、温度觉、触觉或深感觉缺失等表现。

2. 按定位分类的感觉障碍类型

根据感觉障碍的定位，感觉障碍又可分为皮质型、内囊型、丘脑型、脑干型、脊髓传导型。

① 皮质型：大脑皮质感觉中枢的病变可产生对侧半身感觉障碍，因病变波及部位不同，机体可能出现上肢、下肢或肢体某部分的感觉障碍。皮质型感觉障碍一般上肢重、下肢轻，远端重、近端轻；特点为精细的、复杂的感觉障碍严重，深感觉、定位觉、两点辨别觉和实体觉发生明显障碍。

② 内囊型：皮质丘脑经过内囊的后1/3，因此内囊损害时，机体可发生对侧肢体感觉障碍，远端较近端重，深、浅感觉几乎受到同等程度的损害。

③ 丘脑型：丘脑损害时可发生病灶对侧肢体感觉障碍，常伴自发疼痛和感觉过敏，丘脑型感觉障碍一般表现为上肢重、下肢轻、远端重、近端轻，深感觉重、浅感觉轻。

④ 脑干型：为传导型感觉障碍。延髓旁正中部位病变损及内侧丘系，产生对侧肢体的深感觉障碍；延髓外侧部位病变损害三叉神经及丘脊髓脑束，出现同侧面部感觉障碍及对侧肢体的痛觉、温觉障碍。

⑤ 脊髓传导型：在病变水平以下各种类型的感觉缺失或减退。

三、护理评估

(一) 浅感觉

1. 检查方法

(1) 浅痛觉：患者闭目，检查者用已消毒的大头针轻刺皮肤，问其是否感受到刺激，然后变换位置使用针尖或针柄刺激，让其说出"尖"或"钝"。检查中应对两侧相应部位进行比较，并画出感觉异常区。因刺激后的反应具有潜伏期，故检查时可由感觉低敏区域向感觉高敏区域进行刺激，即从感觉减退区向正常区，或从正常区向感觉过敏区进行检查。刺激间隔过短将导致部分感觉减退区被划为正常区（图1-4a）。

（2）温度觉：选用金属或玻璃试管分别盛入冷水（5~10 ℃）和热水（30~40 ℃），交替接触患者并让其说出冷热感受（图1-4b）。

（3）轻触觉：患者闭目，检查者用小缕棉絮或细软毛刷，甚至手指尖轻触患者不同部位的皮肤，让其对所感到的次数进行计数。检查时选择少毛、光滑的皮肤，避免有节奏和规律性的刺激，以免患者推测性计数（图1-4c）。

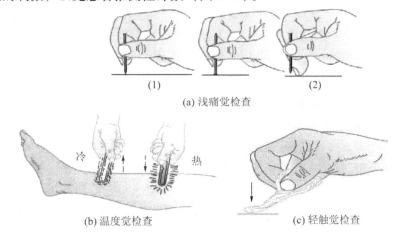

图1-4　浅感觉检查方法

2. 注意事项

（1）检查者应先评估患者的意识是否清醒、是否能配合检查。

（2）向患者或其家属告知检查的目的，并指导患者配合检查。

（3）检查过程中若发现异常，应注意与不同部位进行比较，以明确感觉障碍的类型及部位。

（二）深感觉

1. 检查方法

（1）振动觉：将振动的低频（128 Hz）音叉的叉柄放置在患者的某骨突处（如足趾，内、外踝，胫骨，髂前上棘，骶骨，颈椎棘突，胸骨，锁骨，桡骨与尺骨茎突，手指关节），让患者表述有无振动感。通常下肢的振动阈值高于上肢，对振动的感觉丧失被称为振动觉缺失（图1-5a）。

（2）运动觉与位置觉：关节位置与运动的检查是同时进行的。患者闭目，检查者用手捏住患者手指或足趾的两侧，上下晃动后停止在某一位置，让其说出肢体所处位置。为避免患者根据检查者手的用力方向推测关节运动的路径，检查者的手指应当放在关节运动方向的两侧（图1-5b）。

（3）压觉：可用手指或钝器按在皮肤上，压迫如肌腹、肌腱和神经等皮下结构，也可用特制压力计对局部压力进行以"克"为单位的定量测定。

（4）深痛觉：挤握肌或肌腱；按压靠近体表的神经；挤捏睾丸或眼球。

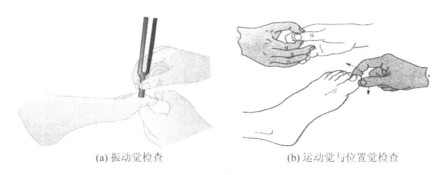

(a) 振动觉检查　　　　　　　(b) 运动觉与位置觉检查

图 1-5　深感觉检查方法

2. 注意事项

（1）检查者应先评估患者的意识是否清醒、是否能配合检查。

（2）向患者或其家属告知检查的目的，并指导患者配合检查。

（3）检查位置觉时，如果患者对手指或足趾移动的方向判断有困难，应加大移动的幅度，如果患者仍然不能感受手指或足趾的移动，则应检查患者对腕关节、膝关节等大关节移动的感受。

（4）患者出现感觉障碍时，应检查感觉传导通路不同部位受损的表现，以明确感觉障碍的位置。

（三）复合感觉

1. 检查方法

复合感觉是大脑皮质对各种感觉进行分析、判断后获得的综合感觉，因此，须在浅、深感觉正常的基础上进行检查。

（1）两点辨别觉：用圆规的一脚或两脚交替接触患者的皮肤，让其报出是单脚还是双脚接触的；调整两脚距离直至患者能说出两点接触的最小距离为止。各部位的两点辨别最小距离不同，舌尖为 1 mm，指尖为 2~4 mm，手指背为 4~6 mm，手掌心为 8~12 mm，手背为 20~30 mm，而四肢与躯干的两点辨别距离更宽。

（2）图形觉：患者闭目，用铅笔或钝针在其皮肤上书写数字、字母或画简单图形，让其辨认，不能识别时称为图形觉缺失。

（3）实体觉：让患者闭目并用手触摸不同形状与材质的物品后，说出所触物品的名称，不能辨认时称为实体觉缺失或触觉失认。

（4）重量辨别觉：让患者比较大小相同、重量不同的物品，如塑料球与木球（重量相差 50%），不能辨别重量时称为失辨重能。

2. 注意事项

（1）检查者应先评估患者的意识是否清醒、是否能配合检查。

（2）向患者或其家属告知检查的目的，并指导患者配合检查。

（3）检查位置觉时，如果患者对手指或足趾移动的方向判断有困难，应加大移动的幅度，如果患者仍然不能感受手指或足趾的移动，则应检查患者对腕关节、膝关节等大关节移动的感受。

（4）患者出现感觉障碍时，应检查感觉传导通路不同部位受损的表现，以明确感觉障碍的位置。

（四）视神经功能

1. 检查方法

（1）视力检查。① 远视力检查：使用国际标准视力表检查，即患者站立或坐于距视力表5 m处，检查者让其由上至下分别进行辨认，以测得其远视力。② 近视力检查：检查者将近视力表置于距患者眼前30 cm处，让其由上至下分别进行辨认，以测得其近视力。

（2）色觉检查。检查者以专用检查图让患者辨别数字、图形等。

（3）视野检查。① 手测法：又称对照法。患者背光与检查者相对而坐，相距60~100 cm，各自用手遮住相对眼睛（如患者遮左眼，检查者遮右眼），对视片刻，保持眼球不动，检查者用示指或棉棒分别自颞上、颞下、鼻上、鼻下由周边向中央慢慢移动，指导患者看到示指或棉棒应报告，依次检查患者有无视野缺损。② 视野计测定法：可精确测定患者视野，常用弓形视野计测定。检查时患者背对光源，视野计凹面向着光源，患者颏部置于视野计颏架上。检查者指导患者用眼罩遮盖一眼，用受检眼注视视野计中心固定点，然后将白色视标由中心点沿金属板的内面从不同的子午线向外移动，直至患者看不见视标，将测得的视野记录于视野表。每转动视野计30°同法检查一次，最后将记录的各点连接起来即为患者该眼的视野。

（4）眼底检查。眼底检查需要借助检眼镜。检查患者右眼时，患者位于检查者右前方，检查者以右手持检眼镜、用右眼观察患者眼底；检查患者左眼时则正好相反。然后以上、下、鼻上、鼻下、颞上、颞下的顺序记录发现的病理改变。

2. 注意事项

（1）检查前应评估患者有无意识障碍、精神错乱等异常，并评估其能否配合检查。

（2）向患者或其家属告知检查的目的，并指导患者配合检查。

（3）正常人视力>1.0，当患者视力减退（<1.0）时应进一步检查视力减退的程度。比如，通过指导患者辨认检查者手指数目或用手动、手电筒照射的方式来检查患者有无光感等，再依据视力情况记录指数、手动、光感、失明等内容。

（4）用手动法检查视野时，检查者视野应正常，应注意手指或棉棒的位置在检查者与患者之间，并指导患者保持眼球不动。用检眼计检查视野时，应根据不同疾病患者对不同颜色的敏感度，选用不同颜色的视标。比如，对于视网膜病变者，应选用黄色和蓝色视标；对于视神经病变者，则选用绿色和红色视标。

（五）眼球运动

1. 检查方法

（1）眼睑及睑裂：采用视诊的方法，检查者指导患者双眼向前方平视，观察患者两侧眼球有无突出、上眼睑有无下垂、睑裂大小是否对称。

（2）瞳孔检查：① 瞳孔大小及形态。采用视诊的方法，观察瞳孔是否等大等圆、边缘是否整齐及瞳孔大小。② 直接对光反射。检查者以一手挡住一侧光线，用光源直接照射患者另一侧眼睛，该侧瞳孔受到光线刺激后立即缩小、移开光源后迅速复原为正常。③间接对光反射。检查者用光源照射患者一侧眼睛，另一侧瞳孔立即缩小、移开光源后复原为正常。④调节和辐辏反射（集合反射）。检查者指导患者注视30 cm以外的目标（通常为检查者的示指），然后将目标逐渐移近至距眼球约10 cm处，出现双眼内聚、双瞳孔缩小为正常。

（3）眼球运动及眼震：检查者指导患者不转动头部，眼睛随检查者示指（置于患者眼前30 cm处）做左、右、上、下、右上、右下、左上、左下八个方向的转动，然后再检查辐辏反射，以观察两侧眼球是否能同步进行各个方向的运动、有无复视，同时观察有无眼球震颤及震颤形式。

2. 注意事项

（1）检查前应评估患者有无意识障碍、精神错乱等异常，并评估其能否配合检查。

（2）向患者或其家属告知检查的目的，并指导患者配合检查。

（3）观察患者瞳孔对光反射时，应指导患者向远方注视，用手电光源从侧面照射瞳孔，观察瞳孔是否收缩，收缩是否灵敏、持久，再确定瞳孔大小。

（4）眼球震颤有水平性、垂直性、斜向性、旋转性及混合性等不同移动方向，其移动的形式有摆动性、冲动性及不规则性。因此，对震颤的观察应注意其方向及形式。

（六）位听神经

1. 检查方法

（1）听力检查：粗测听力，即协助患者用棉球塞住一侧耳道，检查者用语音、音叉等由远及近测试另一耳的听力，并记录患者听到声音的距离。同法测试另一侧听力，并对两侧结果进行对比。

（2）音叉检查：①Weber试验。检查者将振动的音叉置于患者前额正中，以测试其两耳感受到的声音是否相同。②Rinne试验。检查者将振动的音叉柄置于患者耳后乳突（骨）上，至患者听不到声音时再将音叉移至同侧外耳道旁（气道），以测试患者听到声音的长短。③Schwabach试验。用音叉比较患者与检查者骨导音持续的时间。

（3）平衡功能检查：通过观察患者步行时的步态，了解其有无步态不稳、向患侧倾斜等现象。

（4）眼球震颤检查：通过观察或触诊，了解患者有无眼球震颤及眼球震颤的方向。

（5）旋转试验：①冷热水试验。用23 ℃冷水或47 ℃热水注入患者一侧外耳道，直至引发眼球震颤时停止，以了解有无前庭病变。②旋转试验。指导患者坐于转椅，闭目、头前倾30°，检查者将转椅以顺时针方向、0.5周/s的速度旋转10周后突然停止，并嘱患者立即睁眼注视前方，5 min后再用同样的方法以逆时针方向旋转，观察眼震情况。

2. 注意事项

（1）检查前应评估患者有无意识障碍、精神错乱等异常，并评估其能否配合检查。

（2）向患者或其家属告知检查的目的，并指导患者配合检查。

（3）对于平衡功能障碍、眩晕者，应注意预防其发生跌倒等意外。在做冷热水试验前，应确认患者无鼓膜破损方可进行。

四、护理措施

1. 病情观察

（1）意识的观察：观察患者意识状态的变化，观察其有无头痛、呕吐等颅内压增高的情况。

（2）感觉的观察：观察患者感觉是否存在或改变，以及感觉障碍的性质、范围等是否改变。

（3）生命体征的观察：观察患者体温、血压、脉搏、呼吸的变化，并进行记录。

2. 药物治疗处理

（1）评估辅助检查结果：关注实验室及 EMG（肌电图）、诱发电位、CT 或 MRI 等检查结果。

（2）药物治疗的护理：遵医嘱应用脱水剂、神经营养剂，并关注用药效果、不良反应，使用甘露醇等脱水剂时给予冷敷贴、水胶体等，以落实静脉保护措施。

（3）对症处理：患者出现恶心、呕吐、头痛、高热、昏迷等症状时，及时向医生汇报，并做相应处理。

3. 体位管理

给予床头抬高 15°~30°卧位，在患者病情稳定、无禁忌证的情况下可将其置于半卧位或指导其进行早期下床活动，注意保护患者安全。

4. 饮食管理

在病情允许的情况下，从流质饮食开始逐渐过渡至营养丰富的清淡饮食，向患者及其家属讲解饮食对预防便秘的重要性。膳食纤维食物的摄入可增加大便的体积和含水量，从而加速粪便在肠道内的移动。纤维含量较多的食物有糙米、全麦面包、坚果、新鲜蔬菜和水果等。进食要有规律，饭菜要保持新鲜，尽可能变换菜式，以提高患者的食欲，忌食辛辣、刺激、油腻之物。为保证正常的生理代谢和粪便的适度软化，患者每日饮水量不少于 2 000 mL。同时，液体的种类对肠道的蠕动也有影响，比如，果汁具有刺激肠蠕动和通便的功能，牛奶易导致腹胀和便秘，应避免饮用。意识障碍患者可留置鼻胃管进食营养液，并遵循肠内营养护理规范，预防并发症。

5. 基础护理

保持病室环境整洁，避免各种刺激；保持床单元、病员服清洁、干燥、舒适，防止感觉障碍的身体部位受压或受机械性刺激；随时注意感觉障碍肢体的保暖、防冻和防重压；对于意识障碍患者给予口腔护理、会阴护理 bid，协助床上擦浴，用水时注意水温适宜，防止患者烫伤或者冻伤，做到"三短六洁"。

6. 皮肤护理

每班交接班时检查患者皮肤状况，协助翻身拍背 q2h，将感觉障碍肢体置于功能位，对于骶尾部、髋部、足跟等易受压部位给予预防性保护。对于感觉障碍肢体给予软枕垫高，以防止受压，可让患者穿着丁字鞋，以防止足下垂。肢体保暖须用热水袋时，应注意水温不宜超过 50 ℃，以防止烫伤，冷敷时注意防止冻伤。对于感觉过敏的患者，尽量避免不必要的高温或过冷刺激。

7. 管路护理

对于气管切开患者，保持气切固定绳松紧适中，以可伸入 1 指为宜。气囊充气压力维持在 25～30 cmH$_2$O，保持气道通畅，按需吸痰、湿化气道。对于留置引流管患者，维持有效引流，每班观察伤口敷料是否干燥，以及引流液色、量和性质。对于留置鼻胃管、静脉输液管、导尿管患者，根据规范落实护理措施，每班进行自拔管风险评估，并根据评估结果进行保护性约束。

8. 安全防护

每班进行风险评估，对于高风险患者给予警示提醒，并进行重点交接，指导家属亲情陪护。患者卧床期间，给予床单元护栏保护，对于意识障碍患者行保护性约束（保护手套等）。患者卧床时，指导其主动或被动进行双下肢踝泵运动，以预防下肢深静脉血栓形成。患者下床活动时，指导其遵循"床上—床边—下床"三部曲，每部至少持续 30 s，患者无头晕、头痛等不适时，可在搀扶下进行室内活动。对于有深感觉障碍的患者，须提供安全的活动环境并强调不在黑暗处行走，在其活动过程中，应注意进行保护，以防止患者受外伤及跌倒。

9. 康复锻炼

感觉障碍不仅影响患者运动功能的恢复，也给患者的生活质量带来了严重的影响。目前，临床会对感觉障碍患者进行早期康复治疗，以促进患者深感觉和浅感觉的恢复，改善其日常生活能力。早期康复训练通过训练温度觉、痛觉、触觉、视觉、大脑皮质觉、运动觉等刺激患者感觉神经，增强受损神经元的兴奋性，并建立新的神经突触和传导通路，从而提高患者不同的感觉反应和感知能力。

（1）增强肌力，防止肌肉萎缩。例如，上肢肌力在 3 级以上，尽量利用患者现存的活动功能，让其在少量协助甚至无外力协助下自主进行日常功能活动及肌肉的主动舒缩。对于瘫痪的肢体，可由近向远依次按摩，每日 2～3 次，每次 5～10 min。

（2）改善关节活动度，预防关节功能退化。

（3）知觉训练。

① 浅感觉障碍的感觉再训练：用大头针适度刺激患者来训练其对痛觉的认知，用棉签来训练轻触觉，用冷、热毛巾敷来训练温度觉，并予患侧肢体轻拍、叩打、轻轻触摸，逆毛发方向快速擦拭患者皮肤。每天用温水（40～50 ℃）擦洗患者有感觉障碍的身体部位，以促进血液循环和感觉恢复，同时，可进行肢体的被动运动、按摩、理疗及针灸等。按摩可以促进血液和淋巴液回流，对患侧肢体有一种感觉刺激作用，并能防止或减少局部浮肿，有利于机体的康复，在按摩的同时可配合穴位按压以增强疗效。

② 深感觉障碍的感觉再训练：在关节活动训练中，对患侧肢体不同位置从不同方向予以短暂的压缩及适当的负重，并适当予以定位放置及控位训练。在患侧各关节处使用弹性绷带后，根据患者训练部位的关节活动度（range of motion，ROM）和肌力，指导其进行被动运动、主动运动和抗阻运动。将音叉放置于关节隆起处来训练振动觉，用手轻捏手指、脚趾远端两侧，并从不同方向使其运动让患者感觉、判断来训练关节位置觉。

③ 复合感觉障碍的感觉再训练：对于实体感觉障碍患者，在其感觉有所恢复时，在布袋中放入日常熟悉的物体，如手表、钥匙等，或用质地不同的布料卷成不同的圆柱体，让患者探拿，以训练其实体感觉。同时，可结合日常生活进行训练，如指导患者穿、脱衣服，进食用餐，修饰面容等，这些活动均能达到对患肢进行复合感觉再训练的目的。训练应由简单到复杂，由易到难，循序渐进，有针对性地进行。

10. 心理指导

感觉障碍患者起病多突然，日常生活需要别人照顾，这些也使得本来易伤感、孤僻、烦躁、激动、自卑的老年患者的情绪变得更加不稳定，尤其是伴有失语症的患者表现更为突出。因此，护理人员要多与患者接近、多询问、多安慰和多鼓励，耐心细致地做好开导工作。针对患者不同的思想活动、病情等，要以真诚的态度与其亲切交谈，解释疑问，消除疑虑，安抚患者，并通过寻找和使用有效的沟通方式，使之配合治疗，更好地促进机体恢复。

感觉功能障碍是影响脑部疾病患者预后的重要因素。感觉系统的检查与评估可以确定感觉障碍的类型、部位、范围，发现神经系统疾病变化，帮助制订康复治疗计划，以及评定康复治疗效果。根据评估结果有针对性地预防压力性损伤、烫伤，可以保证患者安全，提高其日常生活质量。

第五节　吞咽障碍的评估与护理

吞咽障碍是指吞咽过程的异常，指不能将食物或液体从口腔安全送至胃内且没有误吸。吞咽障碍在神经外科发生率为65%左右，其会对患者生理、心理健康造成严重的影响。在生理方面，吞咽功能减退可造成误吸、支气管痉挛、气道梗阻以及脱水、营养不良等；在心理方面，可使患者出现进食恐惧、社会隔绝、抑郁等负性社会心理，严重影响患者身心健康、康复效果及生活质量。所以，对吞咽障碍患者进行及时、正确的评估，采取适当、有效且有针对性的治疗康复措施，具有重要的临床和社会价值。

一、相关概念

吞咽是将食团从口腔经咽、食管送入胃内的过程，在这个过程中会发生连续、复杂的反射活动。吞咽障碍是指摄食和吞咽过程中一个或多个阶段受阻而导致吞咽困难的一组临床综合征。吞咽障碍可导致食物误吸入气管而引起吸入性肺炎，可影响摄食及营养吸收。

二、临床表现

吞咽障碍根据对吞咽不同时期的影响分为以下5类。

（一）认知期障碍

认知期障碍多见于意识障碍、情感障碍、严重高级皮质功能障碍的患者，表现为主动摄食困难，摄食行为中断（食物含在口中不咀嚼、食团含在口中不咽等），食欲异常（进食淡漠、狼吞虎咽等），偏侧忽略时一侧食物残留，餐具使用方法失用者自主进餐困难，进食时强哭、强笑使进餐中断且易发生误吸，姿势控制或上肢运动性差影响自主抓取食物。口腔内任何部位的感觉减退或丧失都可影响口腔对食物的控制，不能将食物放置在适当的位置进行加工处理。

（二）准备期障碍

准备期障碍是指从食物进入口腔到完全咀嚼形成食团这一过程发生障碍，可表现为张口接纳食物困难，食物转换成食团困难，食物从口角流出，吸吮困难。颊肌功能异常者可导致食团形成障碍及口腔内食物残留。颊肌瘫痪可造成吸吮完成困难。

（三）口腔期障碍

舌运动障碍时，舌肌无力可影响食物的搅拌、塑形，不能控制食物并进行有效咀嚼，食团易散落在口腔内。舌肌瘫痪严重时，患者几乎难以完成食物咀嚼、食团向后推进等动作，常靠仰头的姿势使糊状食物靠自身重力流至咽部，以期完成一次吞咽。然而，此吞咽启动非自主控制，易造成误吸。一侧舌肌无力时，同侧口腔内易滞留食物。咀嚼肌无力时，张、闭口困难，咀嚼困难，食团形成困难。

（四）咽期障碍

软腭无力时，其上抬的速度减慢且幅度不充分，患者进食时食物易反流入鼻腔内。咽缩肌功能异常者咽部食物滞留，患者须反复吞咽以清除滞留食物。咽部食物滞留较多时，滞留的食物易进入气道而引起误吸。咽提肌肌力弱时，喉上提幅度及速度降低，造成食物至咽部的喉口水平时，喉口尚没有完全关闭而使食物进入喉前庭。食管上括约肌功能异常包括顺应性降低所致的开放不能或不全，以及喉上提无力导致的食管上括约肌开放不能或不全。无论何种原因，患者均表现为不能吞咽食物，严重者滴水不进。

（五）食管期障碍

食管期障碍是指由于食管括约肌肌力减弱，不能形成正常的蠕动波，食物滞留在食管内，造成机械性梗阻或食管、胃内容物反流等，频繁出现吞咽后打嗝、醒来后口中异味或感觉异常、恶心、胸痛、胸部不适等。真性延髓麻痹患者常吐出无色透明的细长黏液状痰。临床上，吞咽障碍者反复发生肺炎、心脏病反复发作时应考虑误吸或隐性误吸的可能。

三、护理评估

（一）注意事项

吞咽障碍的评估方法多种多样，一般可分为临床评估和仪器检查两大类。临床评估可以间接了解患者发生吞咽障碍的风险以及由此导致的症状和体征（如隐性误吸、肺炎、食物由气管套管溢出等），其主要目的是筛查吞咽障碍的高危人群，明确是否需要进一步做仪器检查以及选择何种仪器进行检查。虽然吞咽障碍各种评估方法的侧重点不同，但是评估的最终目的是相同的，即确定是否存在吞咽障碍及误吸，为选择合适的进食方式和正确的治疗方法提供依据。

（二）评估方法

1. 临床吞咽评估

（1）洼田饮水试验：由日本学者洼田俊夫于1983年首创。该试验可观察患者饮水情况，具有分级明确、简单易操作的特点。该方法主要分为两个阶段。第一阶段：先让患者用汤匙（容量为5~10 mL）喝水，如患者在这个阶段即发生明显的呛咳，则无须进入下一阶段，直接判断为饮水吞咽测试异常。第二阶段：让患者采取坐位，若患者无法采取坐位，则将床头抬高使其颈部前屈，嘱患者将30 mL温开水一口咽下，并记录饮水情况。表1-7为洼田饮水试验的分级标准。

表1-7　洼田饮水试验分级标准

分级	描述
Ⅰ级	可一口喝完，无呛咳
Ⅱ级	分两次以上喝完，无呛咳
Ⅲ级	能一次喝完，但有呛咳
Ⅳ级	分两次以上喝完，且有呛咳
Ⅴ级	常常呛住，难以全部喝完

诊断标准：

正常：5 s内喝完为Ⅰ级；可疑：超过5 s，分级在Ⅰ至Ⅱ级；异常：分级在Ⅲ至Ⅴ级。

该试验的优点是分级明确清楚，操作简单易行，不足是要求患者神志清楚且能够配合，不适合有意识障碍和认知障碍的患者，也不宜用于隐性误吸的诊断。有研究显示，其敏感度>70%，特异度为22%~66%。

（2）反复唾液吞咽试验：由日本学者才藤荣一于1996年首创。该方法具有简单、易操作的特点。具体操作如下：被检者采取放松体位（坐位或半卧位），检查者将手指放在被检者喉结和舌骨位置，让被检者尽量反复吞咽，观察其喉结和舌骨随着吞咽运动越过手指后向前上方移动再复位的次数，计算30 s内完成的次数和喉上抬的幅度。评价：健康成人30 s内可做5~8次，如少于3次或喉结上下移动小于2 cm，则提示异常，需要进一步检查；高龄患者30 s内能做3次即可。

（3）标准吞咽功能评估：标准吞咽功能评估（standardized swallowing assessment，SSA）是由英国西北卒中吞咽障碍学会首先提出的临床吞咽功能检查法，是在饮水试验的基础上进一步检查其他可以预测误吸的临床指标，如意识状态、体位控制、自主咳嗽等。具体内容包括：① 意识是否清醒，对言语刺激是否有反应；② 能否控制体位，维持头部位置；③ 自主咳嗽能力；④ 有无流涎；⑤ 舌的活动范围；⑥ 饮水后发声是否异常，如"湿"音等。如患者在上述检查过程中出现任意一项异常，即终止检查，患者SSA筛查阳性，提示患者可能存在误吸；如上述检查项目无异常，则认为患者SSA筛查阴性，不存在误吸。

（4）床旁吞咽评估：床旁吞咽评估是一种侵入性小，并且能够提供全面的吞咽信息的检查方法。具体内容包括：① 是否存在吞咽障碍；② 经口进食是否安全；③ 是否需要营养支持或补充水分；④ 是否需要临床诊断性评估。该评估要求患者坐立，头部向上保持90°，完成一系列动作（表1-8）。

表1-8 床旁吞咽评估步骤

步骤	内容
1	评估患者对分泌物的警觉和控制能力
2	判断患者按要求跟随方向的能力
3	让患者发"an"音或数到"10"来评估声带质量
4	让患者微笑或皱眉，注意表情是否对称
5	让患者鼓腮以判断其唇密封性
6	让患者伸舌以判断舌的运动功能
7	让患者吞咽唾液，注意吞咽启动是否延迟
8	观察患者口腔卫生情况
9	让患者咳嗽以判断咳嗽力量

（5）进食评定问卷调查：进食评定问卷调查工具-10（eating assessment tool-10，EAT-10），主要通过询问患者10个问题来评估患者是否存在吞咽问题。当EAT-10总分≥1时，该调查灵敏度和阴性预测值最佳，能够较好地预测急性期脑卒中患者吞咽障碍、吞咽能力受损、渗透和误吸情况（表1-9）。

表1-9 进食评定问卷调查工具-10（EAT-10）

序号	内容	得分				
1	我的吞咽问题已经使我体重减轻	0	1	2	3	4
2	我的吞咽问题影响到我在外就餐	0	1	2	3	4
3	吞咽液体费力	0	1	2	3	4
4	吞咽固体费力	0	1	2	3	4
5	吞咽药片（丸）费力	0	1	2	3	4
6	吞咽有疼痛	0	1	2	3	4
7	我的吞咽问题影响到我享用食物的快感	0	1	2	3	4
8	我吞咽时有食物卡在喉咙里	0	1	2	3	4
9	我吃东西有时会咳嗽	0	1	2	3	4
10	我吞咽时感到紧张	0	1	2	3	4

注：① 根据个人经历回答上述问题，0没有，1轻度，2中度，3重度，4严重，将每一题的得分写在题目后。

② 得分：将各题的分数相加，将结果记录下来，最高40分。

③ 结果与建议：如果EAT-10的每项评分超过3分，您可能在吞咽的效率和安全方面存在问题，须做进一步的吞咽检查和/或治疗。

（6）容积-黏度吞咽测试（volume-viscosity swallowing test，V-VST）：容积-黏度吞咽测试是一种可以在患者床旁进行的吞咽筛查方法。该方法通过不同容积（5 mL、10 mL、20 mL）和不同黏度（糖浆、水、布丁）的液体对患者进行吞咽评估，检测患者吞咽的安全性和有效性。该方法具有安全性高、灵敏度高的特点，适用于所有怀疑吞咽障碍患者以及容易发生吞咽问题的患者（表1-10）。

表1-10 容积-黏度吞咽测试

指标		糖浆			水			布丁		
		5 mL	10 mL	20 mL	5 mL	10 mL	20 mL	5 mL	10 mL	20 mL
安全性受损指标	咳嗽									
	音质改变									
	血氧饱和度下降									
有效性受损指标	唇部闭合									
	口腔残留									
	分次吞咽									
	咽部残留									

2. 仪器评估

（1）吞咽造影检查：吞咽造影检查是吞咽障碍检查的理想方法和临床诊断的重要标准。其常见的检查方式有电视透视下吞咽能力检查、电视荧光吞咽检查（videofluorescopic swallowing study，VFSS）、改良吞钡检查（modified barium swallowing study，MBSS），即在X线的透视下，对口、咽、喉、食管的吞咽运动进行动态观察，以评估患者的吞咽功能。

① 适应证：适用于口腔期、咽期、食管期吞咽障碍患者。

② 禁忌证：禁用于病情危重、重要脏器功能衰竭，有意识障碍或认知、智能、精神障碍、失语症或其他不能配合检查的患者。

③ 检查方法：在进行吞咽造影检查之前，需要做好以下准备：造影剂、不同黏度的食物、患者体位摆放、必要的抢救物品等。根据临床评估结果决定使用造影剂食物的先后顺序，原则上先糊状、后液体和固体，量由少到多。如果患者仅发生饮水呛咳，可先用糊状食物，观察吞咽功能、会厌谷及梨状隐窝情况。患者进食水样造影剂时，先从小剂量开始逐渐加量，观察其进食不同剂量时有无误吸现象。如果患者口腔功能减退，尽可能将食团或水样造影剂送至舌根部，并刺激咽部以帮助患者完成吞咽动作。需要注意的是，只有当第一次吞咽的造影剂完全通过食管后才能再次进行吞咽检查。如果患者发生呛咳，须嘱其立即用力咳嗽，并采用拍背及吸痰等方法，尽可能将误吸的造影剂排出气道或肺。

④ 观察内容及评价：主要从三个时期和两种体位观察患者的吞咽情况，了解受检者的吞咽功能状况，评价吞咽的解剖和生理机制；区分误吸与渗漏，评价误吸的严重程度，

发现隐性误吸；调配不同黏稠的造影剂模拟各种食物的吞咽情况，为选择不同剂量和多种体位评价各种食物的吞咽情况提供参考。不足之处是：操作具有反射性，存在误吸造影剂的风险，不能定量测量误吸量，不能定量分析咽肌收缩力和食管内压，不能反映咽部感觉功能。

（2）影像学检查：随着影像学技术的迅猛发展，应用先进的影像学技术进行吞咽功能检查逐渐成为一种新型影像学检查方法。其优点在于能够更清晰地观察吞咽器官的结构和功能状况，了解进食时食物积聚的位置和状况，以及动态观察吞咽器官的运动协调性。

① 计算机断层扫描成像（CT）。

普通 CT：具有很好的密度分辨率，可以清晰地观察到双侧会厌、梨状隐窝、口腔、咽腔、喉腔及食管的结构和病变的情况，还可以清晰地观察到上述结构周围的情况，对器质性病变具有良好的诊断价值。

螺旋 CT：在水平位下提供咽期吞咽的动态图像，可作为吞咽造影或内镜检查的辅助检查。

超速 CT 和电子束体层摄影术：可以形成动态的横断面图像，有助于观察咽部等口腔组织结构的内在关系，可以更好地理解吞咽时咽腔空隙及前后咽壁清除残留物的作用。

320 排区域探测 CT：当今最新的 CT 技术，拥有极高的空间分辨率（0.05 cm 厚）和时间分辨率（0.1 frs/s），可实现三维立体的吞咽评价。

② 磁共振成像（MRI）。

快速自旋回波 MRI 和单激发 MRI：可在吞咽时形成咽表面及深层组织的图像，通过吞咽对比剂显现食团吞咽影像从而为吞咽的动态分析提供依据。

功能性磁共振（fMIR）：可检测吞咽的神经机制、反映吞咽的功能性神经定位及对吞咽大脑皮质进行功能重建。

③ 正电子发射断层成像（PET）。

正电子发射断层成像可以检查特殊运动产生的神经活动，因此也适用于吞咽时神经活动机制与定位研究。

④ 超声检查。

超声检查是一种无创性检查，无风险，不需要任何特殊的食物或造影剂，可在床旁进行检查，并能为患者提供生物反馈治疗。与其他检查相比，超声检查对发现舌的异常运动有明显的优势。但是，由于超声无法穿透骨和软骨，只能观察吞咽过程的某一阶段，所以其仅用于检测口腔软组织或部分口腔结构。另外，由于气体的影响，超声检查对食管上括约肌的观察效果不理想。对于功能失调引起的吞咽障碍，超声检查的参考意义不大。

⑤ 纤维内镜下吞咽感觉功能测定。

纤维内镜下咽喉感觉功能测定主要用于检查吞咽时呼吸道保护性喉反射和食团运送，其对确定患者能否经口进食具有重要的指导意义。此项检查能够精确地反映会厌带的感觉功能，同时反映口、咽对食团的感知觉程度和保护呼吸道的必要性。

（3）非影像学检查

① 肌电图检查。

a. 表面肌电图：主要用于咽喉部的肌肉功能检查。由于表面电极记录的是电极下广泛范围的肌电活动的总和，因此很难获得特定肌肉的数据以及对运动单位动作电位进行定量分析。表面肌电图并不着重于诊断某块肌肉的功能，而是检测吞咽过程中局部肌肉活动的时间、幅度及时序性。在神经系统查体之前，用表面肌电图对怀疑存在吞咽障碍的患者进行简单的筛查和早期诊断非常有意义。

b. 喉肌电图：主要用于确定是否存在神经失用（生理性的神经阻滞或局部损伤，神经纤维保持完整）或轴突断裂（神经纤维受损导致完全的周围性变性退化），诊断喉括约肌、喉和咽的感觉以及环咽肌有无异常，区分声带麻痹的原因（神经源性声带麻痹还是喉关节损伤），评价预后。但喉肌电图检查也有其局限性，例如，不能精确定位，难以判断是否累及迷走神经或脑干、喉上神经或喉返神经，无法鉴别中枢性神经肌肉疾病与周围神经病变。

② 脉冲血氧饱和度监测：动脉血氧饱和度是反映人体呼吸功能及氧含量是否正常的重要生理参数。在吞咽障碍的评估与治疗中，可使用脉冲血氧饱和度监测仪对患者进行动态监测，这对判断吞咽障碍患者是否有误吸及误吸的严重程度有重要意义。此方法无创、简单、可重复操作，且不需要暴露在放射线下，已在临床得到广泛的应用。

③ 气管内分泌物糖含量检测：Winterbauer 等提出，富含葡萄糖的肠内营养制剂进入呼吸道或咽喉部时，该部位葡萄糖浓度会升高。当气管内分泌物中糖的含量高于 0.02 mol/L 时提示误吸的发生。但该法存在不足之处，即胃酸与糖类成分混合后会出现假阳性。

上述多种检查方法各有优势，实际临床工作中可根据患者的具体情况，选择合适的检查方法对患者的吞咽功能进行评估，必要时将多种技术结合起来以保证评估结果的准确性，从而为患者选择合适的治疗方法提供指导性意见。

四、护理措施

（一）营养方式的选择

轻度吞咽障碍者宜选择柔软、易变形、有适当黏性、不易松散及不易滞留于黏膜的食物。当不能经口获得足够的营养和水分时，可采取鼻饲营养。对于发病4周后仍不能经口进食并有误吸危险的患者，要改为经皮内镜胃造瘘术行肠内营养。

（二）营养膳食的选择

胃肠道功能正常患者首选含有膳食纤维的整蛋白标准配方，糖尿病或血糖增高的患者宜选用糖尿病适用型配方，低蛋白血症患者宜选用高蛋白配方，糖尿病或血糖增高合并低蛋白血症患者可选用糖尿病适用型配方或高蛋白配方。

（三）经口进食患者的护理

1. 食物形态的选择

根据吞咽障碍的程度和阶段，本着先易后难的原则来选择食物形态。糜烂食物最易吞咽，固体食物最难吞咽，液体食物易发生误吸。应尽量选择密度均匀、黏度适当、不易松散，通过咽部时易变形且不易残留的食物，尽量避免入口易粘、松脆、需要咀嚼、有骨头及混合质地的食物。

2. 进食一口量及速度

进食一口量，即最适合患者吞咽的每次摄食入口量。根据容积-黏度吞咽测试的结果，患者的一口量应≤10 mL，患者进食从少量（2~4 mL）开始试吃，然后酌情加量，最大量不超过 10 mL。为降低误吸的危险，应调整进食速度，前一口吞咽完成后再进食下一口，一般进食全程时间为 30~40 min，在气促、呛咳时停止进食，以防止误吸。

3. 餐具的选择

餐具应选择匙面小、难以粘上食物、柄长、柄粗的汤匙杯，以及杯口不接触鼻部的杯子碗或广口平底瓷碗等，同时可选用防滑垫增加稳定性。

4. 体位要求

取直立坐位或抬高床头 45°~60°，头正中稍前屈，或向健侧倾斜 30°。

（四）鼻饲患者的护理

1. 营养液的选择

对于因昏迷、认知障碍或吞咽障碍不能经口进食的患者，在 24~48 h 开始进行早期肠内营养支持，肠内营养制剂的浓度不宜过高，能量密度以 4.186 kJ/mL 为宜，最好用等渗液。肠内营养制剂按标准体质量供给能量，按低盐、低脂、高维生素、高纤维的原则合理膳食搭配，使用肠内营养制剂后注意监测患者胃肠道耐受性。对于高胃残留量及吸入性肺炎患者，可选择幽门后空肠置管。

2. 营养方式

肠内营养无法满足 50%~60% 能量目标时，应在 3~7 d 启动肠外营养支持。所有患者开始进行肠外营养支持后，代谢循环应恢复稳定，视代谢紊乱程度予以早期或同步纠正代谢紊乱护理。

3. 体位

患者进行鼻饲喂养时，需要将床头持续抬高至少 30°。

4. 营养液容量

营养液容量应从少到多，即首日为 500 mL，尽早（2~5 d）达到全量；速度应从慢到快，即首日肠内营养输注 20~50 mL/h，次日起逐渐加至 80~100 mL/h，12~24 h 输注完毕。有条件可使用营养输注泵控制输注速度。

5. 喂养并发症的观察

每班检查胃管置入刻度，每 4~6 h 评估胃残留量，观察胃残留物的总量、颜色和性状，并用 20~30 mL 温水冲管一次。胃残留量>200 mL 时，应评估患者有无恶心、呕吐、腹胀、肠鸣音异常等不适症状。如有不适，应减慢或暂停喂养，遵医嘱调整喂养方案或使用促胃肠动力药物。胃残留量>500 mL 时，宜结合患者主诉和体征考虑暂停喂养。不适症状超过 24 h 不能改善时，应改为鼻肠管或肠外营养。肠内营养支持 24 h 后需要评估肠内营养耐受性。详见第二章第六节肠内营养安全管理。

（五）预防误吸

1. 正确吞咽

咳嗽是异物进入气道后人体发生的一个正常反应，但是没有咳嗽并不意味着吞咽是安全的，电视透视检查下有误吸患者并不咳嗽的情况。下列因素提示存在误吸的危险：湿性、嘶哑的发音，自主咳嗽减弱，喉功能降低的任何表现等，以及意识水平下降也是误吸危险预测因素之一。因此，指导患者进食时采取声门上吞咽方法，即进食时先吸气，屏住呼吸，然后吞咽，吞咽结束后紧接着自主咳嗽，可以清除咽部滞留的食物，降低吞咽前、中、后的误吸危险。减少进食一口量及增加食物黏稠性，可有效保障吞咽安全，降低误吸危险。

2. 呛咳处理

呛咳是吞咽障碍的基本特征，一旦吞咽出现呛咳，可让患者弯腰、颈前屈、下颌倾向前胸、身体前倾，通过咳嗽清洁气道。如食物残渣卡在喉部，危及正常呼吸，患者应立即再次弯腰低头，护士连续叩击患者两肩胛骨之间的位置，使残渣排出，或者在患者背后利用海姆立克急救法将异物排出。一旦发生误吸，应立即检查患者口内是否有异物，有异物时用纱布包绕手指将异物取出，不能取出时应叩背并协助患者尽快咳出异物。床边备吸引装置，发生呛咳时应立即用粗吸引皮管直接吸引异物。如患者误吸发生时间较长，脉氧持续下降，可使用球囊辅助通气，配合医生行气管插管或者气管切开，并行呼气末正压通气，以使肺泡重新扩张。监测各项生命体征及实验室指标情况，患者床头放置黄色的"防止误吸"警示牌。

3. 吸入性肺炎

吸入性肺炎是指液体、外源性颗粒或内源性分泌物因误吸进入呼吸道而导致的呼吸道及肺部感染。患者可表现为：发热、咳脓痰或者痰液量增加，肺部出现湿性啰音和/或肺实变体征，外周血白细胞总数或中性粒细胞数升高。一旦出现以上情况，应立即向医生汇报，遵医嘱用药，各项操作时注意无菌操作，限制探视，减少人员流动，协助患者每 1~2 h 翻身拍背，指导患者有效咳嗽、咳痰。

4. 营养不良

营养不良是指能量、蛋白质及其他营养素缺乏或过度导致对机体功能乃至临床结果产生的不良影响。患者主要表现为进行性体重下降、水肿、胃肠道吸收功能受损、免疫力下降等，患者一旦出现营养不良，不仅原发疾病治疗难度加大，而且吞咽障碍进一步恶化，形成恶性循环。入院后 24~48 h 采用营养风险筛查表 2002 进行筛查。详见第二章第六节肠内营养安全管理。

（六）口腔护理

口腔护理可以使口腔处于舒适、洁净、湿润及没有感染的状态，降低医院相关性肺炎的发生率，提高吞咽障碍患者的吞咽功能。

1. 口腔护理液的选择

根据患者口腔情况选择合适的漱口液，常见的漱口液有氯己定漱口水、过氧化氢溶液、碳酸氢钠溶液、呋喃西林溶液、生理盐水等。

（1）氯己定漱口水：适用于口腔黏膜炎和气管插管患者。

（2）过氧化氢溶液：可去除血迹、消除口臭，但3%过氧化氢溶液对口腔及舌黏膜有一定的刺激性，长期含漱会引起牙釉质脱钙、舌乳头肥大等，应与碳酸氢钠溶液交替使用,以中和过氧化氢溶液的弱酸性。

(3) 碳酸氢钠溶液:可预防和控制口腔真菌感染,能有效改善患者口腔状况,减少细菌滋生。

(4) 呋喃西林溶液:能对抗大多数革兰氏阳性和阴性细菌,与其他种类抗生素也无交叉抗药性,能较好地控制感染,但对假单胞菌属疗效甚微,对真菌和病毒无效。该溶液味微苦,口感稍差。

(5) 生理盐水:适用于口腔损伤患者,不会使口腔 pH 发生变化,也不会使菌群失调,能减少口唇干裂和恶心的发生,无杀菌作用。

2. 口腔护理频次

根据患者口腔情况和实际情况决定,每天至少 2 次,每次口腔护理时间控制在 3~4 min。

3. 口腔护理工具

常见口腔护理工具包括牙刷、棉球、海绵刷、可持续冲洗式牙刷等。

(七) 康复护理

吞咽中枢位于双侧大脑皮质运动区和运动前区,一侧受损后另一侧可以代偿,这使得脑卒中后吞咽障碍的恢复成为可能。脑卒中吞咽障碍康复训练在患者生命体征平稳、神经系统症状不再发展后即可开始。对吞咽器官的功能训练,可提高吞咽有关神经肌肉的控制能力,加强吞咽准备期和自主性口腔期的力量控制,提高肌群运动的速度及幅度,提升吞咽能力,从而保证足量、安全的进食。

(1) 在康复师的指导下,根据吞咽障碍各期的异常表现,落实患者各个肌群的功能锻炼,包括唇部运动训练、下颌和面颊部运动训练、舌肌运动训练、软腭运动训练、声带闭合训练、喉上抬练习及咽肌训练。

(2) 感觉刺激训练:温度、触觉刺激,柠檬冰刺激,冷棉签刺激等。

(3) 低频电刺激治疗:使用频率<1 000 Hz,通过刺激完整的外周神经来激活肌肉,强化无力肌肉,帮助恢复运动控制。

(八) 生活护理

保持病室安静、整洁和舒适,减少不良刺激,保持空气流通。将生活用品放在患者健侧可触及处。喂食结束后鼓励患者直立至少半小时,卧床患者应调高床头至 60°。喂食结束后鼓励患者漱口,保持口腔清洁,必要时进行口腔护理,确保口腔无食物残留。患者进食后勿给予吸痰、翻身叩背,避免食物反流造成误吸。保持床单元整洁、干燥。协助患者进食、洗漱、如厕。

(九) 心理护理

患者由于吞咽障碍会出现误吸、吸入性肺炎或者营养不良等并发症,思想负担重,常表现出焦虑、抑郁情绪。吞咽障碍延长了住院周期,增加了医疗费用,给家庭带来了负担。护士应对患者进行针对性护理,讲解本病的病因、治疗方法等相关知识,帮助患者正确对待自身疾病,树立战胜疾病的信心,积极配合治疗。

吞咽障碍的评估方法多种多样,实际临床工作中可以将上述方法结合起来,取长补短，从而了解吞咽的病理生理机制，明确吞咽障碍及误吸是否存在，确定吞咽障碍的病因和部位，为选择合适的进食方法、制定正确的治疗方案、促进患者吞咽功能的康复提供指导性的意见。

第六节　认知障碍的评估与护理

神经外科以创伤性疾病占多数，而创伤性颅脑损伤（traumatic brain injury，TBI）最常见的后遗症之一就是认知功能障碍。研究表明 TBI 会影响患者生活质量及预后，约 65% 的中度 TBI 患者会出现长期认知功能障碍。一旦出现认知障碍，将会影响患者对事物和知识的获取、认知及记忆，从而影响日后的正常生活。该问题已引起国内外医学界的高度重视，因此，早期正确进行认知功能评估，并采取相应干预措施，对患者的疾病治疗及生活质量的改善具有重要意义。

一、概念

认知是指大脑接受外界信息、获得知识和应用知识的过程。该过程包括信息的输入、编码、储存和提取，是人类最基本的心理过程。认知主要包括知觉、学习、思考、记忆、语言、视空间、执行、计算、推理和判断等。认知障碍是指学习、思考、推理、判断等认知过程损伤，同时伴有失语、失用、失认或失行等改变的病理过程。认知功能障碍主要包括记忆障碍、定向障碍、语言障碍、视空间能力受损、计算能力下降、判断和解决问题能力下降。

二、临床表现

（一）轻度认知障碍

轻度认知功能障碍（mild cognitive impairment，MCI）是介于正常认知和痴呆的中间状态，虽然在正常衰老过程中大脑可能会发生特定的细微的认知变化，但 MCI 也可能是痴呆症的前兆。

痴呆症是一种以认知能力下降为特征的疾病，涉及一个或多个认知领域（学习和记忆、语言、执行功能、注意力、知觉运动、社会认知），可干扰患者的日常生活和独立性。美国神经病学学会（AAN）发布的实践指南指出，痴呆根据病因分为两大类：第一类由神经系统退行性疾病引起，如阿尔茨海默病、额颞叶痴呆、路易体痴呆、帕金森病痴呆、进行性核上性麻痹、皮质基底节变性等；第二类由非神经系统退行性疾病引起，如血管性痴呆、混合性痴呆、酒精相关性痴呆、慢性创伤性脑病、正常压力脑积水、慢性硬膜下血肿等。

轻度认知障碍的核心症状是认知功能减退，根据病因或大脑损害的部位不同，可以累及记忆、执行、语言、运用、视空间能力等的其中一项或几项，从而导致相应的临床症状。认知功能减退有认知功能下降但日常基本能力正常的特点。

(二) 痴呆

1. 血管性痴呆

血管性痴呆多在60岁以后发病,患者一般有卒中史,特别是与动脉硬化性小血管疾病相关,呈阶梯式进展,表现为认知功能损害达到痴呆的标准,并伴有局灶性神经系统受损的症状体征。患者的认知功能障碍表现为执行功能受损显著,可有表情淡漠、少语、焦虑、抑郁或欣快等精神症状。

2. 阿尔茨海默病

阿尔茨海默病是发生于老年和老年前期,以进行性认知功能障碍和行为损害为特征的中枢神经系统退行性病变,表现为记忆障碍、失语、失用、失认、视空间能力损害、抽象思维和计算力损害、人格和性格改变等。阿尔茨海默病是老年期最常见的痴呆类型,占老年期痴呆的50%~70%。

3. 额颞叶痴呆

额颞叶痴呆是一组与额颞叶变性有关的非阿尔茨海默病痴呆综合征,包括以人格和行为改变为主要特征的行为异常型额颞叶痴呆和以语言功能隐匿下降为主要特征的原发性进行性失语型额颞叶痴呆两大类。

4. 路易体痴呆

路易体痴呆是一种神经系统变性疾病,临床主要表现为波动性认知障碍、帕金森病和以视幻觉为突出表现的精神症状。

5. 帕金森病痴呆

帕金森病痴呆指帕金森病患者的认知损害达到痴呆的程度,患者认知能力逐渐下降,快速眼动睡眠行为障碍,出现幻觉,视空间功能障碍。

6. 正常压力脑积水

正常压力脑积水会导致出现以认知能力下降、步态缓慢和尿失禁为主的临床表现。

7. 其他

进行性核上性麻痹、皮质基底节变性等疾病在临床上罕见,主要见于帕金森病痴呆。

三、护理评估

认知功能障碍评定是通过对患者的病史询问、动作或行为的观察及标准化认知功能评定量表的应用,做出相应的脑功能诊断的系统性方法。认知功能障碍评定有助于确定认知功能障碍的类型,确定认知功能障碍对功能性活动和康复治疗的影响,可为制订治疗和认知功能训练计划提供依据,也有助于康复疗效的评定。认知功能障碍的评定和其他功能评定一样应定期进行,以了解患者认知恢复的情况及其对运动功能的影响情况。

(一) 认知功能筛查量表

1. 简易精神状态检查量表

简易精神状态检查量表(mini-mental sate examination,MMSE)由 Folstein 于1975年编制完成,是目前世界上最有影响、最普及的认知功能筛查量表。1991年 Molloy 等发表了简易精神状态检查量表标准版本(sMMSE),规范了指导语。MMSE 包括时间与地点定向、即刻与短时听觉词语记忆、计算、语言（复述、命名、理解指令）、结构模仿等12项题目，总分30分，主要对定向、记忆、语言、计算力和注意力等功能进行简单的评定。MMSE检查没有时间限制，对受试者感到困难的项目，要避免给予过多的压力，对受试者的成功要进行表扬，与受试者建立友善的关系，使其感到舒适。认知功能受损的国际分界值为24分，国内根据受教育程度来区分的分界值为文化程度较低组（未受学校教育）≤17分，小学组（教育年限≤6年）≤20分，中学及以上组（教育年限>6年）≤24分。分数低于分界值即认定为认知功能受损（表1-11）。

表1-11　简易精神状态检查量表（MMSE）

患者姓名_____　性别_____　年龄_____　文化程度_____　电话_____ 家庭住址_____　初步诊断_____		
	分数	最高分
定向力 现在是：星期几？　几号？　几月？　什么季节？　哪一年？ 我们现在在哪里：省？　市？　区？　所在地点？　第几层楼？	（　） （　）	5 5
记忆力 现在我要说三样东西的名称，在我讲完后，请您重复一遍。请您记住这三样东西，因为几分钟后要再问您（请仔细说清楚，每一样东西1秒） 　"皮球"　　"国旗"　　"树木" 请您把三样东西说一遍（以第一次答案记分）	（　）	3
注意力和计算力 请您算一算100减去7，然后将所得数目再减去7，如此一直计算下去，请您将每减一个7后的答案告诉我，直到我说"停止"为止（若错了，但下一个答案是对的，那么只记一次错误） 　93　　　86　　　79　　　72　　　65	（　）	5
回忆能力 现在请您说出刚才我让您记住的那三样东西 　"皮球"　　"国旗"　　"树木"	（　）	3
语言能力 （出示手表）这个东西叫什么？ （出示钢笔）这个东西叫什么？ 现在我要说一句话，请您跟着我清楚地重复一遍："四十四只石狮子。" 我给您一张纸，请您按我说的去做，现在开始用右手拿着这张纸，用两只手将它对折起来，放在您的大腿上（不要重复说明，也不要示范） 请您念一念这句话，并且按它的意思去做（闭上您的眼睛） 请您给我写一句完整的句子（句子必须有主语、谓语、宾语）	（　） （　） （　） （　） （　） （　）	1 1 1 3 1 1
结构模仿 这是一张图，请您在同一张纸上照样画出来（两个五边形的图案，交叉处有一个四边形）	（　）	1

总分：_____

评分标准：分界值应根据不同文化程度来确定，文化程度较低组≤17分，小学组≤20分，中学及以上组≤24分，认为有认知障碍。

2. 蒙特利尔认知评价量表

蒙特利尔认知评价量表（Montreal cognitive assessment，MoCA）是由 Nasreddine 等于 2004 年编制的用于快速筛查认知功能损害的一种评定工具。目前，MoCA 在临床试验中主要用于筛查和评价轻度认知障碍，其最早翻译、验证并推广的中文版本是由中国人民解放军总医院解恒革等翻译的版本，包括视空间与执行、命名、记忆、注意、语言、抽象、延迟回忆和定向 8 个认知领域的 11 个项目，总分 30 分。英文原版量表应用结果表明，痴呆人群的 MoCA 评分为 11.4~21.0，轻度认知障碍人群为 19.0~25.2，二者之间有一定的重叠，若受教育年限≤12 年则加 1 分，≥26 分则认为认知功能正常。中文版以 26 分为分界值时的敏感度和特异度分别是 90.4% 和 31.3%。目前该量表主要用于筛查有轻度认知功能损害的老年人（表 1-12）。

表 1-12 蒙特利尔认知评价量表（MoCA）

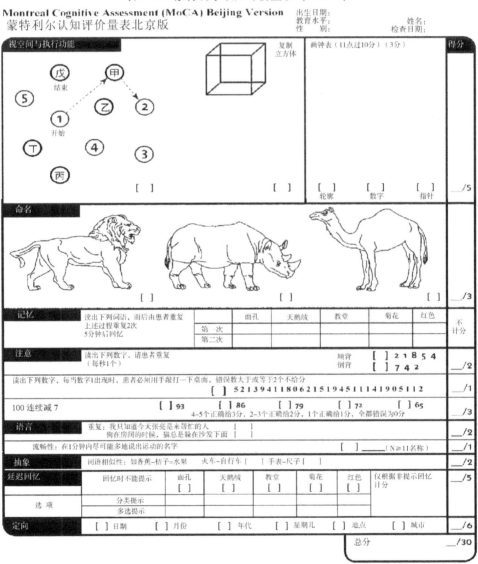

3. 画钟测验

画钟测验（clock drawing test，CDT），徒手画钟表是一项复杂的行为活动，除了空间结构技巧外，尚需很多认知功能参与，包括记忆、注意、抽象思维、设计、布局安排、运用、数字、计算、时间和空间定向、运作的顺序等，是一种用于评价注意力集中和结构性失用的神经心理学检查。测验完成时间为 10~11 min，目前已广泛用于临床认知功能评价，可检测受试者的理解能力、计划性、视觉记忆力、图形重建能力、视觉空间能力、动作执行能力、数字知识、抽象思维、注意力等。

画钟测验常用的评分体系包括 Shulman CDT、Rouleau CDT 和 CLOX1，不同评分体系可反映大脑不同部位的损伤。常用的实测方法为：要求受试者模仿画一个画好的钟，反映视觉空间能力；要求受试者自己画钟表，反映评估执行能力。CDT 受文化背景、教育程度影响小，但是单独应用进行痴呆筛查效度较低，常与 MMSE 联合使用。

画钟测验有多种计分方法，较常用的是四分法。四分法计分方法如下：① 画出闭锁的圆（1分）；② 将数字置于表盘正确的位置（1分）；③ 表盘包括 12 个正确的数字（1分）；④ 将指针置于正确的位置（1分）。

4. 记忆受损筛查量表

记忆受损筛查量表是一个让受试者识别卡片的简短记忆测验，卡片上包含 4 个不同种类的东西（如某种动物、某个城市、某种蔬菜和某种乐器），给受试者足够的时间识别和记忆，2~3 min 后进行延迟回忆测试。自由回忆每一项正确给 2 分，线索回忆每一项正确给 1 分。在社区研究中，分界值是 4 的情况下，记忆受损筛查量表诊断阿尔茨海默病的敏感度是 80%~86%，特异度是 96%~97%，阳性预测（PPV）值为 69%~80%。记忆受损筛查量表较少受到文化程度的影响。在记忆受损筛查方面，记忆受损筛查量表可能优于 MMSE，因为它不包括读写检查，这正是 MMSE 的局限性表现之一，而且记忆受损筛查量表只需要 4 min 来完成，时间短于 MMSE。

5. AB 认知筛查量表

AB 认知筛查量表包括定向、重复单词、延迟回忆、画钟、语言流畅 5 个认知子测试，总分 135 分，完成时间为 3 min，能灵敏地区分正常、轻度认知障碍与痴呆人群。研究表明，在使用标准 MMSE 测试轻度认知障碍与正常人群时，平均得分无显著差异，而使用 AB 认知筛查量表进行以上测试时，评分结果存在显著差异，且该表不受读写能力的限制，也较少受教育程度和年龄因素的影响。

（二）病情评估

1. 记忆障碍评估

（1）定义：记忆是信息在脑内存储和提取的过程，分为瞬时记忆、短时记忆和长时记忆三类。瞬时记忆为大脑对事物的瞬时映像，有效作用时间不超过 2 s，所记的信息内容不构成真正的记忆。短时记忆时间也很短，不超过 1 min，如记忆电话号码。短时记忆中的信息经过反复学习、系统化，可在脑内存储，形成长时记忆，长时记忆可持续数分钟、数天，甚至终生。

（2）常见表现：① 患者回忆不起刚吃过药、喝过水，以及刚见过的人；② 患者回忆不起护士刚讲过的健康教育内容；③ 患者回忆不起年代、日期；④ 患者对事件发生的时间记忆错误；⑤ 患者将未发生的事情回忆为确有其事。

2. 失语评估

（1）定义：失语指在神志清楚、意识正常、发音和构音没有障碍的情况下，大脑皮质语言功能区病变导致语言交流能力障碍，表现为自发谈话、听理解、复述、命名、阅读和书写6个基本方面的能力残缺或丧失。

（2）常见表现：① 患者发音、语调正常，言语混乱难以理解；② 患者讲话费力、找词困难，只能讲一两个简单的词，且用词不当；③ 患者说话时有大量错词，欲纠正而口吃。

3. 视空间障碍评估

（1）定义：视空间障碍指患者因不能准确地判断自身及物品的位置出现的功能障碍。

（2）常见表现：① 患者判断错方向，不能从卫生间或护士站返回病房；② 患者不能准确地将暖瓶、饭盒放在桌子上，有走失、烫伤的风险；③ 患者穿衣困难，不能判断衣服的上下左右，将衣服裤子穿反。

4. 执行功能障碍评估

（1）定义：执行功能是指确立目标、制订和修正计划、实施计划，从而进行有目的的活动的能力，是一种综合运用知识、信息的能力。

（2）常见表现：① 患者做事无计划、无创新；② 患者不能对多件事情统筹安排；③ 患者不能按照要求完成复杂的任务。

5. 计算力障碍评估

（1）定义：计算能力取决于患者本身的智力，先天对数字的感觉和数学能力，以及受教育水平。计算力障碍指计算能力减退，以前能做的简单计算现在无法正确做出。

（2）常见表现：① 患者不能正确计算出"100-7"连续减5次的结果；② 每日配餐员到患者床前为患者订餐，患者不能计算出每餐的餐费，不能自行订餐。

6. 失认评估

（1）定义：失认是指患者无视觉、听觉和躯体感觉障碍，在意识正常的情况下，不能辨认出以往熟悉的事物。

（2）常见表现：① 患者不认识熟悉的物品，如手机；② 患者不能辨别以前熟悉的声音。

7. 失用评估

（1）定义：失用是指在意识清楚、言语理解功能及运动功能正常的情况下，患者丧失完成有目的的复杂活动的能力。

（2）常见表现：① 患者失去原有的书写、弹琴技能；② 患者做动作的先后次序混乱。

四、护理措施

（一）轻度认知障碍

轻度认知障碍是介于年龄相关性记忆损害和老年性痴呆之间的一种综合征，识别轻度认知障碍患者将有助于早期干预和治疗。

防止认知功能下降有以下几种方法。

（1）多咀嚼：咀嚼能使人放松，人在紧张时常通过咀嚼东西来缓解自己的情绪。如果咀嚼次数较少，体内的荷尔蒙就会增高，造成短期记忆力衰退。

（2）运动健身：人的大脑随着年龄的增长逐渐衰退，认知功能也随之下降，锻炼身体可以促进大脑细胞的更新。

（3）做激发智力的小游戏。

① 诗词大战：制作 10 张喜欢的诗句卡片，每张卡片上有 10 句诗，10 句诗分别来自不同的诗词。随机抽取其中的一张，将卡片上的 10 句诗按顺序读出来，然后再把 10 句诗的最后一个字按顺序说出来。从随机抽取 1 张卡片开始逐步增加难度，每次增加 1 张卡片，锻炼记忆能力。注意事项：在朗读卡片前不能看卡片的内容，抽取完毕后立刻考查朗读，每句之间间隔不能超过 3 s，不能用笔等工具辅助记忆，不允许其他人提示。

② 决战 24 点：准备 4 张扑克牌或者制作 4 张卡片，扑克牌或卡片上的数字为 4、5、7、8。可以使用加法、减法、乘法或除法，无论计算过程如何，只要得出 24 这个结果就算正确。想出的方法越多越好，如 4+5+7+8＝24，（5+7）+（8+4）＝24。注意事项：每轮规定的时间是 2 min，答案只能在所给的卡片中拼出，不能索要额外的卡片。

③ 心有灵犀：制作分类卡片，例如，歌曲类《甜蜜蜜》《童年》《外婆的澎湖湾》，电影类《英雄儿女》《地道战》。一个人比画卡片上的歌曲名或电影名，另一个人猜。两个人互换角色，看谁猜得准、猜得多、用时少。注意事项：传递卡片的内容时可以运用肢体语言，也可以说与卡片内容相关的信息，但不能说出卡片上出现的字。

④ 迷宫行者：从迷宫入口进入，顺利走出迷宫。注意事项：不能过线，视患者的程度选择合适图案，每个迷宫用时不超过 5 min。

（二）痴呆

1. 住院期间护理

（1）防走失：入院时将患者安置在距离护理站最近的房间，距离门口最近的床，以确保每次患者要离开病房时，护士能及时发现并将患者劝回。留 1 名家属 24 小时陪护在患者身边，看护患者，保证患者不离开家属视线。在床头粘贴黄色警示标识，标明"谨防走失"，提醒当班护士此患者存在的安全隐患。护士做好交接班工作，严格交接，明确观察重点。

（2）防跌倒：患者常合并某些导致眩晕的老年性疾病，如心血管疾病，听觉、视觉和平衡功能障碍等，另外，环境因素如地面、光线和病房设置不合理等，均能诱发患者活动时跌倒而造成软组织损伤、骨折等意外伤害。防跌倒的措施包括：床铺加床栏，走廊及厕所应有扶手、光线充足，地面要用防滑材料铺设并保持清洁干燥。患者夜间大小便一律用便盆，以防止其下床滑倒摔伤。对合并高血压、心脏病、眩晕、行走不便、有药物反应、平衡功能较差及容易跌倒的患者，应加强巡视、重点保护，或者设专人护理。

（3）防烫伤：每日配餐员送开水时，不能将患者的暖瓶放置在床头桌上，而应将其放置在床头桌旁边的地面上。护士或陪护家属应协助患者倒开水，避免患者自行拿取暖瓶。每日三餐由配餐员将饭菜送到患者床前，护士摆好餐具协助患者进食。在床头粘贴黄色警示标识，标明"谨防烫伤"。

（4）安全用药：各班护士严格执行输液、服药、注射的流程及查对制度。使用移动护理设备时按要求扫描患者腕带信息，认真核对患者。如果患者对发放的药物或正在输注的药物提出疑问，须查清后方可执行用药流程。严格实施交接班制度，各班护士对患者用药情况做好交接。

（5）行为异常护理。

① 临床表现：躯体攻击行为包括踢、推、抓、咬、打人及撕东西、破坏物品等。躯体非攻击行为包括徘徊、坐立不安、重复动作、试图走到其他地方、不恰当地处理物品及不恰当地穿脱衣服等。语言激越行为包括持续要求帮助或引人注意、重复言语、抱怨、消极待人或待物及尖叫等。攻击行为是危险的行为异常，因此，为了较好地预防激越行为的发生，应尽量避免一切应激源。

② 环境设置：应尽量按患者原有生活习惯设置，使其感受到家的氛围，以利于患者适应性行为的产生，减少生理因素对患者行为的影响。

③ 避免刺激：尽量满足患者的生理需要，鼓励患者自己完成日常生活任务，这样有助于患者配合护理并较少发生激越行为。对有激越行为的患者，尝试转移患者的注意力，让其注意力集中在感兴趣的方面，这样也可有效地减少激越行为的发生。

2. 居家护理

（1）环境设置：让患者在熟悉的环境中生活，避免更换住所。室内物品摆放位置固定，不要随意挪动。居室宽敞，光线充足，室内设施简单，无障碍物，以防患者被绊倒。床尽量靠近卫生间。居室内卫生间地面干燥，最好装有扶手。患者学会辅助器具（如老花镜、放大镜、助行器、拐杖、助听器）的使用方法。

（2）家务安全：生活中处处设置提示。在热水的水龙头上面写"热"字并粘贴红色标识，反之，冷水水龙头上写"冷"字。天然气灶上方的墙上贴上"关火、危险"几个字。家门内侧用大字写上"别忘了带钥匙"。

（3）用药安全：在显眼的地方挂上日历，一旦吃过药，就在日历上画下记号。请家人提醒自己按时服药。使用摆药盒，将一周内要服用的药物放进药盒，并区分每天不同时间所需服用的药物，从而确定已经服药。

（4）外出安全：患者外出时随身携带联系卡，卡片内容包括姓名、家庭地址、亲属电话号码，将卡片挂在胸前或装在衣服兜中；或者佩戴电子防走失手镯，定位所处的位置，以防止走失，平时熟记家庭地址和电话。记地址有技巧，首先记住所住地方的明显标记物、附近的知名公共建筑，其次记住经常乘坐的公交车路线号码，最后记住具体小区、楼号、门牌号。

（5）对生活基本能自理患者的护理：鼓励患者完成日常生活任务，组织各种有趣的活动，如打牌、下棋、看电视、听音乐、摆拼图、玩游戏等。天气晴朗时可带患者到户外活动，让他们与环境接触，以延缓病情进展。

（6）对生活自理能力差的患者的护理：要注意饮食护理和日常生活的护理，保持口腔、会阴和皮肤清洁,仔细观察患者大小便,如有便秘应调节饮食,指导其学会腹部按摩,必要时给予缓泻剂。对于尿失禁患者,要做好会阴部的清洁工作,患者外出时可穿成人纸尿裤。对于长期卧床患者,应定时翻身叩背并按摩,以防压力性损伤、坠积性肺炎的发生,做好患者的肢体功能康复训练,以防关节畸形和肌肉挛缩。

认知障碍患者的评估和护理已成为脑损伤患者治疗和康复中不可或缺的重要组成部分。随着医学和其他学科的发展,对认知障碍的研究也将越来越深入。将计算机、多媒体、远程通信、虚拟现实等高新技术运用于脑损伤后认知障碍的评估和护理是国际趋势。其中,远程通信、虚拟现实技术等为脑损伤后认知障碍的评定和护理提供了全新的思路。

第七节 颅内压增高的评估与护理

颅内压增高是神经外科临床常见急症,颅内压增高的严重后果是脑疝,脑疝是神经系统疾病最严重的症状之一。疝出的脑组织压迫脑的重要结构或生命中枢,若发现不及时或救治不力可危及生命。

一、概念

颅内压(intracranial pressure,ICP)是指颅腔内容物对颅腔内壁的压力。脑脊液循环畅通时,ICP通常以侧卧位时腰段脊髓蛛网膜下腔穿刺所测的脑脊液压力为代表,也可经颅内监护系统直接测得,正常人为5~15 mmHg(70~200 mmH$_2$O),儿童为4~7.5 mmHg(50~100 mmH$_2$O)。

颅内压增高是指在病理状态下,颅内压力超过200 mmH$_2$O。颅内压增高常以头痛、呕吐、视神经乳头水肿为主要表现,多为颅腔内容物的体积增加并超出颅内压调节代偿的范围所致,是颅内多种疾病所共有的临床综合征。

颅内压降低又称低颅压,是指因脑脊液压力降低(<60 mmH$_2$O)而出现的一组综合征。

颅内局灶性或弥散性病变引起脑体积增大和颅内压增高,使一部分脑组织发生移位并通过一些解剖上的裂缝被挤到压力较低的部位,继而引起相应的症状,称为脑疝。临床上小脑幕裂孔疝和枕骨大孔疝最为常见。

二、临床表现

(一)颅内压增高的临床表现

1. 头痛

头痛为颅内压增高最常见、最早出现的症状,为颅内压增高使脑膜血管和神经受刺激与牵拉所致。疼痛多位于前额及颞部,清晨和夜间加重,以胀痛和撕裂样痛为多见。凡能够诱发颅内压增高的因素,均可使头痛出现或加重。常见临床表现:患者在安静状态下突然主诉头痛,意识障碍患者突发烦躁不安,患者清晨头痛或下半夜痛醒,患者用力咳嗽、排便或较久屈颈、弯腰时头痛加重。

2. 呕吐

呕吐为迷走神经根或其核团受颅内压力刺激所致。常见临床表现：呕吐呈喷射状，常伴有头痛、恶心，呕吐与进食无关。

3. 视神经乳头水肿

视神经乳头水肿是颅内压增高的客观指征，由视神经受压、眼底静脉回流受阻引起。具体表现为视神经乳头充血、水肿、边缘模糊不清、生理凹陷变浅或消失、视网膜静脉曲张等，严重者乳头周围可见火焰状出血。早期视力无明显障碍或仅视野缩小，晚期可因视神经萎缩而失明。

4. 生命体征

早期：生命体征变化不明显。高峰期：血压升高，表现为收缩压增高、脉压差增大，脉搏缓慢，呼吸深慢（"两慢一高"）等库欣反应。晚期：表现为血压下降，脉搏细速，呼吸浅快、不规则。

5. 意识障碍

急性颅内压增高常伴有进行性意识障碍，甚至昏迷；慢性颅内压增高可表现为神志淡漠、反应迟钝。

6. 其他

颅内压增高其他临床表现可有癫痫发作、单侧或双侧外展神经麻痹、复视等。小儿可见头颅增大、颅缝增宽、前囟隆起、头皮静脉怒张。

（二）低颅压的临床表现

低颅压综合征引起的头痛以双侧枕部或额部多见，也可为颞部或全头痛，但很少为单侧头痛，呈轻至中度钝痛或搏动样疼痛。头痛特点与体位有明显关系，立位时头痛出现或加重，卧位时头痛减轻或消失，这是区别低颅压综合征与颅内压增高的一个重要依据。常见临床表现：低颅压综合征的患者常表现"一低二快"，即血压偏低、脉搏细速、呼吸略快，严重时表现为情绪淡漠、嗜睡，且症状与体位有明显关系。

（三）脑疝的临床表现

颅内压进一步增高可发展为脑疝（详见第三章第二节脑疝的观察与应急处理）。

（四）颅内压增高的分类

临床上根据颅内压增高的速度将颅内压增高分为急性和慢性两类（表1-13）。

表1-13 急性和慢性颅内压增高临床表现的鉴别

临床表现	急性颅内压增高	慢性颅内压增高
头痛	极剧烈	持续钝痛，阵发性加剧，夜间痛醒
视乳头水肿	不一定出现	典型而具有诊断价值
单侧或双侧外展神经麻痹	多无	较常见
意识障碍及生命体征改变	出现早且明显，甚至去脑强直	不一定出现，如出现则为缓慢进展

续表

临床表现	急性颅内压增高	慢性颅内压增高
癫痫	多有，可为强直—阵挛发作	可有，多为部分性发作
脑疝	发生快，有时数小时即可出现	缓慢发生甚至不发生
常见病因	蛛网膜下腔出血、脑出血、脑膜炎、脑炎等	颅内肿瘤、炎症及出血后粘连

三、护理评估

（一）健康史

（1）评估有无颅脑外伤、颅内感染、脑肿瘤、高血压等疾病史，初步明确颅内压增高的原因。

（2）评估有无呼吸道梗阻、咳嗽、癫痫、便秘等诱发颅内压增高的因素。

（3）评估有无合并其他系统疾病。

（二）评估要点

（1）评估意识（GCS 评分）、瞳孔、生命体征。

（2）头痛评分、四肢肌力及肌张力评估。

（3）评估有无恶心、呕吐频次及量等。

（4）评估有无颈抵抗、癫痫、脑神经麻痹症状。

（5）评估颅内压压力数值（表 1-14）及波形（表 1-15）。

表 1-14 颅内压增高的诊断标准

类型	颅内压值
正常颅内压	5~15 mmHg
轻度颅内压增高	16~20 mmHg
中度颅内压增高	21~40 mmHg
重度颅内压增高	>40 mmHg

表 1-15 颅内压监测波形判断

波形	波形特征	临床意义
正常波形	平直、匀速、无大波幅	—
高原波——A 波	振幅 8~13.30 kPa，持续 5 min 以上，多呈间歇性发作	病情危重，需积极有效地降低颅内压
节律震荡波——B 波	短时骤升又骤降的高波，振幅<6.67 kPa	大脑顺应性下降，若频繁出现及时通知医生
C 波	振幅小于 B 波	一般无临床意义

四、护理措施

（一）病情观察

（1）颅内压与意识、瞳孔及生命体征等有着联动作用，q1h 或遵医嘱观察意识、瞳孔、肢体活动的变化，有无头痛、呕吐、视神经乳头水肿"三主征"以及库欣反应等，正确判断颅内高压与颅内低压，必要时复查 CT。

（2）观察去骨瓣减压后的骨窗压力。骨窗压力直接反映颅内压的变化，当骨窗隆起时骨窗压力分为三级。

① Ⅰ级：触之如唇，骨窗压力低。
② Ⅱ级：触之如鼻，骨窗压力中等。
③ Ⅲ级：触之如额，骨窗压力高。

（3）持续颅内压监测，评估颅内压压力数值及波形。

（二）症状护理

1. 头痛

评估患者头痛的性质、程度、部位、持续时间、诱因、有无伴随症状（如呕吐、发热等）以及有无强迫体位。保持病房安静，减少声、光对患者的不良刺激。冷敷患者的头部可以缓解头痛症状（如使用冰袋或冰帽）。让患者取舒适的体位，减少不良的情绪刺激。根据患者颅内压情况予脱水利尿剂。

2. 呕吐

呕吐时，头偏一侧，呕吐后予温开水漱口。如呕吐频繁，应暂停进食，以避免误吸发生。

（三）体位

嘱患者绝对卧床休息。对低颅压者取头低脚高体位，将床尾抬高 10°～30°，以减轻低颅压性头痛。对高颅压者抬高床头 15°～30°，以利于颅内静脉回流。协助患者调整舒适的体位。

（四）呼吸道护理

保持呼吸道通畅，给予吸氧，使脑血管收缩，以降低脑血流量。昏迷患者床边备吸引装置，及时清除呼吸道分泌物和呕吐物，呼吸道分泌物多者应尽早行气管切开。

（五）饮食与补液

予清淡饮食，每日盐量<5 g。频繁呕吐或昏迷者应禁食，补液量维持出入液量平衡，因为补液量过多可以使颅内压增高加重。

（六）健康教育

向患者讲解颅内压增高的原因、症状，以及促发因素等相关知识，以防止颅内压骤然升高。

（1）卧床休息，保持情绪稳定。
（2）保持呼吸道通畅，避免用力咳嗽。
（3）避免突然坐起、用力排便等增加胸腹压的动作。

（4）积极预防癫痫发作。

（七）颅内压异常的处理

（1）颅内压<5 mmHg：观察是否引流过度，可在医生允许下抬高引流管，防止脑疝发生。

（2）颅内压5~20 mmHg：观察，暂时不需要进行降颅压处理。

（3）颅内压20~40 mmHg：向医生汇报患者病情，采用一般措施降低颅内压，如抬高床头、镇静，放出脑脊液，予脱水药物。对经上述处理仍无效者采取急诊手术减压。

（4）颅内压>40 mmHg：急诊复查头部CT排除颅内继发出血的可能，并做好急诊手术准备。

（八）颅内压监测的护理

颅内压监测是采用传感器和监护仪动态测定颅内压的一种方法，目前被认为是直接诊断颅内高压最迅速、客观和准确的方法，也是判断颅脑疾病患者病情变化及手术时机、指导临床用药和评估预后的必备手段之一。目前，临床颅内压监测多为有创方式，操作复杂，并发症多，因此监测中应加强管理，严密观察，保证颅内压监测的准确与安全，预防并发症的发生。

1. 颅内压监测适应证

颅脑损伤：GCS评分<8分、颅内肿瘤、蛛网膜下腔出血、弥漫性脑水肿、急性脑积水。

2. 颅内压监测测压方式

颅内压监测的方式分植入法和导管法。植入法为通过头皮切口与颅骨钻孔，将微型传感器置入颅内。导管法一般按侧脑室穿刺引流法，在侧脑室内置入一条引流管，借引流出的脑脊液或生理盐水充填导管，通过导管内液体对颅内压力进行传导，并与传感器连接而测压。

3. 常用颅内压监测置管部位

常用颅内压监测包括脑室内监测、硬脑膜外监测、脑实质（脑组织内）监测等，其置管部位如图1-6所示。

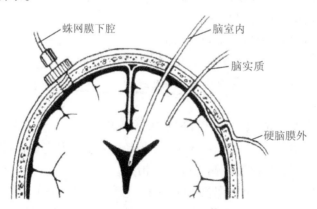

图1-6 常用颅内压监测置管部位

4. 不同部位颅内压监测优缺点

（1）脑室内监测。

优点：① 可靠、准确（金标准）；② 允许脑脊液引流，可监测脑脊液特性；③ 波形质量好。

缺点：① 感染、出血风险大；② 操作技术要求高。

（2）硬脑膜外监测。

优点：① 发生感染、出血的风险低；② 安装快捷。

缺点：① 间接测压；② 可靠性、准确性不如植入式好；③ 波形质量差。

（3）脑实质（脑组织内）监测。

优点：① 可快速插入；② 可靠、准确；③ 无法进入脑腔时可以使用；④ 波形质量好。

缺点：① 只反映局部压力；② 光纤易断；③ 可靠性、准确性不如植入式好；④ 波形质量差。

5. 持续颅内压监测护理要点

（1）观察意识、瞳孔、生命体征及肢体活动的变化，观察头部伤口敷料有无血液、脑脊液或其他分泌物渗出。

（2）采用无菌操作程序更换引流瓶，避免导管受压、扭曲、打折或与其他管路绞结在一起，观察并准确记录引流液量、色及性质，引流瓶高于侧脑室 15～20 cm 水平放置或保持在医生要求的高度。

（3）监护仪应稳固地放置在患者床头不易触碰到的地方，以防止监护仪因意外摔落而砸伤患者头部。妥善固定好脑室引流管和压力传感器，按时巡视，保证颅内压监护装置运行正常、安全可靠，防止躁动患者意外拔管。

（4）观察颅内压的变化，定时校正零点，准确记录。体位改变及每次断开探头导丝与监护仪的连接后，应重新调节记录仪与传感器的零点。

（5）保持监护系统引流装置的密闭性、完整性，按时评估整个系统是否连接紧密，有无阻塞或泄露，各管路接头以无菌纱布包裹，患者头下垫无菌巾，保持清洁。

（6）出现以下情况，应通知医生：

① 颅内压>20 mmHg 并持续 10 min 以上。

② 脑灌注压<60 mmHg（脑灌注压=平均动脉压-颅内压）。

③ 有脑脊液引流时，引流量为 0 mL/h 或 ≥30 mL/h 或急剧下降，脑脊液的颜色、特征发生改变或脑脊液外漏。

④ 颅内压监测的导管阻塞、导管移位及管道断开。

（7）颅内压监测时间：一般为 4～5 d，如果超过 7 d，则应更换部位重新监测。一旦发生颅内感染，应终止监测，遵医嘱予抗生素治疗。

（8）给患者和家属讲解颅内压监测的目的、意义、注意事项，使之配合监测。

（9）用物处理及仪器维护。监测结束取出探头后，探头按医用垃圾分类放置，集中进行销毁处理，做好仪器清洁消毒工作，妥善保管备用。做好每次使用情况的登记工作，定期检查仪器的残余电量并及时充电，使机器处于备用状态。

（九）脑疝的观察与应急处理

具体见第三章第二节脑疝的观察与应急处理。

颅内压增高是很多颅脑疾病共有的表现，也是引起神经外科疾病患者死亡的重要原因。持续进行动态颅内压监测，能够准确、及时地反映颅脑疾病患者的病情变化，有助于医务人员对患者颅内病情、颅脑手术时机及预后等做出判断，早期预防和治疗颅内压增高，防止脑疝发生，从而降低颅脑疾病的病死率及致残率。

第八节 疼痛的评估与护理

疼痛是一种复杂的生理心理活动，是继体温、脉搏、呼吸、血压之后的第五大生命体征。疼痛的不舒适感易引起或加重患者焦虑、烦躁、抑郁等负性情绪，影响患者的预后。在神经外科术后患者中，中度疼痛发生率为41.57%，重度疼痛发生率为37.08%。疼痛可诱发交感神经兴奋和应激反应，使血压和颅内压升高，增加颅内出血发生率；而颅内高压又加剧疼痛程度，如此反复形成恶性循环，而疼痛引起的应激性血糖升高可加重脑缺血性损害。

一、概念

疼痛是一种机体伴有实际或潜在的组织损伤，以及主观上的不愉快体验，包括情感、认知等的痛苦体验。疼痛的发生包括许多复杂的因素，故而不是一种分类方式可以概括的。临床分类要结合具体患者，根据患者病因、病情的主要特点综合进行。由于疼痛受到许多复杂因素的影响，应结合具体患者，根据患者病因、病情的主要特点进行综合分类。以下仅从解剖学与生理学的角度，对疼痛进行一般意义上的分类。

（一）分类

1. 根据疼痛发生的解剖部位分类

（1）躯体痛。

躯体痛是指伤害性刺激激活皮肤、骨骼肌、骨膜、关节等躯体性器官的痛感受器而产生的疼痛，又可分为浅表痛和深部痛。其中，浅表痛由刺激皮肤引起，其特点是定位明确，反应较快；深部痛由刺激肌肉、肌腱、骨膜和关节引起，其特点是定位模糊，反应迟钝，近似内脏痛的特征。

（2）内脏痛。

内脏痛是指伤害性刺激激活内脏器官痛感受器而产生的疼痛。其特点是直接对内脏器官的切割、切断和烧灼，常不引起明显的内脏痛，但内脏组织缺血、炎症平滑肌痉挛及牵拉血管、韧带及系膜等使内脏神经末梢受到弥散性刺激时，可产生剧烈疼痛。内脏痛具有以下特点：①感觉模糊，定位不明确；②感觉的产生伴随运动和/或自主性运动反射；③持续性内脏痛可以产生特定部位皮肤及深部组织的牵涉痛或痛觉过敏。

(3) 牵涉痛。

牵涉痛是内脏病变时的一个非常普遍而重要的现象。当内脏器官损伤或产生炎症时，患者经常会诉述一些与损伤部位看来似乎毫无关系的躯体体表部位的疼痛，并且常伴有痛觉过敏产生，严重者甚至会发生水肿、血流变化，以及皮肤与皮下组织质地、结构的变化等。内脏器官病变疼痛时，常在邻近或远离该脏器的某些特定体表区产生疼痛或感觉过敏，这一现象即为牵涉痛。发生牵涉痛的体表区，则称为牵涉区。这些牵涉区位点可以在一定程度上辅助诊断脏器病变的位置。

2. 根据疼痛对机体功能的影响分类

(1) 生理性疼痛。

生理性疼痛的直接释义为与生理活动相关的疼痛，如青春期、经期前、人工流产后、性生活后的乳房胀痛等，也可以广义地指疼痛时间短暂，表现为瞬时性、一过性、去除刺激即可消失的疼痛。它是机体产生的防御性反应，不需要治疗，是可以自动恢复正常的一类疼痛。

(2) 病理性疼痛。

病理性疼痛是指由创伤、感染、肿瘤等各种因素引起组织病理性改变而造成的疼痛，主要包括炎性疼痛、神经病理性疼痛和精神源性疼痛。

① 炎性疼痛：炎性疼痛是由于创伤、手术、感染等导致组织损伤或潜损伤而产生的疼痛，一般伴有如红、肿、热、胀等炎症表现。炎性疼痛在短期内不会造成严重损害，未产生自发痛、痛觉过敏等表现，通过抗炎治疗多可修复损伤，恢复正常。

② 神经病理性疼痛：神经病理性疼痛也称神经源性疼痛。国际疼痛研究学会 (ISSP) 对神经病理性疼痛的定义为：损伤或疾病侵袭到中枢神经系统或躯体感觉系统所导致的疼痛综合征。其病因主要包括物理性的机械损伤、代谢或营养性神经改变、病毒感染、药物或放疗的神经毒性、缺血性神经损害、神经递质功能障碍等。神经病理性疼痛的最显著特点是产生了自发痛、痛觉过敏和触诱发痛等临床表现，抗炎效果差，治疗困难。

依原发损害或功能障碍发生的部位，神经病理性疼痛可分为中枢和周围两类神经病理性疼痛。其中，中枢神经病理性疼痛的原发病变多见脑干、丘脑、皮质损伤或肿瘤等。但几乎有一半的中枢性疼痛综合征患者都有丘脑的直接损害。疼痛位置可以位于皮肤表面，也可以位于机体深部。疼痛往往不具有某种特定疼痛的特征，常常涉及不止一根外周神经的控制区域，可波及局部解剖结构的许多方面，一般患者可以明确定位疼痛的位置。周围神经病理性疼痛类型多样，包括治疗后神经痛（带状疱疹后遗神经痛）、幻肢痛、糖尿病周围神经病变、各种神经卡压综合征、复杂性区域疼痛综合征等。

③ 精神源性疼痛：精神源性疼痛是指在机体未见器质性病理改变时所表现的一类疼痛，如精神妄想或幻想、癔症、抑郁症等精神性疾患所引起的疼痛。

在解剖学上，颈以上的部分称为头，因此颈以上部位的痛均应称为头痛。神经外科疾病的疼痛往往表现为头痛（headache），通常是指头眉以上至枕下部为止的区域内疼痛，而颜面部的痛称为面痛。头痛是神经外科最常见的症状之一，特别是颅内有占位性病变时，如颅内肿瘤、血肿或脓肿等，都会产生较严重、持续性并进行性加重的头痛。我们可以简单地把头痛分为原发性头痛和继发性头痛两大类。原发性头痛是一种独立的疾病或综合征，是一种暂时性或持久性的功能紊乱，没有组织结构病变，如偏头痛和紧张性头痛。继发性头痛是由局部器质性病变或系统疾病引起的头痛。此外，神经源性疼痛包括自发性疼痛和诱发性疼痛，也是临床常见症状。

（二）病因

（1）颅内占位性疾病引起的头痛：正常人颅腔内主要有脑组织、脑脊液、脑血管及其管腔内流动着的血液。在正常情况下，颅腔容积与其所含内容物的体积是相适应的，并在颅内保持着一定的压力。当颅腔内一定空间被局灶性病变占据时，如颅内肿瘤、颅内血肿、脑脓肿、脑寄生虫病、各种肉芽肿以及蛛网膜囊肿等，颅内压可增高而引起头痛。

（2）头部损伤引起的头痛：颅脑受外伤后，较多患者有不同程度的头部胀痛且时间较长，常持续数月或数年。原因有颅内或颅外瘢痕形成所致的头痛，肌肉持久收缩而产生的头痛，由精神刺激造成的官能性头痛。

（3）颅内感染所引起的头痛：由各种病原体所致的脑膜炎及脑炎引起。

（4）颅内低压引起的头痛：由颅脑受外伤后或腰椎穿刺后脑脊液渗漏或引流过多以及过多使用脱水剂所引起。

（5）神经功能性头痛：临床最常见，先应排除各种器质性病因。

二、临床表现

1. 颅内肿瘤性头痛

颅内肿瘤性头痛早期症状较轻，间歇性出现，后渐加剧，多为钝痛，可伴有颅内高压症和神经局灶体征。

2. 颅内高压性头痛

颅内高压性头痛为缓慢进展性头痛，头痛多位于前额及颞部，呈持续性并伴有阵发性加剧，常伴恶心，好发于清晨，咳嗽、用力时头痛加剧，呕吐后头痛可缓解。

3. 颅内感染性头痛

颅内感染性头痛可在急性脑炎阶段急剧出现，然而多数在脓肿形成后出现，此时头痛呈持续性，伴阵发性加重，头痛剧烈时伴呕吐、脉缓、血压升高、眼底水肿、脑膜刺激征等。

4. 低颅压性头痛

低颅压多发生在受外伤后 1~2 h，有时在 2~3 d 之后，以头痛最为突出，常位于前额及后枕部，且随头位的升高而加剧。严重时疼痛遍及全头并向颈、背、肩，甚至向下肢放射，取平卧或头低位时头痛随即减轻或消失。

5. 颅内动脉瘤头痛

颅内动脉瘤头痛指由动脉瘤急性出血造成的头痛，严重时像"霹雳样"，有人描述为"此一生中最严重的头痛"。大约半数为单侧痛，常位于眼眶后，可至眼眶周，该种疼痛可能由动脉瘤覆盖的硬脑膜受刺激所致。部分由于巨大动脉瘤占位效应导致颅内压升高，表现为弥散性或双侧头痛。

6. 神经功能性疾病引起的疼痛

（1）三叉神经痛：以一侧面部三叉神经分布区内反复发作的阵发性剧烈痛为主要表现，多发生于中老年人，右侧多于左侧。疼痛特点是：在头面部三叉神经分布区域内，病情骤发、骤停，伴闪电样、刀割样、烧灼样、顽固性、难以忍受的剧烈性疼痛。说话、洗脸、刷牙或微风拂面，甚至走路都会导致阵发性的剧烈疼痛。疼痛历时数秒或数分钟，疼痛呈周期性发作。

（2）舌咽神经痛：疼痛部位主要位于一侧咽部、扁桃体区及舌根部，可放射到同侧外耳深部、下颌角及上颈部。疼痛性质为电击样、针刺样、烧灼样，为典型的神经病理性疼痛。疼痛发作特点为突发、突止，持续数秒或数分钟，说话、吞咽、舌部运动可诱发疼痛，触摸患侧咽部、扁桃体、舌根及下颌角等扳机点也可诱发疼痛。

（3）眶上神经痛：是以眶上切迹和眶上神经分布区的前额近中线侧痛为特点的阵发性或持续性疼痛。眶上切迹处有压痛。疼痛可被局麻药封闭或消融而解除。

（4）枕神经痛：是枕部急促的阵发性锥刺样痛，限于枕大、枕小或第三枕神经分布区内，有时伴感觉减退或感觉触痛。局麻药封闭可解除疼痛。应排除寰枢椎疾病。

（5）颈-舌综合征：突然发生的枕或上颈部痛，并伴有同侧舌感觉异常。疼痛限于舌神经和第二颈神经根分布区内，通常持续数秒或数分钟。疼痛大多由突然转头，特别是寰枢椎半脱位伤及第二颈神经根而引起。

（6）带状疱疹引起的头面部痛：疼痛位于头或面部受累神经的分布区内，疱疹沿受累神经分布。疼痛可发生在出疹前 7 d 内。在三叉神经节受累的病例中，约 80% 的疱疹发生在眼支分布区内；膝神经受累时，疱疹分布在外耳道、软腭；上颈部脊神经节受累时，疱疹分布在颈枕部。带状疱疹超过 3 个月仍持续疼痛，称为带状疱疹后神经痛。该种疼痛多发生在老年患者中。

（7）眼肌麻痹：也称 Tolosa-Hunt 综合征，是一种少见的疼痛综合征，其临床特点是眶痛或头痛伴有某种程度的眼肌麻痹。病变部位在海绵窦内，病因为原发肉芽肿性炎症浸润。眶痛或头痛可能是由炎症或海绵窦壁的脑膜肿胀，或三叉神经的额支受刺激引起。眼肌麻痹是由动眼、滑车或外展神经受刺激所致。动眼神经最常受累，约占 90%。其次为滑车神经、外展神经、三叉神经第一支，偶尔包括交感神经。眼肌麻痹可与眶痛同时发生，但多在疼痛数日后发生。病程持续数日至数周，缓解后可不定期复发。患者无偏头痛病史，亦无海绵窦血栓形成征象。

（8）眼肌麻痹型偏头痛：其临床特征是间歇性头痛发作伴有眼肌麻痹，通常是单侧搏动性眶区痛。头痛逐渐加重，当头痛达到高潮时出现痛侧眼肌麻痹。单纯动眼神经麻痹约占 83%，其次为外展神经。眼肌麻痹可发生在首次头痛发作时，但多数患者有偏头痛发作史，在随后的一次偏头痛发作中出现眼肌麻痹，麻痹持续到头痛缓解后数天至数周逐渐恢复正常。但多次发作后，麻痹可恢复不完全。本病多见于青少年。

三、护理评估

(一)评估工具

1. 疼痛评估

(1) 选择简单易行的评估工具动态地进行疼痛评估。最常用的评估工具包括面部表情疼痛量表(face pain scale,FPS)(图1-7)和疼痛程度数字评价量表(numerical rating scale,NRS)(图1-8)。

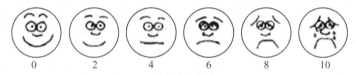

图1-7 面部表情疼痛量表

面部表情分级评分法(face rating scale,FRS)评估疼痛时,使用从快乐到悲伤及哭泣的6个不同表情的面容,让患者选择一张最能表达其疼痛的脸谱。评估方法简单、直观、形象,易于掌握,不需要任何附加设备,特别适用于急性疼痛者、老人、小儿、文化程度较低者、能力表达丧失者及认知功能障碍者。

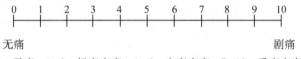

0:无痛;1~3:轻度疼痛;4~6:中度疼痛;7~10:重度疼痛

图1-8 疼痛程度数字评价量表

疼痛程度数字评价量表(numerical rating scale,NRS)是将疼痛程度用0到10这11个数字表示。"0"表示无痛,"10"表示剧痛。被测者根据个人疼痛感受在其中一个数字上做记号。

(2) 疼痛行为量表(behavioral pain scale,BPS)(表1-16)和重症监护疼痛观察工具(critical-care pain observation tool,CPOT)(表1-17):对于所有成年ICU患者推荐进行常规疼痛监测;对于不能自行描述但运动正常且行为可以观察的内科、术后或创伤后的成年ICU患者(不包括颅脑外伤),BPS和CPOT是用于监测疼痛的最为准确、可靠的行为量表。

表1-16 疼痛行为量表

项目	1	2	3	4
面部表情	放松	部分紧张	完全紧张	扭曲
上肢运动	无活动	部分弯曲	手指、上肢完全弯曲	完全回缩
通气依从性(插管)	完全能耐受	呛咳,大部分时间能耐受	对抗呼吸机	不能控制通气
发声(非插管)	无疼痛相关发声	呻吟≤3次/min且每次持续时间≤3 s	呻吟>3次/min或每次持续时间>3 s	咆哮或使用"哦""哎呦"等言语抱怨,或屏住呼吸

表 1-17 重症监护疼痛观察工具

指标		描述	分值
面部表情		放松的（无特殊面部表情）	0
		眼眶紧或提肌收缩，绷紧的（皱眉、眉毛低垂）	1
		所有以上面部表情伴眼睑紧闭、面部扭曲	2
肢体活动		没有活动	0
		防卫状态（蜷缩、缓慢谨慎的运动，触摸或摩擦痛点）	1
		试图坐起、爬出床、辗转反侧、烦躁不安、牵拉管子	2
肌肉紧张程度		松弛的（弯曲四肢时无抵抗）	0
		紧张僵硬（弯曲四肢时有抵抗）	1
		非常紧张、僵硬（在弯曲四肢时剧烈抵抗）	2
通气依从性或发声（拔管患者）	辅助通气者	与呼吸机没有抵抗，没有警报	0
		断断续续的警报，有咳嗽	1
		抵抗致呼吸机不同步，频繁警报	2
	发声（拔管患者）	安静的、正常音调	0
		叹气、呻吟	1
		哭泣、喊叫	2
活动时疼痛情况		提供护理时没有疼痛症状	0
		拒绝活动、反抗普通活动	1
		在进行基础护理或者提供治疗时有疼痛表现	2

（3）上海长海医院根据临床经验及应用体会，归纳总结出长海痛尺。该工具符合Jensen选择痛尺的标准，同时保留0~10和0~5常用痛尺的功能和优点，既解决了0~10痛尺评估时的随意性问题，也解决了单用0~5痛尺评估时精度不够的问题。改良版的长海痛尺将脸谱法和长海痛尺相结合，即正常患者用长海痛尺以数字评估，儿童及不能进行语言交流的患者用脸谱法评估（图1-9）。

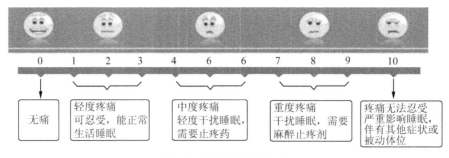

图 1-9 改良版长海痛尺

2. 镇静评估

患者理想的镇静水平是患者既能安静入睡又容易被唤醒。应在镇静治疗开始时就明确所需的镇静水平，定时、系统地进行评估和记录，并随时调整镇静用药以达到并维持所需镇静水平。目前临床常用的镇静评分系统有 Ramsay 量表（Ramsay scale）、Richmond 躁动-镇静量表（Richmond agitation-sedation scale，RASS）、镇静-躁动量表（sedation-agitation scale，SAS）等客观性镇静评估方法。

（1）Ramsay 量表：临床上使用最为广泛的镇静评分标准，分为六级，分别反映三个层次的清醒状态和三个层次的睡眠状态（表1-18）。Ramsay 量表被认为是可靠的镇静评分标准，但缺乏特征性的指标来区分不同的镇静水平。

表1-18 Ramsay 量表评分标准

分值	状态	描述	备注
1	清醒	患者焦虑、躁动或烦躁，或两者都有	
2	—	患者安静、配合、有定向力	
3	—	患者仅对指令有反应	2~4 分镇静满意
4	睡眠	对轻拍眉间或大声听觉刺激有敏捷反应	5~6 分镇静过度
5	—	对轻拍眉间或大声听觉刺激有迟钝反应	
6	—	对轻拍眉间或大声听觉刺激无反应	

（2）RASS 评分（表1-19）和 SAS 评分（表1-20）是评估成年 ICU 患者镇静质量与深度最为有效和可靠的工具。

表1-19 RASS 评分标准

分值	定义	描述
+4	有攻击性	有暴力行为
+3	非常躁动	试着拔出呼吸管、胃管或静脉输液管
+2	躁动焦虑	身体激烈移动，无法配合呼吸机
+1	不安焦虑	焦虑紧张但身体只有轻微的移动
0	清醒平静	清醒的自然状态
-1	昏昏欲睡	没有完全清醒，但可保持清醒超过 10 s
-2	轻度镇静	无法维持清醒超过 10 s
-3	中度镇静	对声音有反应
-4	重度镇静	对身体刺激有反应
-5	昏迷	对声音及身体刺激都无反应

注：镇静目标为白天 0~-2 分，夜间 -1~-3 分。

表 1-20 SAS 评分标准

分值	定义	描述
7	危险躁动	拉拽气管内插管，试图拔除各种导管，翻越床栏，攻击医护人员，在床上辗转挣扎
6	非常躁动	需要保护性束缚并反复用语言提示劝阻，咬气管插管
5	躁动	焦虑或身体躁动，经言语提示劝阻可安静
4	安静合作	安静，容易唤醒，服从指令
3	镇静	嗜睡，语言刺激或轻轻摇动可唤醒并能服从简单指令，但又迅即入睡
2	非常镇静	对躯体刺激有反应，不能交流及服从指令，有自主运动
1	不能唤醒	对恶性刺激[①]无或仅有轻微反应，不能交流及服从指令

注：① 恶性刺激指吸痰或用力按压眼眶、胸骨或甲床 5 s。

（二）评估时机

（1）入院首次即刻评估。

（2）术后三班连续评估。

（3）对疼痛评分>4 分者，落实镇痛措施后，根据给药方式与药效及时评估。

（三）评估内容

（1）全面评估头痛的性质：血管性、压迫性、灼热性等。

（2）头痛的程度及持续时间：急性剧烈头痛、短暂性头痛、亚急性或进行性头痛、慢性持续性或间断性头痛等。

（3）头痛的部位：全部、局部、偏头痛等。

（4）头痛的前驱症状和伴随症状：发热、恶心、呕吐、眼球震颤等。

（5）评估患者的意识、瞳孔、呼吸、脉搏、血压等。

（6）评估患者的既往病史，包括发病起始时间、病情进展，有无慢性病史、有无手术等治疗史，有无药物过敏史，用药情况及服药后药效持续时间，有无药物副作用等。

（7）评估患者疼痛的部位和性质、疼痛持续的时间和发作的频率、有无疼痛扳机点、容易诱发疼痛的原因等。

（8）评估患者的精神状态并分析有关心理因素、社会因素，以便做出相应的支持治疗。

（四）神经外科疼痛评估流程

神经外科疼痛评估流程如图 1-10 所示。

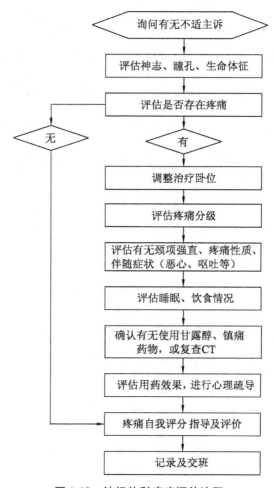

图 1-10 神经外科疼痛评估流程

三、护理措施

1. 病情观察

急性期观察患者的意识状态、瞳孔、生命体征变化 q1h。评估患者头痛的性质、程度、部位、持续时间、疼痛诱因、有无伴随症状（如呕吐、发热等）以及有无强迫体位。

2. 药物治疗的护理

根据患者颅内情况遵医嘱予脱水利尿剂，并观察记录 24 h 出入量。根据患者的疼痛程度选用合适的镇痛药物，注意观察药物镇痛效果及不良反应，特别注意有无便秘、恶心、呕吐、低血压及呼吸抑制的情况发生，出现药物不良反应应及时通知医生。

3. 非药物治疗的护理

（1）神经电刺激：考虑作为术后镇痛的辅助治疗，主要用于手术切口部位。装有起搏器、除颤器，有淋巴水肿及皮肤破损的患者禁用，多数患者适用。

（2）模式认知：包括想象引导及其他放松方式，如催眠、音乐及手术情景建议，为使效果更好，可在术前对患者进行教育及训练。

4. 体位管理

急性期绝对卧床休息，抬高床头 15°～30° 卧位，以利于颅内静脉回流，使颅内压下降，脑灌注压升高，减轻脑水肿。对于体积较大的脑肿瘤行切除术后，因颅腔留有较大空隙，12 h 内禁止搬动头部，24 h 内手术切口部位应保持在头部上方，以免脑和脑干突然移位。若患者呕吐严重，应保持侧卧位，防止剧烈呕吐造成误吸。翻身时注意轴式翻身，动作必须轻、稳，保持头、颈、躯干在同一水平轴上，防止颈部扭转或受震动。

5. 给氧

持续或间断吸氧能够改善脑缺氧，使脑血管收缩，降低脑血流量。

6. 气道管理

指导患者了解进行深呼吸和有效地咳嗽、咳痰的方法，及时清理呼吸道分泌物，保持呼吸道通畅，防止误吸，加强翻身、拍背、吸痰。吸痰时注意遵循无菌操作原则，严格掌握吸痰时间。对于气管插管或气管切开的患者，定期监测气囊压力，保持气囊压力在 25～30 cmH_2O。

6. 饮食管理

颅内压增高患者常伴有呕吐，出现水电解质失调。因呕吐剧烈而影响进食，导致营养不良。意识障碍患者应暂禁食。意识清楚的患者饮食应以清淡、易消化、营养丰富为原则，如奶类、鱼类等，忌食辛辣、油腻、荤腥之物，应多吃蔬菜、水果，保持大便通畅。对大便干燥者，应给予软化粪便的药物配合治疗。

7. 基础护理

为患者提供一个安静、舒适的环境，保持床单元、病员服清洁、干燥、舒适，摆放舒适的体位，进行各项护理操作时动作轻柔。指导神经功能性疼痛患者吃饭、漱口、刷牙、洗脸时动作宜轻柔，以免刺激"触发点"引发疼痛。

8. 安全防护

每班进行风险评估，对于高风险患者给予警示提醒，告知患者床头呼叫器的使用方法；卧床期间，用床单元护栏予以保护，指导家属亲情陪护。对于意识障碍患者行保护性约束（保护手套等），卧床时使其主动或被动进行双下肢踝泵运动，患者下床活动时嘱其穿合适的防滑鞋，遵循"床上—床边—下床"三部曲，每部至少持续 30 s，无头晕、头痛等不适的患者可在搀扶下进行室内活动。对于有肢体活动障碍、头晕、视力减退、视野缺损的患者，如厕或外出检查时应有人陪同，防止摔伤，向家属和患者讲解预防外伤发生的措施，保证患者住院期间的安全，保持病房物品摆放整齐，过道地面干燥、清洁，防止患者滑倒。

9. 心理指导

患者有要求镇痛的权利。在护理过程中，应尊重患者人格，相信患者主诉，建立彼此的信赖关系，相信患者对疼痛的反应，教导有关疼痛的知识，如使用松弛疗法、音乐疗法、治疗性触摸等方法来减轻心理压力。鼓励患者表达自身感受，善于倾听患者主诉，鼓励患者正面接受疼痛感的存在，在病情允许的情况下，鼓励患者积极主动地参与有意义的日常活动，有利于更全面、更有效地管理疼痛，鼓励患者家属和朋友给予患者关心和支持。

疼痛是神经外科患者的主要压力之一。未有效控制的疼痛会使机体处于应激状态，交感神经兴奋导致心动过速、组织耗氧增加、凝血过程异常、免疫抑制和分解代谢增加。有效的疼痛评估是疼痛管理的基础。相比其他外科患者疼痛而言，神经外科患者疼痛具有来源复杂、受镇痛药物干扰、术后认知功能障碍、患者无法描述等诸多特点，有效的疼痛管理依赖于精确的疼痛评估和整体性的疼痛治疗方案，包括药物性治疗措施和非药物性治疗措施，需要医生和护士反复沟通方可确认。

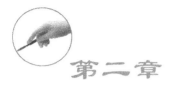

第二章 神经外科护理风险管理

护理风险是指医院内存在于整个护理过程中的不确定性危害因素,包括可直接或间接导致患者死亡、损害和伤残的事件及其他可能发生的一切不安全事件。护理风险有四大特点:① 与护理行为的伴随性;② 难以预测性;③ 难以防范性;④ 后果的严重性。护理风险管理是指医护人员对可能产生伤害的潜在风险进行识别、评估,依据评估结果采取相应改进措施,以减少因护理风险事件发生而对患者造成的伤害。

神经外科病种复杂,有颅底疾病、功能性疾病、脑血管疾病、脊髓疾病、不同部位的颅脑外伤等,脑部疾病由于病情的特殊性,存在危重症多、变化快、并发症多等情况,使护理工作中的风险也随之增大。因此,必须强化护理人员的安全风险意识,以确保临床护理的有效性。工作中,护理人员必须全面评估潜在的风险问题,全方位、多角度地查找隐患,重视关键环节、流程中的安全管理,从而达到全面提高护理质量和水平的目的。

第一节 用药安全护理

药物治疗是现代医学治疗疾病的重要手段,其中用药准确程度会严重影响患者生命健康。安全用药(medication safety)是合理用药的一部分,也是患者生命健康的重要保障,主要包括用药差错、用药风险及药物不良事件的识别、预防和处置。神经外科患者由于病情特点,需要使用脱水利尿剂、抗癫痫药、扩张血管药等。文献报道长期大量使用脱水剂的患者容易发生水电解质紊乱、肾功能损害,而长期使用丙戊酸钠的患者可发生丙戊酸钠相关性高血氨脑病等严重副反应。神经外科患者用药复杂,不良反应和药物相互作用明显增加,安全用药管理直接关系患者预后,具有重要临床意义。本节主要介绍神经外科常用药物及其应用风险管理。

一、神经外科常用药物

1. 脱水利尿剂

神经外科常应用脱水利尿剂来减轻脑水肿和降低颅内压。常用的脱水利尿剂可分为两类。

（1）高渗脱水剂：20%甘露醇（Mannitol）注射液、甘油果糖（Glycerol Fructose）注射液等。

（2）利尿剂：呋塞米（Furosemide）、托拉塞米（Torasemide）等。

2. 抗癫痫药

抗癫痫药主要用于预防和治疗患者癫痫发作，常用的抗癫痫药可分为四类。

（1）双链脂肪酸类：注射用丙戊酸钠（Sodium Valproate for Injection）等。

（2）苯二氮䓬类：地西泮注射液（Diazepam Injection）、卡马西平（Carbamazepine）等。

（3）苯巴比妥类：苯巴比妥（Phenobarbital）等。

（4）乙内酰脲类：苯妥英钠（Phenytoin Sodium）等。

3. 扩张血管药

扩张血管药主要用于脑血管疾病（如颅内动脉瘤等）及其所致的脑供血不足、脑血管痉挛、缺血后继发神经元损伤等，也可通过扩张血管达到降血压的目的，常用的扩张血管药可分为三类。

（1）钙通道阻滞剂：尼莫地平（Nimodipine）注射液、盐酸尼卡地平（Nicardipine）注射液等。

（2）α肾上腺素受体阻滞剂：盐酸乌拉地尔（Urapidil）注射液等。

（3）亚硝酸盐类血管扩张降压药：硝普钠（Sodium Nitroprusside）。

4. 神经营养药

神经营养药具有缓解患者脑细胞、血管内皮细胞和神经细胞损伤的作用，还具有调节修复损伤神经的作用。神经外科常用神经营养药有两类。

（1）自由基清除剂：依达拉奉注射液（Edaravone）。

（2）神经损伤修复因子：注射用鼠神经生长因子（Mouse Nerve Growth Factor）。

5. 降血糖药

神经外科常用降血糖药可分为两大类。

（1）胰岛素注射液（Insulin Injection）。① 短效类：普通胰岛素；② 超短效类：精蛋白锌重组赖脯胰岛素混合注射液（25R）、门冬胰岛素注射液、门冬胰岛素30注射液；③ 双时相类：精蛋白生物合成人胰岛素注射液（预混30R）、精蛋白生物合成人胰岛素注射液（预混50R）、精蛋白锌重组人胰岛素注射液（混合型）；④ 中效类：精蛋白生物合成人胰岛素注射液；⑤ 长效类：甘精胰岛素注射液。

（2）口服降糖药。① 磺脲类胰岛素促泌剂：格列本脲（Glibenclamide）、格列美脲（Glimepiride）；② 苯甲酸衍生物：瑞格列奈（Repaglinide）；③ 双胍类：二甲双胍（Metformin）；④ α-葡萄糖苷酶抑制剂：达格列净（Dapagliflozin）、阿卡波糖（acarbose）。

6. 镇静药

镇静药主要用于精神障碍焦虑和烦躁等患者的对症治疗，神经外科常用镇静药物可分为两类。

（1）α_2肾上腺素受体激动剂：右美托咪定注射液（Dexmedetomidine）。

（2）苯二氮䓬类：地西泮注射液（Diazepam Injection）、阿普唑仑（Alprazolam）。

7. 抗精神病药

抗精神病药能有效地控制患者的精神运动兴奋、幻觉、妄想、敌对情绪、思维障碍和异常行为等精神症状，神经外科常用抗精神病药可分为两类。

（1）第一代抗精神病药物（First generation antipsychotics）：氯丙嗪（Chlorpromazine）、氟哌啶醇（Haloperidol）。

（2）第二代抗精神病药物（Second generation antipsychotics）：利培酮（Risperidone）、奥氮平（Olanzapine）、氯氮平（Clozapine）。

二、神经外科药物应用风险管理

（一）脱水利尿剂

1. 脱水利尿剂临床应用风险点及建议

（1）水电解质紊乱：水电解质紊乱是脱水利尿剂应用过程中最常见的副反应，其中以低钠、低氯、低钾血症多见，主要表现为精神差、表情淡漠、嗜睡、乏力、话少等。其发生原因：① 大量、长时间静脉滴注20%甘露醇，使血容量迅速增多，导致稀释性低钠血症；② 大量使用利尿剂，导致钠、钾离子严重丢失。治疗上可给予预防性补钠等维持电解质平衡。当患者发生低钠血症时，要严格掌握每日补钠总量及静脉滴注速度，并指导饮食中补充钠盐等。当患者发生低钾血症时，应严格遵医嘱，按照补钾原则，进行口服补钾或稀释缓慢静脉滴注补钾。

（2）肾功能损害：在用脱水利尿剂的过程中应注意肾功能的监测，临床联合用药可以有效避免副作用。例如，甘油果糖中含的是单糖，不增加血液中血糖含量，无明显利尿作用，对肾脏影响小，因此，对有肾功能损害而不宜使用甘露醇的患者使用甘油果糖更为适合。

（3）心力衰竭、肺水肿：甘露醇快速静脉输注可引起循环血量迅速增加，从而诱发及加重心衰，引起肺水肿，因此，甘露醇在心功能不全、老年患者的用药中须非常谨慎。

（4）血容量不足、低血压：利尿剂应用过程中患者易过度脱水引发血容量不足、低血压，护理上应密切观察患者病情变化，监测尿量，必要时严密监测24 h出入量。

（5）高血糖、高尿酸血症：利尿剂可引发高血糖、高尿酸血症，故糖尿病、痛风病人慎用。

2. 脱水利尿剂护理风险点及建议

甘露醇静脉滴注对血管的刺激性强，易引发静脉炎。预防静脉炎常见措施：① 正确选择穿刺血管并合理使用保护措施；② 使用精密输液器；③ 加温甘露醇（36.5 ℃）；④ 提高护士操作技术熟练程度；⑤ 做好基础护理；⑥ 强化输注期间管理；⑦ 健康教育。一旦发生静脉炎应进行静脉炎评估（表2-1），立即停止输液，抬高患肢，重新在另一侧肢体进行穿刺，必要时早期进行冷敷，24 h后进行热敷，积极预防和控制感染。

表 2-1 静脉炎分级标准

级别	临床分级标准
0	没有症状
1	输液部位发红伴有或不伴有疼痛
2	输液部位疼痛伴有发红和/或水肿
3	输液部位疼痛伴有发红和/或水肿，条索状物形成，可触摸到条索状静脉
4	输液部位疼痛伴有发红和/或水肿，条索状物形成，可触及的静脉条索状物长度大于 2.5 cm，有脓液流出

3. 脱水利尿剂临床应用特殊注意事项

（1）甘露醇：快速静脉输注甘露醇后可迅速提高血浆渗透压，使水分由脑组织及脑脊液向血液循环转移，并从肾脏排出，从而使脑组织脱水、减轻脑水肿和降低颅内压。成人常用剂量为20%甘露醇100~250 mL，快速静脉输注（250 mL液体30 min内滴完）。其优点为脱水作用快、强，作用持续时间较长，静脉快速滴注后20 min内发挥作用，2~3 h脱水降颅内压作用达到高峰，作用可维持4~6 h，用药6~8 h后颅内压力回升到用药前水平。

（2）甘油果糖：静脉滴注甘油果糖可提高血浆渗透压，使脑组织脱水而发挥作用；临床常用含10%甘油的甘油果糖250 mL，缓慢静脉滴注（滴注时间1~1.5 h）。其特点为脱水作用相对较温和，但作用持续时间长。静脉滴注30 min以后才缓慢发挥作用，2~3 h脱水降颅内压作用达到高峰，作用可维持6~8 h，用药10~12 h后颅内压力回升到用药前水平，故甘油果糖可达到持续脱水降颅内压的效果，q8 h~q12 h应用即可使脱水作用持续。严重脑水肿与颅内高压者，需要与甘露醇或呋塞米等联用。

（3）呋塞米：该药利尿作用强，通过抑制水重吸收使血液浓缩，渗透压增高，促使脑组织脱水并降低颅内压。成人常用剂量为20~40 mg，静脉注射，作用特点为起效快，持续时间短，静脉注射后5~10 min即开始发挥作用，作用高峰时间为20 min~1 h，维持时间为1~2 h，用药2~3 h后颅内压力完全恢复到用药前水平。因此，单用呋塞米无法达到24 h持续脱水降颅内压的效果，应配合其他脱水剂联合应用。由于该药脱水降颅内压作用迅速，为神经外科抢救脑疝患者时用药的优先选择。

（4）托拉塞米：该药为新一代高效髓袢类利尿剂，利尿作用更为强大，迅速而持久，脱水降颅内压作用机制同呋塞米。成人常用剂量为10~20 mg，静脉注射，静脉注射后5~10 min开始发挥作用，作用高峰时间为1~2 h，作用持续时间达6~8 h，用药8 h后颅内压力完全恢复到用药前水平。故临床应用托拉塞米脱水降颅内压时，需要q6 h~q8 h应用方可达到持续作用，对严重脑水肿与高颅压者q4 h应用。

（二）抗癫痫药

1. 抗癫痫药临床应用风险点及建议

（1）丙戊酸钠相关性高血氨脑病：长时间使用丙戊酸钠的患者，该药在体内的浓度增大，会导致其体内血氨浓度聚积，发生丙戊酸钠相关性高血氨脑病。该病主要表现为不同程度的意识下降及恶心、呕吐等症状，与颅脑损伤后脑水肿高峰期临床表现类似，两者极易混淆，区别在于颅内压增高者会出现瞳孔的变化（一侧或双侧瞳孔增大，对光反射迟钝或消失）、生命体征的变化（心率、呼吸减慢，血压增高等）及头痛的症状，而丙戊酸钠相关性高血氨脑病一般不会出现瞳孔、生命体征的变化以及头痛的症状。因此，对于丙戊酸钠注射液微量泵维持防治癫痫的患者，除予心电监护仪持续监测生命体征外，护士应加强巡视和观察，重点是对患者意识和精神状态的观察，应特别注意早期认知与行为的轻微改变。此外，长期使用丙戊酸钠的患者，除常规监测肝功能、血药浓度（丙戊酸钠注射液在体内的有效浓度为 50～100 mg/L）外，还应根据患者情况，检查血氨浓度。患者一旦出现无法用原发疾病解释的意识障碍，并伴发高血氨，就应及时停用丙戊酸钠，并给予其他抗癫痫药物替代治疗，这对于患者意识水平的恢复有积极的作用。

（2）心血管抑制和呼吸骤停：地西泮注射液采用静脉推注方式给药时，速度过快可引起心血管抑制和呼吸骤停，须严格控制速度，静脉注射过程中要密切观察患者的呼吸、心率和血压情况。

（3）头晕、皮疹、低钠血症和骨髓抑制：使用卡马西平的患者会出现这些不良症状。建议对使用卡马西平的患者在治疗前和治疗期间监测全血细胞计数，推荐用药后监测卡马西平血清浓度。

（4）中毒风险：苯妥英钠中毒剂量与治疗剂量相近，建议使用较低剂量并频繁监测血药浓度。机体对苯巴比妥的药物依赖性强，易产生耐药性，低剂量使用时有更大的中毒风险，应监测血药浓度，长期应用停药时应逐渐减量。

2. 抗癫痫药临床应用特殊注意事项

（1）丙戊酸钠：该药是目前颅脑损伤预防和治疗癫痫发作的主要药物，具有起效快、血药浓度可调节的特点，对各类癫痫均有明显效果。药物使用特殊注意事项有：① 泵控给药。持续泵入丙戊酸钠时，药物可快速透过血脑屏障，于 1～5 min 内产生药物药理学效应，5～15 min 内产生抗癫痫作用。丙戊酸钠注射液常采用微量输液泵 24 h 持续给药，常规治疗剂量为丙戊酸钠 1 200 mg 加入 0.9%氯化钠溶液调制以 2.2 mL/h 泵入。② 按时服药。持续静脉给药 24 h 无癫痫发作，可改用口服用药，常规治疗剂量为丙戊酸钠 500 mg，每日 2 次。应根据医嘱准确及时地给药，以维持药物在血液中的有效浓度。

（2）地西泮：对于癫痫持续状态的治疗，国内外指南均推荐使用地西泮注射液作为首选用药。药物使用特殊注意事项：注意输注速度。成人癫痫持续状态静脉用药时可考虑首剂 10～20 mg 静脉缓慢推注，如无效，5 min 后可再次静脉推注；如有效（癫痫发作停止），则用 80～100 mg 地西泮加入 100 mL 质量分数为 5%的葡萄糖水中静脉滴注（泵控 12 h）。若治疗有效，但维持中复发，可再推注 10～20 mg 地西泮；若治疗无效，应停药并改用其他推荐药物。

（3）卡马西平：该药为癫痫单纯或复杂部分性发作的首选用药，对复杂部分性发作的疗效优于其他抗癫痫药。药物使用特殊注意事项：注意用药剂量。初始剂量每次 100～200 mg，每日 1～2 次；逐渐增加剂量直至最佳疗效，通常递增剂量至每次 400 mg，每日 2～3 次。

（4）苯妥英钠：此药适用于治疗全身强直—阵挛发作、复杂部分性发作（精神运动性发作、颞叶癫痫)、单纯部分性发作(局限性发作)和癫痫持续状态。药物使用特殊注意事项：注意输注速度。成人用药剂量 150~250 mg 缓慢静脉注射，每分钟不超过 50 mg，有需要时 30 min 后可再次静注 100~150 mg，一日总量不超过 500 mg。

(5) 苯巴比妥：此药对全身性及部分性癫痫发作均有效，一般在苯妥英钠、丙戊酸钠无效时选用。成人用药剂量为一次 100~200 mg 肌肉注射，必要时可 4~6 h 重复一次。

(三) 血管扩张药

1. 血管扩张药临床应用风险点及建议

(1) 血压下降：血管扩张药有扩张血管的作用，可使血压明显下降。因此收缩压低于 100 mmHg、脑水肿和颅内压明显升高患者慎用。使用前要准确地测量患者血压，并以此作为使用过程中观察血压的对照值及调节输注速度的参照。在使用过程中应严格控制药物泵入速度，严密监测血压及心率变化(特别是基础血压偏低的患者)。用药初期(开始 30 min 内)每 5~10 min 测量一次血压，并认真记录输注速度和血压变化。之后每 30 min 测量一次血压，调整剂量时则每 15 min 测量一次血压，要求控制血压不能低于 90/60 mmHg，以免造成心、脑、肾等重要脏器的灌注量不足，导致低血压休克，甚至死亡。该类药物的低血压临床表现为烦躁、胸闷、脉搏加快、面色潮红等。护士应密切观察患者有无出现上述症状，如果出现低血压症状，应及时通知医生处理，遵嘱减慢输注速度或停用。在用药时患者应以卧床为主，可在床上适当活动，以防止直立性低血压的发生。

(2) 胃肠道反应：主要表现为恶心、呕吐、食欲缺乏。用药前应询问患者的进食情况，避免空腹给药，以减轻胃肠道反应。

2. 血管扩张药护理风险点及建议

(1) 静脉炎：血管扩张药对血管具有高度扩张性，可致血管通透性增强，同时尼莫地平为乙醇制剂，对血管的刺激性较大，静脉穿刺点周围易出现红、肿、热、痛等静脉炎症状。因此，静脉穿刺宜选择粗直静脉，可选择手(足)背及前臂等处静脉，避开关节，偏瘫患者应选健侧肢体输液，避免短时间内在同一条静脉上多次穿刺，以减小药物对血管的刺激。尽量避开下肢静脉，以防止因下肢活动受限及长期卧床血管损伤等致下肢深静脉血栓形成。在输注过程中加强巡视，严密观察有无局部红、肿、疼痛等静脉炎症状发生。如出现静脉炎症状，应及时更换注射部位，局部予以硫酸镁湿敷或外涂多磺酸黏多糖乳膏治疗。

(2) 皮肤刺激症状：尼莫地平可扩张外周血管且其溶媒是乙醇，因而容易使患者发生面部潮红，护士须耐心做好解释工作。患者用药后如出现上述症状，经适当减慢滴速后症状可自行缓解。另外，尼莫地平中含有一定量的乙醇(20%)，对皮肤的刺激性较大，故要防止渗漏到血管外。一旦发生外渗，应及时更换注射部位，并立即局部外敷用药。

3. 血管扩张药临床应用特殊注意事项

(1) 尼莫地平注射液：① 避光输液。尼莫地平的活性成分有轻微的光敏感性，应避免在太阳光直射下使用，应采用黑色或棕色等不透光材料将输液泵及输液管包裹，如在人工光源或散射性阳光下使用尼莫地平，10 h 内可不必采取避光措施。② 注意药物相互作用。尼莫地平与其他钙拮抗剂降压药有协同作用，应尽量避免与 β 受体阻滞剂或其他拮抗剂合用，以免引起血压过低。③ 注意防止过敏反应。尼莫地平的溶媒为乙醇，使用前应询问患者有无乙醇过敏史，对乙醇过敏者慎用或禁用，在用药过程中，严密观察有无过敏症状出现。

（2）硝普钠：该药直接作用于血管平滑肌，对动静脉均有扩张作用，是一种强效、速效的血管扩张剂。使用该药注意事项有：① 避光输液。因硝普钠为亚硝基铁氰化物，化学性质不稳定，遇光和热易分解为氰化物，故应使用避光袋或黑色布袋套好药液，使用避光输液器。② 泵控输液。硝普钠应使用微量输液泵给药（微量输液泵的准确率为 ±3%）。③ 独立静脉通路。硝普钠须单独建立静脉通道，避免与其他药物混合使用，以免发生不良反应，并便于随时调整滴速。④ 防止中毒反应。用药过程中应观察患者有无发绀、恶心、呕吐、头晕、出汗等情况，发现异常及时向医生报告，立即调整给药速度以减小药物剂量，同时迅速检测血液中氰化物浓度，防止硫氰酸盐中毒。对于长期使用者，应每日检测血硫氰酸盐浓度，一旦超过 100 μg/mL，就立即遵医嘱停药。⑤ 防止血压反跳。此药一般需要使用 3~5 d，突然停用易发生血压反跳，故停药时应逐渐减量，停药后仍须监测血压，并遵医嘱使用血管扩张药物。⑥ 定时更换药液。硝普钠水溶液不稳定，所以应现配现用，并每 6~8 h 更换一次。护士应在输液卡上醒目地注明药物浓度及配制时间，注意做好交接班工作。

（四）神经营养药

1. 神经营养药临床应用风险点及建议

（1）急性肾功能衰竭：用药过程中应进行多次肾功能检测并密切观察患者病情变化，一旦患者出现肾功能低下表现，如尿量减少、水肿、高血压、乏力、活动耐量下降或少尿等症状时，应立即向医生汇报，停止用药并遵嘱做出相应处理。

（2）肝功能异常和黄疸：用药过程中须检测肝功能指标并密切观察患者有无皮肤黄染等症状出现，出现异常情况应立即向医生汇报，停止用药并遵嘱做出相应处理。

（3）过敏反应：过敏反应表现为皮疹、荨麻疹、潮红、肿胀、疱疹、瘙痒感等，用药过程中应观察患者有无上述过敏症状出现，出现异常情况应立即向医生汇报并做对症处理。

2. 神经营养药护理风险点及建议

注射部位疼痛：神经生长因子的用药方式为肌肉注射，3~6 周为 1 个疗程。长时间肌肉注射可引起注射部位疼痛。护士在进行肌肉注射前可将热毛巾放在需要进行肌肉注射的位置上，每 3~5 min 更换一次毛巾，每次持续热敷 10~15 min，之后再进行肌肉注射。注射结束后，可帮助患者将生土豆片放置在针眼的位置上 15~20 min，以缓解注射导致的疼痛。此外，护士可使用小号的针头进行注射，在注射时快速进针，注意避开原先的注射点，还可以左右臀部交替进行注射，以缓解患者的疼痛。

3. 神经营养药临床应用特殊注意事项

依达拉奉：① 注意观察不良反应。依达拉奉注射液的主要不良反应是肝功能异常和皮疹，具体观察处理建议见本节"神经营养药临床应用风险点及建议"。② 使用剂量及方法。依达拉奉注射液使用剂量为一次 30 mg，临用前加入适量生理盐水中稀释后静脉滴注，30 min 内滴完。

（五）降血糖药

1. 降血糖药临床应用风险点及建议

（1）低血糖：低血糖表现为面色苍白、饥饿感、心慌、出汗、呼吸浅快、血压下降、脉搏快而弱等。神经外科患者中由意识障碍、吞咽障碍、禁食、呕吐、腹泻等导致的营养摄入不足者易发生低血糖，只要条件允许首选肠内营养，肠内营养不能耐受者，可行肠外营养。使用降糖药物时应特别注意胰岛素和半衰期较长的口服降糖药的用量。另外，要密切监测血糖，防止低血糖的发生。低血糖一旦发生，如果患者神志清醒，可以吞咽，立刻进食 15 g 含糖食物，如 5~6 片苏打饼干、3~4 颗糖果、1 盒牛奶或半杯橙汁等。对昏迷患者，有胃管的可经胃管鼻饲，或建立静脉通路，静脉注射 50% 葡萄糖 20~30 mL，或皮下注射胰高血糖素 0.5~1 mg。15 min 后复测血糖，如血糖仍低于 3.9 mmol/L，再给予 15 g 葡萄糖口服或静脉注射。15~30 min 后复查血糖，直至血糖恢复正常或达到安全水平。后期更应该增加监测血糖的次数，让血糖维持在正常范围内，同时，分析发生低血糖的原因，调整用药，预防低血糖再次发生，告知患者和家属低血糖的相关临床表现及处理方法，并加强巡视。

（2）胃肠道反应：口服降糖药常会导致一定程度胃肠道反应，如恶心、呕吐、消化不良、胃胀、腹泻等，护士应指导患者了解正确服用降糖药的时间，如易引起胃肠不适的药物可在餐后或餐中服用。此外，护士应密切观察患者有无出现上述胃肠道不适症状，对症处理，并向医生汇报，根据患者情况进行降糖药物调整。

（3）肝功能损害：肝功能损害表现为肝酶升高，用药过程中应定期复查肝功能指标，出现异常情况及时与医生沟通，根据患者情况进行降糖药物调整。

（4）血液系统损害：血液系统损害表现为白细胞减少、粒细胞减少、贫血等。用药过程中应定期复查血常规，出现异常情况及时与医生沟通，根据患者情况进行降糖药物调整。因贫血出现头晕、头痛的患者，应注意预防跌倒。

2. 降血糖药护理风险点及建议

胰岛素注射相关皮下脂肪增生的危险因素包括重复使用注射针头、不规范轮换或未更改注射部位、胰岛素种类及注射次数、针头长度、胰岛素应用时间等。对于胰岛素注射相关皮下脂肪增生的预防采用三级预防策略（表 2-2）。皮下脂肪增生的临床表现为：胰岛素注射部位的皮肤增厚、由软变韧、橡皮样肿胀，偶见暗褐色色素沉着，压之无痛，增生部位缺乏正常组织的柔软性，肿胀部位可活动但不能挤压到一处，较大范围的皮下脂肪增生可出现"V"形凹陷征。如患者出现皮下脂肪增生，一般无须特殊治疗，因为在停止注射胰岛素后皮下脂肪增生可逐渐消退。对于特别影响美观的皮下脂肪增生，可根据患者意愿，酌情考虑手术治疗。

表 2-2 皮下脂肪增生分级预防

预防级别	定义	注意事项及措施
一级预防	皮下脂肪增生发生前的预防	正确的注射技术培训(包括注射部位轮换及避免针头的重复使用)
二级预防	已经发生皮下脂肪增生(早期),避免加重恶化(早期发现,及时干预)	医护人员定期对胰岛素注射部位进行检查,患者也应定期自我检查
三级预防	皮下脂肪增生后期病理阶段的预防,预防皮下脂肪增生并发症加重,避免血糖波动及胰岛素剂量加大	1. 避免注射到皮下脂肪增生部位,正确轮换注射部位 2. 当胰岛素注射由皮下脂肪增生部位转移至正常非增生部位时,注意根据血糖监测结果调整胰岛素剂量 3. 避免过度诊疗

3. 降血糖药临床应用特殊注意事项

(1) 胰岛素注射液:① 短效类,餐前半小时注射;② 超短效类,餐前注射,注射完立即进食;③ 双时相类,餐前半小时注射;④ 中效类,注射时间和进餐无关;⑤ 长效类,注射时间和进餐无关。

(2) 口服降糖药:① 磺脲类胰岛素促泌剂,在餐前半小时服用;② 苯甲酸衍生物,通常餐前 15 min 服用;③ 双胍类,餐后或餐中服用,若服药期间需要使用碘造影剂,须按要求停用二甲双胍;④ α-葡萄糖苷酶抑制剂:与前几口食物一起咀嚼服用。口服降糖药可导致低血压风险升高,易引发泌尿生殖系统感染,应避免用于频发尿路感染、具有酮症酸中毒易感因素的患者。

(六) 镇静药

1. 镇静药临床应用风险点及建议

(1) 地西泮:临床应用风险点及建议见本节"抗癫痫药临床应用特殊注意事项"。

(2) 右美托咪定注射液:① 泵控输注。此药必须用 0.9% 的氯化钠溶液稀释至浓度为 4 μg/mL。可取出 2 mL 本品,加入 48 mL 0.9% 的氯化钠注射液中(形成 50 mL 溶液),轻轻摇动使其均匀混合后泵控输入。② 进行镇静评分。右美托咪定用药后一般吸收较快,1 h 便可达到峰值,清除率较高。患者使用右美托咪定时,护士应在开始用药后 1 h 以内,每 10 min 查看一次患者的情况,密切监测患者各项生命体征的变化,尤其是血氧饱和度、心率、血压的变化情况。每 30 min 进行一次评估,使用 RASS 评分及时评估镇静效果,及时根据患者的情况调整使用的剂量,以维持镇静效果。

2. 镇静药护理风险点及建议

镇静药护理风险主要为安全问题(跌倒、坠床、拔管等)。使用镇静药期间应落实患者安全风险防范,对患者及家属进行安全相关宣教,对躁动患者合理使用约束带,拉起床栏,确保患者的安全,避免坠床、跌倒、导管脱落等情况出现,同时,注意保护患者皮肤的完整性,定时翻身拍背,以免出现压力性损伤等不良护理事件。

(七) 抗精神病药

抗精神病药临床应用风险点及建议如下。

(1) 锥体外系反应:如震颤、僵直、流涎、运动迟缓、静坐不能、急性肌张力障碍。

用药过程中应密切观察患者的呼吸、意识、血压，生活上注意情绪疏导和严密看护，防止意外事件发生。在第一代抗精神病药中锥体外系反应较为常见，因此第一代抗精神病药通常不作为首选抗精神病用药。

（2）代谢综合征：表现为体重增加及血糖、胆固醇、甘油三酯升高，因此用药前应对患者的代谢方面进行基础的观察。用药过程中应观察患者体重、血糖、代谢指标变化情况，及时跟踪。对已知患有代谢综合征的患者，在选择药物时应避免使用对代谢有影响的药物。如患者确需要使用该类药物，则应从小剂量开始，缓慢加量，同时可使用降糖、降脂药。

药物治疗同患者病情密切相关，神经外科患者用药的复杂性与长期性，使不良反应和药物相互作用明显增加，安全用药监护管理具有重要临床意义，也直接影响医疗护理质量。因此，护士在保证用药安全的工作中担负着特别重大的责任，明确职责并提高患者用药的安全性非常重要。

第二节　吞咽障碍的饮食安全

吞咽障碍是指由于下颌、双唇、舌、软腭、咽喉、食管等器官结构和/或功能受损，机体不能安全、有效地把食物输送到胃内。广义的吞咽障碍包含由认知和精神心理等问题引起的行为异常导致的吞咽和进食问题，即摄食吞咽障碍。

吞咽障碍是神经外科临床常见的一种症状。多种疾病均可导致吞咽障碍，例如颅脑外伤、脑血管意外、脑肿瘤、颅神经及周围神经病变、神经肌肉接头疾病、肌肉疾病等。神经外科患者可能存在轻重不等的意识障碍、认知障碍、肢体及吞咽障碍等问题，其中吞咽障碍是引起误吸、吸入性肺炎的首要危险因素，也是导致患者进食减少、脱水、营养不良的主要因素，严重影响着患者的功能恢复，还会导致患者心理与社会交往障碍，增加病死率和不良预后的发生率。

一、吞咽障碍的临床表现

1. 口腔准备期和口腔期

吞咽障碍主要表现为：分次吞咽，流涎，进食时食物从口角漏出，口腔控制食物、液体和唾液的能力降低，咀嚼费力，食物向口腔后部推进困难。口腔控制食物的能力降低而导致食物过早进入咽部，甚至进入喉和气管，即发生吞咽前吸入。

2. 咽期

吞咽障碍主要表现为：呛咳、吞咽后憋喘、清嗓子动作频繁、唾液在口咽部聚集、重复吞咽、发声困难、自主咳嗽异常、声音嘶哑等。食物逆流进鼻腔，误吸入喉和气管。吞咽时，如果喉闭合不全，食物进入声门或声门下区，即为吞咽期吸入；如果食物停留在咽壁、会厌谷和梨状窝，在吞咽动作完成后，这些食物可溢入喉或者气管，发生吞咽后吸入。

吞咽障碍同样存在不典型的临床表现，如进食变慢、一口量很小、吞咽延迟、构音障碍、吞咽启动不能等。严重的还会表现为发热、咳嗽咳痰、肺部感染、体重减轻、营养不良、脱水。

发生在口腔准备期和口腔期的吞咽障碍主要由唇闭合差或咀嚼肌、颊肌和舌肌肌力减弱所致，咽期的吞咽障碍则由第Ⅸ、Ⅹ、Ⅻ对脑神经核受损或双侧锥体束损害造成。

二、吞咽障碍的评定

目前国内外对吞咽功能评估的方法主要有吞钡电视透视检查（VFSS）、纤维鼻咽镜吞咽功能检查（FEES）、标准吞咽功能评估（SSA）、洼田饮水试验、藤岛一郎吞咽疗效评价标准、Gugging 吞咽功能评估表（GUSS）等方法。

三、进食护理干预

评定吞咽障碍的严重程度，了解患者的吞咽情况及可进食的食物性状，给予针对性的个体化饮食指导。根据营养专家制订的饮食食谱，指导患者家属进行食物配制。规范经口摄食管理，包括进食体位、食团入口位置、食团性质（大小、结构、成分、温度、味道、外观等）、进食环境，帮助患者建立正确的吞咽观念。

1. 吞咽障碍食品的调配

吞咽障碍食品是指通过加工，包括但不限于粉碎或添加增稠剂、凝固剂等食品调整剂后制成的符合吞咽障碍人群经口进食要求的特殊食品。吞咽障碍食品的特点和作用：① 降低固体食品的咀嚼难度，使吞咽障碍患者经过少量咀嚼或无须咀嚼即可将食物吞咽；② 减缓流体食品的流动速度，使得吞咽障碍患者可以有足够的时间协调吞咽肌群的收缩和舒张，及时封闭呼吸通道和打开食物通道以免误咽或误吸；③ 通过改变固体食品的质构或者调整液体食品的黏度以保证患者膳食安全，以及充分地摄取食物和水分，进而避免吸入性肺炎以及营养不良风险的出现。

吞咽障碍食品的质构应遵循以下原则：① 硬的变软，将较硬的食品搅拌，比如土豆泥、果泥等，以便咀嚼和吞咽。② 稀的增稠，在液体如水、饮料、果汁、牛奶中加入食品功能调整剂，以增加食物的黏度，降低食物在咽和食管中流动的速度。③ 避免异相夹杂，避免固体和液体混合在一起食用以及食用容易液固分相的食物。

吞咽障碍食品的质构特点：① 要有一定的内聚性（指食物被压碎后，食物碎块之间互相结合并形成易于吞咽的食团的能力），内聚性差的食物不利于成形，容易分散且易残留在咽部，误吸的风险随之增高。② 须具备合适的黏着性，食物的黏着性过高会增高咽部残留的风险。③ 有一定的硬度和变形能力，咀嚼后所形成的食团应易变形（能顺滑地通过口腔及咽部）。④ 固体食物应该密度均匀、顺滑易吞咽。

2. 食物选择原则

吞咽障碍患者食物性状的选择应根据临床和仪器评估的结果确定，可结合受累吞咽器官的部位，因地制宜地选择适当食物并进行合理配制。不同质地的食物可根据需要添加适当的食品调整剂，即调制成不同形态。通常将固体食物改成糊状或凝胶状，合适的食物种类包括细泥状、细馅状和软食，如将加热的食物加入食品调整剂后用搅拌机打碎，制作成凝胶状食物。吞咽障碍患者除对食物性状有严格要求外，仍须注重食物营养搭配及患者个人口味喜好，可通过食物的调配，结合吞咽的姿势、控制一口量与辅助手法来保障患者安全有效地进食。例如，若患者饮水呛咳，可以在稀液体食品内加入适量的增稠剂以增加内聚性，减缓液体流动速度，进而减少误吸风险。

须注意吞咽障碍患者不推荐使用未经食物增稠剂加工处理的米糊、芝麻糊等糊状食物，这些食物容易残留于口咽部造成隐性误吸或者误吸，进而加大发生吸入性肺炎的风险。

吞咽障碍食品分为6级，其中液体食物分为3个级别（即1级低稠型、2级中稠型、3级高稠型）（表2-3），固体食物分为3个级别（即4级细泥型、5级细馅型、6级软食型）（表2-4）。表2-3、表2-4对每一级食品的性状特点及适合人群都进行了详细描述。

表2-3 液体食物分级标准

食品特点	1级 低稠型	2级 中稠型	3级 高稠型
性状特点	入口便在口腔内扩散，下咽时不需太大的力量	在口腔内慢慢扩散，容易在舌上聚集	明显感觉到黏稠，送入咽部需要一定力量
适合人群	轻度吞咽障碍患者	治疗性经口进食的患者	重度吞咽障碍患者
质地描述	倾斜汤匙容易从汤匙中以线条状流出。用"吸"表达最为合适	使用汤匙舀起后倾斜汤匙，可从汤匙中以点滴状流出。用"喝"表达最为合适。	使用汤匙舀起后倾斜汤匙呈团块状，也不会马上流下。用"吃"表达最为合适
黏度/（mPa·s）	50~150	150~300	300~500
LST值/mm	36~43	32~36	30~32

表2-4 固体食物分级标准

食品特点	4级 细泥型	5级 细馅型	6级 软食型
形态	均质、光滑、易聚集，可用汤匙舀起	有一定形状，但容易压碎	质软、不易分散、不易粘连
性状特点	经口腔简单操作可以形成食团。易吞咽，不易在口咽部残留、误吸	有一定的内聚性，容易形成食团，不会在口腔内大量地离水，咽期不易散开	具有用筷子或汤匙就能切断的软硬度
所需咀嚼能力	不需要撕咬或咀嚼即可咽下	舌和上下腭之间可以压碎	无需牙齿或义齿也能吞咽，但须具备上下牙床间的挤压和碾压能力
食物举例	添加食品调整剂并经过搅拌机搅拌后的各种均质糊状食物	加入食品调整剂搅拌后制成的食品，如三分粥、五分粥和各种软食	以软食和流质的食品为主，如全粥、软饭及搅拌制成的硬度较高的食品

续表

食品特点	4级 细泥型	5级 细馅型	6级 软食型
适合人群	不需要咀嚼能力，但须具有运送食物的能力，可经口进食	舌与上下腭能压碎食物，可通过舌运送食物者	存在误吸风险的吞咽功能及咀嚼功能下降者
汤匙倾斜测试	将汤匙侧倾，整匙食物会滑出	在汤匙上可保持形状，当向下或侧倾汤匙或轻微摇晃汤匙时，整匙食物会全部滑下，在餐盘上可呈团状或缓慢塌陷	使用汤匙边缘可切断或分成小块食物，用汤匙头部下压一小块食物可将食物压扁，如将汤匙移开，食物不会恢复原状

3. 经口进食体位的选择

尽量安排坐位，不要平卧，不能采取坐位的患者至少安排躯干屈曲 30°~60°仰卧位，头部垫软枕，保持前屈，偏瘫侧肩部垫软枕，喂食者位于健侧。坐位进食，头稍前屈，转向患咽侧，身体可倾向健侧 30°，使舌骨肌张力增高，喉上抬。这种体位一方面可缩小气道开放幅度，另一方面可扩大健侧咽部，有利于食物进入食管。餐后保持进食姿势，不能立即躺下，让患者在舒适的坐位或半坐卧位休息 30~60 min。

4. 进食姿势的选择

有吞咽中或吞咽后食物残留的患者，建议采取颈部前倾半坐位、半坐位；偏瘫患者，建议采取健侧侧卧半坐位（健侧在下，患侧在上）；反流性疾病的患者，建议采取端坐位。仰头吞咽：适用于口或舌功能缺损的患者，不推荐用于呼吸道闭合不全或咽期、食管期吞咽障碍的患者。低头吞咽：适用于舌根部后推力量减弱、会厌谷残留、咽期吞咽启动迟缓、呼吸道闭合不全的患者（吞咽时误吸），不推荐用于吞咽后食物残留梨状窦的患者。转头或头旋转：适用于单侧咽功能减退的患者。偏瘫侧受损，建议将头侧向患侧吞咽。梨状窦食物残留，建议头旋转吞咽；左侧梨状窦食物残留，建议右转头或向左侧头吞咽；右侧梨状窦食物残留，建议左转头或向右侧头吞咽；同侧口咽食物残留，建议将头侧向患侧吞咽。空吞咽或多次吞咽：适用于咽收缩无力、食物残留全咽的患者。

5. 进食方法

进食方法：咽期反复吞咽、延迟咳嗽、清嗓的情况下，建议固体和液体交替吞咽。针对咀嚼无力、面颊无力，建议将食物放在口腔健侧；针对嘴唇无力、唇漏出，则建议将食物放在口腔后方。建议缓慢进食，给予充足的进食时间，不推荐在着急和疲倦时进食。陪护人员可以取坐位喂食，与患者视线平视，以方便操作。

6. 进食一口量及进食速度

进食一口量即最适于吞咽的每次摄食入口量。每次摄食一口量正常人为 20 mL 左右，一般先以少量试之（流质 1~4 mL），然后酌情增加。严格掌握患者进食的一口量，一口量过大，食物难以一次性通过咽腔，容易从口中漏出或滞留在咽部，加大了误咽风险；一口量过少，则因刺激强度不够，难以诱发吞咽反射。给吞咽功能较好的患者喂食时，液体控制在 20 mL 以内，布丁 5~7 mL、浓稠泥状或糊状食物 3~5 mL、肉团 2~3 mL。为减少误吸的危险，应调整进食速度，前一口吞咽完成后再进食下一口，避免两次食物重叠入口的现象。食团入口后放置的位置应利于舌头的感觉和传输，这对增加吞咽的有效性和安全性很有帮助。成人每次进食量不宜超过 300 mL。

7. 饮水的要求

选择饮用水，不选择茶、咖啡、苏打水、果汁。饮水时机：允许进餐时进水，餐前不限制饮水，餐后 30 min 饮水。饮水量：建议 50~100 mL/h。饮水工具调整：建议用汤匙慢慢喂水，不建议使用吸管，因为吸入速度过快不好控制一口量，易造成误吸。进水量应循序渐进，从每勺 2 mL 开始。饮水姿势调整：饮水时可采取进食姿势。抬头喝水时气道开放过大，吞咽障碍的患者极易引发误吸，建议选择宽口径杯子，水量超过 1/2，患者不需要抬头，保持头部前屈饮水。

8. 餐具选择

① 患者手抓握能力较差时，应选用匙面小、难以粘上食物、柄长或柄粗、边缘钝的汤匙，以便于患者稳定握持餐具。② 如果患者用一只手舀碗里的食物有困难，碗底可加用防滑垫，预防患者舀食物时碰翻碗具。③ 可用杯口不接触鼻的杯子，这样患者不用费力伸展颈部就可以饮用。④ 在吸口或注射器上加上吸管等，慎重调整一口量。

9. 进食的注意事项

进食前须通过吞糊试验评估患者是否有能力进食。建议对患者进行心理疏导，使患者保持轻松、愉悦的情绪，并选择合适的进食浓度。首次进食应由责任护士喂食，并对家属或者陪护人员进行培训，以帮助患者进食。患者进食时，注意保持病室安静，避免边进食边讲话，让患者集中注意力进食，避免和减少误吸，进食时间以 30~40 min 为宜，时间过长可导致吞咽疲劳，增加误吸风险。每次进食后要及时清理口腔内残留食物，防止误吸入呼吸道造成定植菌繁殖，增加吸入性肺炎发生率。

四、进食后的观察与护理

（1）观察患者每次进食前后呼吸音、呼吸形态、疲劳感及程度，以及是否存在呛咳、进食所需时间、每次进食量及种类、进食后口腔残留食物数量和需要帮助的程度。

（2）嘱患者进食后保持坐位或半坐卧位 30~60 min，以防止发生误吸。禁止叩背排痰，避免平躺和剧烈运动。对于卧床患者，尽量减少搬动，以防止食物反流。

（3）口腔护理：进食后应进行细致彻底的口腔护理，可用温水漱口或生理盐水棉球擦拭以清除口腔内食物残渣，防止误吸的同时，避免口腔卫生不良，滋生细菌。

（4）对于每日经口能量摄入不足目标量 60% 的患者，或因意识障碍、认知功能障碍、吞咽障碍不能经口进食的患者，应给予持续管饲或间歇经口管饲喂养。可根据疾病情况、喂养时间长短、患者精神状态及胃肠道功能选择合适的管饲途径。

五、吞咽障碍的给药护理

建议在完成吞咽功能综合评估后，护理人员根据患者吞咽障碍的病理生理机制，选用不同的代偿方法辅助给药。

协助吞咽障碍患者选择最合适的药物剂型,首选泡腾片和口腔崩解片。如需碾碎药物服用,应查询药品说明书,咨询专业药剂师。不应碾碎的药物包括缓释剂、肠溶片、某些激素或细胞毒素或类固醇类、多层片、舌下或颊部含片。药物碾碎、碾碎药物间的相容性以及药物与食物间的相互作用,均需要药剂师的审查。

建议在密封的设备中碾碎药物,且须对碾碎设备进行至少 2 次清水洗涤,以提高药物的回收率,减少药物损失。碾碎工具在 2 次使用之间要用水清洗干净,保证设备的清洁和干燥,以防药物间交叉污染。

当碾碎的药物、胶囊与食物混合时,应指导患者把所有食物吃完,不要残留。泻药不适合作为碾碎后药物的液体载体,不建议使用高糖黏稠的食物(如果酱或蜂蜜)作为液体载体,因为高含糖量食物不利于老年人的口腔护理。细胞毒性药物应考虑药物碾碎情况下带来的职业安全风险。

六、误吸和噎食的识别和急救处理

对于神志不清、疲倦或不合作者,不建议喂食,有义齿者应戴上义齿后再进食。患者进餐时,观察呛咳、误吸、呕吐的情况,清除气道异物,保持呼吸道通畅,床旁备吸引装置,必要时吸引排出呼吸道食物残渣,做好急救准备。进食前告知患者,让其对进食有一个心理准备期,排痰并进行口腔清洁后进食。进食时须保持环境安静、舒适和整洁,叮嘱患者进食时注意力要集中,细嚼慢咽,不要与人谈话、看电视或思索与进食无关的问题,以免注意力分散引起呛咳。

噎食的识别:进食中突然不能说话,出现窒息的痛苦表情、呼吸不畅、手握住喉咙、剧烈咳嗽、咳嗽间歇有哮鸣音,或猝倒,出现意识不清、烦躁不安等表现。以上提示出现噎食。

噎食的应急处理:用手指清除口咽部食物。用坚硬不易折断的物品(如汤匙)刺激咽喉部引吐。置患者于直立位或半坐位,头低 45°,拍击胸背部,促其吐出食物。

对经上述措施处理后无效者立即行海姆立克法急救。① 对于意识清醒者:嘱患者头部略低、嘴张开,站在患者身后,双臂围绕患者腰部,一手握拳,将拳头的拇指侧顶在患者的上腹部(肚脐上方两横指),另一手握住握拳的手,向上向后迅速、猛烈挤压上腹部,压后随即放松,重复 5~6 次。② 对于意识不清者:让患者就地平躺在地板上,仰卧,头转向一侧并后仰,充分开放气道,骑跨于患者的髋部或者跪于患者身体一侧,一只手掌跟置于患者脐和剑突之间,另一只手置于其上,迅速有力向内上方冲击 5~6 次。

七、心理护理

吞咽障碍患者常伴有焦虑、抑郁等情绪,害怕进食时出现呛咳、误吸,有的患者拒绝进食,不配合治疗。护理人员通过倾听和谈话的方式了解患者的痛苦和忧虑,找出情绪低落的原因,及时进行疏导,帮助患者树立战胜疾病的信心,同时指导患者进行松弛训练,充分调动家庭及社会的力量,共同关心、支持患者,让其提高自我效能感,增强锻炼的信心,促进吞咽功能的恢复。护理人员在患者进食过程中应耐心指导,尊重患者并保护患者的自尊心,对患者的进步给予鼓励和表扬,增强其进食和康复信心。

吞咽障碍解决的核心问题是吞咽的安全性和有效性，重视神经外科患者吞咽功能的早期评估、筛查、饮食管理和康复，可以有效降低吞咽时发生误吸、残留的风险及残留程度，从而降低吸入性肺炎的发生率。

第三节 脑脊液引流的安全管理

脑脊液引流的护理是神经外科的专科护理和高危护理项目之一。外引流过程中，引流的量和流速除受体位高度、引流液性状的影响之外，还受咳嗽、排便、吸痰等致胸腹压力改变等因素的影响，精准的速度及总量控制是护理的核心及难点，也是预防引流不足、过度引流、颅内感染等相关并发症发生的关键。

一、脑脊液循环与生理功能

（一）脑脊液循环

正常的脑脊液为无色透明、无沉淀的液体，存在于脑室系统和蛛网膜下腔内，它主要由脑室的脉络丛产生，少部分由室管膜上皮和毛细血管产生，侧脑室脉络丛最丰富，产生的脑脊液最多。侧脑室脉络丛产生的脑脊液经室间孔流入第三脑室，与第三脑室脑脊液汇合后经中脑导水管流入第四脑室，再经第四脑室的正中孔和外侧孔流入脑和脊髓的蛛网膜下腔。脑脊液的吸收是由矢状窦旁的蛛网膜颗粒回渗到上矢状窦，再回流至静脉系统。成人脑内的脑脊液总量约为 150 mL，每天分泌量为 400～500 mL。

（二）脑脊液的生理功能

脑脊液在中枢神经系统起着淋巴液的作用，可以供应脑细胞一定的营养，运走脑组织的代谢产物，调节中枢神经系统的酸碱平衡，缓冲脑和脊髓的压力，对脑和脊髓具有保护和支持作用。

二、脑脊液外引流类型

脑脊液外引流关系到颅内压力的平衡，做好护理安全管理，既可以预防并发症的发生，又可以促进患者的病情转归。引流的种类主要有以下三种。

（一）脑室外引流

脑室外引流分单侧、双侧，放置引流管时须在解剖定位和/或 CT 扫描的基础下进行，根据病变部位直接行侧脑室穿刺引流时可选择脑室前角、后角、下角、三角部位，也可直接行开颅手术放置引流管。下面案例分别为单侧、双侧脑室外放置引流管病例。

1. 单侧脑室外引流

病例诊断为右侧椎动脉夹层动脉瘤破裂、脑积水伴脑室积血，行右侧椎动脉夹层动脉瘤支架辅助弹簧圈栓塞术加脑室外引流术。引流管位置：头端置于第三脑室，利于双侧脑室积水、积血下行至第三脑室后流出。病例头部 CT 显示引流管头端位置如图 2-1 所示（引流管如"→"所示）。

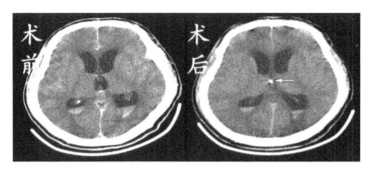

图 2-1　单侧脑室外引流管位置图

2. 双侧脑室引流

病例诊断为脑室出血、自发性蛛网膜下腔出血，术前 CT 提示双侧侧脑室大量积血，行双侧脑室额角穿刺脑脊液外引流术，双侧引流的目的是防止一侧引流后压力下降，导致未实施引流侧因压力过高脑组织向对侧移位，从而出现中线移位，使病情进一步加重。引流管位置：头端置于双侧脑室额角。病例引流管位置图如图 2-2 所示（引流管如"→"所示）。

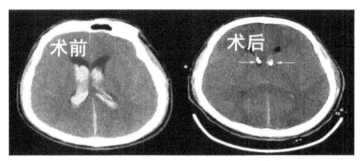

图 2-2　双侧脑室外引流管位置图

（二）残腔外引流

血肿残腔和肿瘤残腔这两种病例的脑脊液外引流管为手术过程中放置，主要目的是防止颅内压过高、引流血性脑脊液等。下面案例分别为血肿残腔和肿瘤残腔放置引流管病例。

1. 血肿残腔引流

病例诊断为左侧基底节区脑出血、脑疝，行左侧额颞顶部开颅血肿清除加血肿残腔外引流加去骨瓣减压术。引流管位置：头端置于血肿残腔底部（靠近责任血管处）。病例引流管位置图如图 2-3 所示（引流管如"→"所示）。

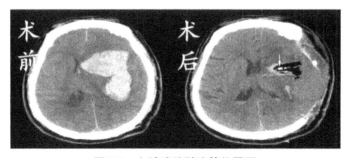

图 2-3　血肿残腔引流管位置图

2. 肿瘤残腔引流

病例诊断为左侧颞叶占位性病变,行左侧颞枕部开颅肿瘤切除术(病理:间变型少突胶质细胞瘤)。引流管位置:头端置于肿瘤残腔底部。病例头部磁共振和 CT 显示引流管位置如图 2-4 所示(引流管如"→"所示)。

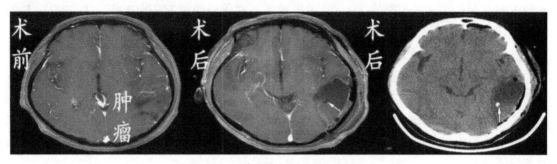

图 2-4　肿瘤残腔引流管位置图

(三)腰大池引流

腰大池引流管的放置同腰椎穿刺。穿刺成功后,妥善固定引流管,根据治疗目标要求安置引流管高度。下面案例为腰大池引流病例(图 2-5)。

病例诊断为蛛网膜下腔出血、动脉瘤破裂,手术行开颅动脉瘤瘤颈夹闭术。术前放置腰大池引流管于腰椎管蛛网膜下隙内 4~6 cm,置管处缝线固定,延长部分采用透明敷料固定(引流管如"→"所示)。

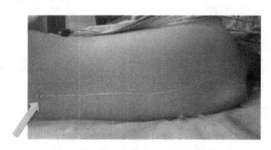

图 2-5　腰大池引流管位置图

三、脑脊液外引流适应证与禁忌证

(一)适应证

1. 脑室外引流的适应证

脑室外引流(external ventricular drainage,EVD)的主要目的是释放脑脊液、监测颅内压和必要的药物治疗。其适应证主要包括:① 急性症状性脑积水或脑出血的脑脊液释放和外引流,如伴意识下降的脑出血和脑室出血、因动脉瘤性蛛网膜下腔出血或颅内占位导致的急性梗阻性脑积水;② 急性脑损伤的脑室内颅内压监测和治疗性脑脊液外引流;③ 神经肿瘤围手术期预防小脑幕切迹疝和术前松弛脑组织;④ 正常压力脑积水测定脑脊液压力和脑脊液释放试验;⑤ 蛛网膜下腔出血的抗脑血管痉挛治疗;⑥ 脑室炎、脑膜炎的抗菌药物或其他疾病的经脑室药物治疗。

2. 腰大池引流的适应证

腰大池引流（lumbarcistern drainage，LD）的目的与 EVD 基本一致，但特别强调须首先排除严重颅内压增高，才可行 LD。LD 的适应证主要包括：① 部分 Fisher 3~4 级的蛛网膜下腔出血；② 部分脑室出血；③ 中枢神经系统感染的抗菌药物治疗；④ 脑脊液漏的辅助治疗；⑤ 为使脑组织松弛的颅内肿瘤围手术期准备等。

3. 残腔引流的适应证

术后颅内压增高、血性脑脊液、颅内压监测等患者根据治疗需要留置引流管。

（二）禁忌证

1. 脑室外引流与残腔引流的禁忌证

脑室外引流与残腔引流无绝对禁忌证，出凝血功能障碍及穿刺部位的皮肤感染为相对禁忌证。

2. 腰大池引流的禁忌证

脑疝为腰大池引流的绝对禁忌证。相对禁忌证：① 颅内压严重增高者；② 穿刺部位腰椎畸形或骨质破坏造成腰椎穿刺或置管困难者；③ 全身严重感染（如严重脓毒症）、休克或濒临休克以及生命体征不稳的濒死者；④ 高颈段脊髓占位性病变，特别是脊髓功能完全丧失者；⑤ 脑脊液循环通路不完全梗阻者；⑥ 躁动不安或精神行为异常不能配合诊疗者。

四、脑脊液外引流的护理

（一）引流中的观察

（1）定时观察患者意识、瞳孔、生命体征、头痛症状及脑膜刺激征，对躁动不能合作的患者及时予以保护性约束及镇静镇痛治疗。

（2）定时观察引流管是否在位及通畅，观察并记录伤口敷料及引流流速、流量和性质、颜色的变化，观察引流管置入处有无渗漏、局部有无红肿热痛等。

（3）观察引流管长度是否足够，避免受压、扭曲、成角、折叠，无脑脊液流出时，观察管内液平面是否随呼吸、脉搏波动。

（二）引流管的维护与引流量的控制

（1）头部引流管出口处与皮肤缝合固定，敷料覆盖后用网状头套或绷带固定，引流管与引流瓶的接头处用无菌纱布包裹。腰大池引流除局部缝合固定外，须使用透明敷料将引流管沿着背部走向固定到肩部，引流管使用专用标识，注明名称与置管日期。

（2）引流装置及管道应保持清洁与密闭。引流装置放液顺序：放液时先夹闭引流管，再开放储液袋夹，等引流液完全流入储液袋后，再夹闭储液袋夹，开放引流管，放液后再次检查引流并调节流速。

（3）每周两次协助医生更换引流瓶，或根据医嘱更换，更换时严格执行无菌操作。

（4）脑室引流瓶应悬挂于床头，引流管最高点高于侧脑室平面 10~15 cm（平卧：外眦与外耳道连线中点的水平面；侧卧：正中矢状面）。每天脑脊液引流一般不超过 500 mL

（正常人分泌 400~500 mL/d），全天引流量多数控制在 200 mL 左右，引流速度平均 15~20 mL/h（速度超过 20 mL/h 时，可能导致颅内出血甚至脑疝）。腰大池引流瓶高度与穿刺点平行或按医嘱要求，引流量同脑室引流。

（三）体位的管理

（1）适当限制头部活动范围，对床的高度及床头的高度控制知识进行宣教，防止患者自己调整床及床头的高度。

（2）移动患者或变动体位时，须先夹闭引流管，防止因体位变动引起引流量异常变动、逆流及引流管脱出。回到病房时应及时开放引流管，观察患者引流管是否脱出，引流管最高点、引流量及引流速度有无改变，患者意识、瞳孔及生命体征有无异常。

（四）患者及家属的健康教育

（1）讲解引流的目的及必要性。

（2）翻身、移动患者时防止引流管因被牵拉而脱落。

（3）告知患者及家属不随意调整体位高度、引流瓶高度，不能调节控制夹。

（4）患者出现躁动时，适当给予保护性约束。

（5）引流过程中出现不适症状、体征时及时联系护士。

（五）引流管的拔管护理

（1）脑室及腰大池引流管放置持续时间一般为 7~10 d，不超过 14 d，在计划拔管前 24 h 应常规实施夹闭实验，同时密切观察患者意识、瞳孔、生命体征、头痛症状等变化，并复查头颅 CT 后拔管，拔管后继续观察以上症状体征的变化。

（2）残腔引流管放置持续时间一般为 48~72 h，复查头颅 CT 后拔管，拔管前无须夹管，拔管后密切观察患者意识、瞳孔、生命体征、头痛症状等变化。

五、引流风险预防与并发症处理

（一）出血的预防与处理

（1）高危因素：置管、拔管、引流过快，引流量过多，抗血小板和抗凝药物的使用可导致局部或颅内出血。

（2）预防与处理：动态掌握患者凝血功能及血小板情况，置管、拔管时严密观察病情变化及局部情况。规范控制脑脊液引流速度及总量，有条件时可使用引流装置阀门控制脑脊液的引流速度为 3~5 滴/min，一般引流总量控制在 200 mL/d 左右会相对安全。根据引流的速度与单位时间的引流量，早期识别低颅压，临床表现为头痛，烦躁及瞳孔、意识变化，抬高头位时头痛加重等。低颅压易诱发硬膜下或硬膜外血肿，一旦确诊颅内出血应配合完成止血、降颅压用药及完善手术准备。

（二）颅内感染

（1）高危因素：引流管操作不当、留置时间过长导致细菌侵入引流管内的脑脊液，引发伤口感染、穿刺处渗漏等。

（2）预防与处理：继发性化脓性脑室炎和脑膜炎是脑脊液外引流最严重的并发症。严格执行无菌操作，保持引流装置的密闭，防止引流管漏液、逆流，防止引流管外口与脑脊液收集瓶中的液体接触，外出检查时夹闭引流管等，这些都是预防颅内感染的重要环节。预计带管时间较长或出现引流欠通畅、脑室内积血等情况时，早期预防性给予广谱抗菌药物。

（三）脱管与堵管

（1）高危因素：脱管与引流管固定不当、患者躁动、医护人员的操作等相关。堵管与引流管管径太小、血块或沉淀物阻塞、引流管位置改变相关。

（2）预防与处理：妥善固定引流管，按时巡视观察，对烦躁不安的患者在取得知情同意和有约束医嘱的前提下适当使用保护性约束，或给予镇静镇痛处理。按需选择合适管径的引流管，合并脑室出血、可疑血块阻塞时可由医生对引流管进行挤压、通管、溶栓等处理。若怀疑引流管位置改变，行头部 CT 以确诊，确诊后立即拔除引流管，必要时另选穿刺点置管。

（四）过度引流

（1）高危因素：引流瓶或袋高度、引流流速与总量、患者的体位管理不规范。

（2）预防与处理：由医生评估颅内压力后设定引流量，开立医嘱。依据颅内压力进行自身调节时，引流管固定高度规范：最高点高于侧脑室平面 10~15 cm（平卧：外眦与外耳道连线中点的水平面；侧卧：正中矢状面）。去大骨瓣且有脑室外引流时，可选择加弹力绷带约束颅骨缺损处，以预防出现低颅压。移动和变换体位时先夹闭引流管，防止引流量异常变动。对于医嘱规定的每日引流的总量，应严格执行，并维持引流速度均衡。

（五）低颅压性头痛

（1）高危因素：低颅压性头痛与脑脊液引流速度过快、引流量过多、穿刺部位脑脊液漏相关。

（2）预防与处理：除按规范控制脑脊液引流量和流速外，还应注意观察是否存在脑脊液漏，存在脑脊液漏时应由医疗专家评估拔管或另选椎间隙重新置管。专家共识不推荐常规应用静脉或局部镇痛药物预防或治疗腰穿后低颅压性头痛，也不推荐通过长时间平卧或补液的方法改善腰穿后低颅压性头痛的症状。

脑脊液外引流是神经外科常用的有创技术，它既可以监测颅内压力、外引流脑脊液调节颅内压及观察脑脊液性状，也可以用来注射药物以达到治疗目的。但引流管理不规范会出现引流不足、引流过度、颅内感染等并发症。引流不足可导致颅内压升高，患者可出现头痛、意识状态改变甚至脑疝，而引流过快或引流量过多又会导致低颅压性头痛，也可引起硬脑膜下血肿、硬脑膜下积液、动脉瘤再破裂等，严重时甚至会造成患者死亡。因此，医护人员要有高度的风险意识，给予患者规范化的管理，以保障患者安全。

第四节　约束的安全管理

广义的约束包括药物、心理及身体等方面的约束，狭义的约束是指身体约束。神经外科患者由于颅内或颅外因素的影响，极易发生躁动。为做好躁动患者的安全护理，降低非计划性拔管的风险,护理人员往往对患者进行身体约束。神经外科 ICU 患者的身体约束率可达 19.7%~74.6%。而约束的使用可能会给患者造成生理、心理及社会方面的不良后果,不恰当地使用身体约束甚至会造成被约束者的死亡。有效做好神经外科患者身体约束管理,对保证临床护理安全至关重要。

一、概念

身体约束是指使用相关用具或设备附加在或靠近患者的身体,限制其身体或身体某部位自由活动和/或触及自己身体的某部位。

二、约束工具

(一) 约束带

约束带是最为常见的约束工具,主要适用于神志不清、活动度不大,以及管路较多、给予睡眠时限时约束的患者。使用时用棉垫包裹需约束部位后用绷带打结,固定时注意将管路放置在患者约束肢体能触及的范围之外。

(二) 约束手套

乒乓球手套常适用于神志欠清、高龄,或肢体活动度及手指灵活性尚可,但相对力量较弱的患者。可将腕式约束带和乒乓球手套一起使用,适用于烦躁、不合作患者的加强约束。熊掌式约束手套适用于神志不清、烦躁,同时肢体活动度大且手指灵活性好的患者。软玻璃约束套适用于神志不清、烦躁、不合作,以及相对肢体活动度和手指灵活性较好的患者。

(三) 约束背心

约束背心适用于神志不清、躯体力量大的患者,使用时穿在患者身上,用背心体部的约束带固定患者,用于约束患者躯体。

(四) 约束衣裤

约束衣裤可以穿衣的方式将患者的上肢或下肢固定于袖筒内。

护理人员应在充分评估患者情况后,选择合适的约束工具(表 2-5)。为进一步提高约束工具的安全性和舒适性,护理人员应不断优化约束工具的使用方法。例如,在约束带内加入内衬,使约束带更加柔软而降低作用于患者肢体表面的压力;增加约束带宽度以扩大接触面积,从而减轻局部压力,同时固定范围的扩大会使固定更加牢固。封闭式的约束装置如约束手套不利于观察局部受损情况,可在手背部留窗以便于及时观察肢体血运及受损情况。只有大小及松紧度合适的约束工具才能更好地起到约束作用,反之则易出现受压过度或约束部位脱出的情况,可通过增加松紧调节器或设计不同型号约束工具的方法来满足不同体型患者的需求。使用约束工具时,患者正处于可能发生非计划性拔管、跌倒等不良事件的状态,故设计约束工具颜色时应选择与床单、被套不同的亮色,并针对患者躁动剧烈程度或发生非计划性拔管、跌倒等意外事件的危险程度使用不同颜色,使医务人员在交接班或进行诊疗护理操作时明确患者的状态,从而提高对患者的约束护理意识。使用更加柔软、透气而不易走形、褶皱的材料,可以减轻患者的不舒适感。

运用插口式、锁扣式或粘贴式等方式代替传统打结式系带，使护士在使用时更加方便，减少打结造成的耗时、耗力；增加内置报警器，在患者即将脱离约束时进行预警，以降低脱离约束发生率；改进约束工具材质，如易清洗材料，使其更易拆卸、清洗、消毒，避免患者交叉感染。

表 2-5　约束方式和用具的选择

患者情况	约束方式	约束用具
患者有抓伤、自行拔管等行为	上肢约束	约束带、约束手套
患者躁动、有攻击性行为	四肢约束	约束带
患者接受或使用支持生命的治疗或设备且有躁动和攻击性行为	同时行四肢和躯体约束，禁止约束头、颈部	约束带、约束衣、约束背心

三、约束中存在的风险

（一）直接损伤

直接损伤包括：由于约束过紧或时间过长，外部压力直接导致的组织损伤，如皮肤红肿、溃疡、医疗器械相关压力性损伤等皮肤破损；用皮革约束带约束超过 48 h 后约束部位发生的缺血性淤伤；背心式约束和手腕约束后末梢神经丛张力过高而导致的神经损伤和肌肉萎缩；试图从约束中挣脱站起或坐起而导致的窒息，长时间挣扎导致的猝死等。

（二）间接损伤

间接损伤与强迫制动有关，表现为患者认知及自主活动和定向等功能退化，压力性损伤、大小便失禁等加剧，住院周期延长，院内感染发生率、坠床发生率和死亡率增加。身体约束还会给患者带来负性体验或心理创伤，表现为烦躁、焦虑、抑郁、恐惧、有屈辱感等，甚至会增加非计划性拔管率，同时增加谵妄的发生率。

四、约束安全管理

（一）评估工具

1. GCS 评分

详见第一章第一节意识障碍的评估与护理表 1-1。

2. 肌力

患者的肌力水平是护理人员评估非意外拔管风险的重要内容。详见第一章第三节运动障碍的评估与护理表 1-5。

3. RASS 评分

详见第一章第八节疼痛的评估与护理表 1-19。

4. TIP 治疗干预计划

TIP 治疗干预计划首先对患者的意识及定向力情况进行评估，若符合一级中的情况（病理性或治疗性无意识、病理性或治疗性肌无力、清醒且定向力正常、处于医务人员或其他重要人员持续监护中），则不采取身体约束。若不符合则进行二级及三级内容评估，即评估患者目前正在使用的设备或接受的治疗是否会危及生命。若非危及生命（外周静脉导管、鼻胃管、气囊导尿管、心电监护导联线、氧气面罩或鼻导管、单纯引流、敷料、脉搏血氧仪、血压计袖带、直肠造口袋或肛管），属于二级，继续评估患者意识情况。若患者意识清醒且定向力正常，则不使用身体约束；若患者意识模糊、定向力障碍或不合作，则尝试使用其他替代约束方法，若替代方法无效，则使用身体约束。若患者目前正在使用的设备或接受的治疗危及生命（颅内压监测仪或脑室引流管、胸腔导管、T管、动脉导管、气管插管或切开导管、机械通气、中心静脉管、主动脉球囊反搏、肺动脉导管、临时起搏器、三腔二囊管、耻骨上导尿管、静脉滴注维持血流动力学稳定的药物、经皮内镜胃造瘘管），属于三级。若患者此时符合一级情况，则不使用身体约束；若不符合，则使用身体约束（图2-6）。

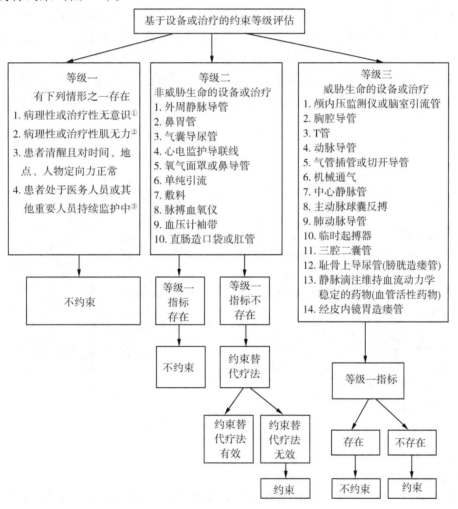

注：① 病理性或治疗性无意识指患者处于昏迷状态或RASS评分≤-3分；② 病理性或治疗性肌无力指MRC肌力分级标准≤3级；③ 患者处于医务人员或其他重要人员持续监护中是指监护者随时监护患者，有能力及时阻止患者发生非计划性拔管等医疗干扰事件。

图2-6　TIP治疗干预计划

5. 约束决策轮及等级

加拿大某医院 ICU 在 2006 年开展的为期 1 年的 "Knot so fast" 学习方案中，将自行研制的 ICU 约束决策轮及等级（图 2-7）作为评估工具。身体约束决策轮能够帮助护士快速、准确地做出是否对患者实施身体约束的临床决策。该决策工具分别从患者的"意识水平""治疗水平""自理水平"三个维度评估患者所需的"约束水平"，从而得到"约束""选择性约束""不约束"三种决策结果。圆环从外向内分别是约束等级、独立等级、设施等级、行为等级。具体为：当患者行为等级、设施等级、独立等级都指向"约束"时，护士应对患者采取约束措施；指向"不约束"时，则不采取任何措施；指向"选择性约束"时，护士按照约束决策轮罗列的 9 条措施选择性执行。替代措施包括：① 为患者创造宁静、安全的诊疗环境；② 经常为患者提供时间、空间、事件方面的定向；③ 医护人员指导和帮助患者接触和感受管路；④ 将管路和仪器设备置于患者看不到的地方；⑤ 分散、转移患者的注意力；⑥ 保持患者手中持有小物件；⑦ 评估患者是否存在焦虑和疼痛，并运用适当方法予以减轻；⑧ 查明患者不舒适或躁动的原因；⑨ 每日评估各种侵入性管路的必要性，尽早拔除。该评估工具明确指出使用身体约束的决策依据，科学地评估患者全身状态和预测发生危险的可能性，客观反映了约束的必要性，是有效且实用的工具。

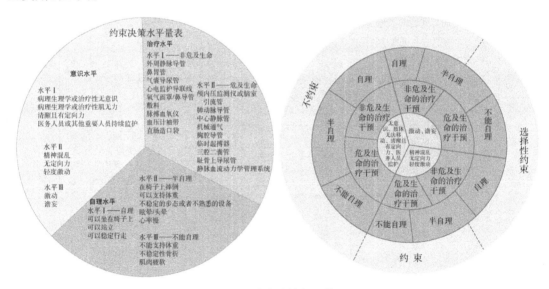

图 2-7 约束决策轮及等级

（二）身体约束辅助方法

1. 药物约束

药物约束是一种可以辅助甚至替代身体约束的方法。患者在身体被约束时可能会过度挣扎，反而妨碍诊疗与护理操作的进行。因此，对情绪过激的患者使用药物约束能使其得到更好的控制，并能避免其过度挣扎引起的各种不良影响。在使用药物约束时，需要注意药物的使用剂量以及观察患者是否产生不良反应。

2. 心理约束

心理约束的内容包括：① 重复告知患者不被允许或过于危险的事项；② 强制规定某些生活方式，如限定患者的入睡和起床时间；③ 保管患者的所有物以阻止其随意外出，如收走患者的眼镜、拐杖、外出衣服，以防患者随意离开。

（三）护理风险处理

1. 身体约束基本要求

护理人员应遵循最小化约束原则对患者实施身体约束，即最小范围或最短时间地限制患者身体或身体某部位的自由活动。应遵循患者有利原则，充分保护患者隐私及安全，对患者提供心理支持。约束过程中应动态评估，医、护、患三方及时沟通，并动态调整约束决策。

2. 约束评估

护理人员应选择合适的评估工具评估患者约束必要性，告知患者、监护人或委托人约束的相关内容，共同决策并签署知情同意书。紧急情况下，可先实施约束，再行告知。根据评估结果和医嘱，护理人员选择合适的约束方式和约束工具。若患者有解除约束的可能性，应每 8 h 评估一次，确认可行性后及时解除。对已趋平静的患者应每 4 h 评估一次，躁动的患者每 15 min 评估一次，直到平静。

3. 约束实施

医生开立身体约束相关医嘱后，护理人员据此进行身份识别以落实查对制度。约束工具的使用应遵循产品使用说明。护理人员须保持约束肢体置于功能位并保证有一定活动度，约束工具松紧度以能容纳 1~2 横指为宜，约束部位可给予毛巾、减压贴等皮肤保护。使用过程中，护理人员每 20 min 松解一次，动态观察患者约束部位局部皮肤颜色、温度、感觉、末梢血运等情况。一旦出现相关并发症，及时通知医生并处理。全面评估患者肢体运动情况，约束工具固定于患者偏瘫侧或不可及处，注意不应固定于可移动物体上。约束中宜使用床档，病床制动并降至最低位。记录身体约束的原因、约束部位、约束工具、执行时间及约束并发症等。

4. 解除约束

护理人员应严格掌握解除身体约束的指征：患者意识清楚、情绪稳定、精神或定向力恢复正常，可配合治疗及护理，无攻击、拔管行为或倾向；患者处于深度镇静、昏迷、肌无力状态；支持生命的治疗或设备已终止；可使用约束替代措施。若行多部位约束，宜根据患者情况逐一解除并记录。约束用具专人专用，一次性约束用具使用后按医疗废物处理，重复使用的约束用具使用后按产品说明书处理。

神经外科患者是高频率使用身体约束的人群，神经外科是非计划性拔管的高危科室。身体约束的实施跟患者、医护人员、家属、制度管理等诸多因素有关。在现阶段医疗水平模式下，医护人员应全面提高对身体约束的认知，在遵循相关制度要求的前提下，制定适合本科室的身体约束管理方案，积极寻找患者躁动的原因，运用身体约束评估工具明确约束指征，选择合适的约束工具，利用有效的替代措施减少不必要的身体约束，规范身体约束流程，减少身体约束及其相关并发症的发生，实现最小化约束，保障患者安全，提升临床护理质量，提高患者及家属的满意度。

第五节　卧位的安全管理

卧位是指患者休息和适应医疗护理时所采取的卧床姿势，临床上常根据患者的病情与治疗需要调整患者的卧位。神经外科患者由于受到意识状态、镇静剂、肌松剂、穿刺检查以及外科手术的影响，常需要安置合适的卧位。局部组织由于持续受压、血液循环障碍，容易发生压力性损伤。卧位护理贯穿颅脑疾病患者的整个治疗过程，正确的卧位可以促进脑静脉回流，保持脑灌注量相对稳定，维持颅内压稳定，减轻脑水肿；有利于呼吸道通畅和分泌物排出，减少鼻饲时吸入性肺炎的发生，增进患者舒适度，预防静脉血栓、压力性损伤等，同时方便进行各种监测。如果卧位不当，不仅会造成颅内压增高，还易引起患者呼吸不畅、脑缺氧以及颅内组织移位等异常现象，甚至会危及生命。

一、卧位的基本要求

卧位的平衡性与人体的重量、支撑面成正比，而与重心高度成反比。重心越低，接触面越大，越稳定。当身体各部位与四周环境处于合适的位置，使用合适的支持物或保护性设施时，患者会感到轻松自在。

卧位有以下几点要求：

（1）卧床姿势尽量符合人体力学要求，使体重平均分布于身体的负重部位，关节维持功能位置，以使内脏器官在体腔内拥有最大的空间。

（2）至少每 2 h 改变一次体位，以预防压力性损伤的发生。

（3）改变卧位时，做关节活动范围练习。

（4）保护隐私，注意保暖，适当地遮盖患者身体，促进身心舒适。

二、卧位的种类和特点

1. 水平仰卧位

体位的变化对人体影响最大的是呼吸系统和循环系统。人处于水平仰卧位时，重力对于循环系统的作用减少，回心血量增加，换气血流之比、上肺野和下肺野比较均一。但水平仰卧位时，头部与足部的动脉压相似，故颅内压将增高。由于心脏、膈肌的压迫，肺容量会减少，其顺应性也降低。

水平仰卧位适用于循环血量不足、血管扩张致静脉回流减少的患者，如休克或血流动力学不稳定及下肺野有病变的患者。由于平卧位时静脉回流增加，所以右心衰竭、肺水肿、颅压增高的患者不建议采用平卧位。水平仰卧位时，肺容量及顺应性都降低，因此有呼吸功能障碍的患者、肥胖者不宜采用此体位。

仰卧位适用于下列神经外科患者：① 昏迷、开颅全麻未清醒患者，保持其呼吸道通畅，取仰卧位头偏向一侧，防止误吸入呕吐物引起窒息。② 三叉神经痛显微血管减压术后患者，为预防低颅压综合征，应采取仰卧位 1～3 d，由于术中松解压迫神经的血管襻，刺激血管引起血管痉挛造成组织缺血，加之术中暴露手术部位及麻醉药的刺激，脑脊液大量释放而分泌减少，造成低颅压。

2. 半卧位

半卧位是上半身抬高30°~45°的体位，同时可将枕头放于膝关节下使腿屈曲，或两腿原样伸展。半卧位有利于食物通过幽门进入小肠，减少胃内容物潴留，从而有效减少反流及误吸；可使膈肌下降，减小呼吸时的阻力，增加肺扩张吸气时胸膜腔的负压，有利于肺扩张和改善通气功能；胸腔负压增加也有利于静脉血液及淋巴液的回流。但是，半卧位可导致骶尾部发生压力性损伤的危险性增高。

一般情况下，半卧位适用于心肺疾患所引起的呼吸困难、机械通气、颅内高压、腹盆腔手术后或有炎症、头面部手术后的患者；不适用于低心脏指数、低血压、外伤性脑损害等情况。

半卧位适用于下列神经外科患者：① 颅脑外伤伴脑脊液鼻漏者，嘱患者卧床休息，维持特定体位至脑脊液漏出停止后3 d（抬高床头30°~45°，头向患侧卧位），借重力作用使脑组织移向颅底硬脑膜裂缝处，使局部粘连愈合而封闭漏口。② 垂体腺瘤经鼻蝶窦术后患者，清醒后抬高床头30°~45°，以利于鼻腔、鼻窦渗血及分泌物的流出。③ 在鼻饲时抬高床头30°~45°，可利用地心引力作用防止食物反流，促进胃排空，以利于食物消化，防止发生误吸。

重型颅脑外伤、颅内肿瘤术后患者颅内压增高是由于发生了瘤腔出血或严重的脑水肿，因此术后清醒后，抬高床头15°~30°，以利于颅内静脉回流，减轻脑水肿，降低颅内压，减轻术侧眼部及面部肿胀，利于呼吸。

3. 侧卧位

侧卧位是脸面向一侧的卧位，面向的一侧身体稍向上，上肢屈曲，下肢髋关节、膝关节稍屈曲，下肢上侧比下侧伸向前。侧卧位的优点是可防止意识不清的患者误咽呕吐物和血液。患单侧肺疾病（肺炎、肺不张）时，如果取患侧卧位，由于重力的作用血流会增加，但患侧肺的通气却进一步受损，通气与血流灌注不匹配，导致低氧血症。所以，单侧肺疾患的患者宜采用健侧卧位。

以下情况禁用健侧卧位：肺脓肿、肺出血及间质性肺气肿。肺脓肿及肺出血宜采用患侧卧位，可防止引流物堵塞健侧肺；而间质性肺气肿患者采用患侧卧位的目的是预防肺过度膨胀。

4. 俯卧位

俯卧位时纵隔邻近胸骨，位于胸腔下方，能减少背侧肺组织的压力。因此，俯卧位时背侧胸腔压力小于仰卧位时背侧胸腔压力，胸腔内压力梯度差减小，原背侧萎陷的肺组织重新膨胀、扩张，改善了通气，减少了肺分流现象。俯卧位适用于急性呼吸窘迫综合征患者、各种原因引起的急性肺损伤患者。

禁忌证为休克、急性出血、复合伤、怀孕、颅内高压、近期腹部手术、脊柱不稳定。并发症为神经压迫、肌肉压伤、静脉淤血、视网膜损伤、受压部位压力性损伤、膈肌运动受限。

俯卧位适用于腰骶部脊髓脊膜膨出、脊髓栓系综合征患儿，麻醉苏醒后取侧卧位或俯卧位。取俯卧位时在双肩下、髂前上棘、膝、踝部置软枕预防压伤。患儿的体位改变后，注意观察其呼吸变化，在俯卧位时将头偏向一侧，以避免因口鼻被捂住而发生窒息。由于脑脊液漏出在术后48 h达到高峰，因此，应采取头低臀高位，下腹部垫一软枕或床尾抬高25°~30°，伤口局部用无菌棉垫加压包扎或用0.25~1.0 kg砂袋压迫切口，减少脑脊液漏出。

5. 头低足高位

慢性硬膜下血肿钻孔引流术后的患者应取患侧卧位下的头低足高位3 d，以利于残留血液或冲洗液的引流，促进血肿消失，同时结合补液，每天不少于2 000 mL，促使脑膨胀复位。为防止患者术后出现低颅压综合征，早期采取头低足高位，以改善脑脊液的循环，有助于脑脊液压力的上升。腰穿术后取头低足高位，不但可使颅内静脉充盈，还可加速脑室脉络丛转变生成脑脊液，使脑脊液压力保持相对稳定，同时增加颅内压，防止腰穿术后因椎管内压力降低而发生被牵引性头痛。注意颅内高压者禁用头低足高位。

6. 持续转动体位

持续转动体位是采用自动摇摆气垫床取代静态床，将患者的体位在左右两侧之间连续来回地旋转。每侧离水平线的最大角度为40°，每小时完成6~8次的左右来回转动。此方法可应用于昏迷、不活动等易感高危人群。

但持续转动体位期间可能出现输液管脱落、血压波动、心律失常、颅内压增高等情况。该体位不宜用于休克、严重低氧血症、严重心律失常、严重脊柱损伤及极度烦躁者。

三、神经外科术后卧位的要求及护理

1. 术后卧位的一般要求

针对全身麻醉术后没有清醒的患者进行护理时应采用仰卧位，将头调整至健侧，这样能够保证患者呼吸道分泌物的顺利排出。对于麻醉清醒后的患者应实施头部向上抬至相应高度，保证患者的头、颈、胸在同一斜面上，这样有助于颅内静脉回流，降低脑水肿发生率，有效改善脑循环代谢，是神经外科开颅患者手术后最佳体位。昏迷伴呕吐者宜取侧卧位或侧俯卧位以防误吸，昏迷伴舌后坠者应向前轻托下颌角，将头转向一侧后仰，确保呼吸道通畅。

幕上开颅手术、去骨瓣减压术后患者应取健侧卧位，防止压迫创口周围及脑组织引起局部水肿与坏死，以至颅内压增高。幕下手术前3 d取健侧卧位，床头抬高不超过30°。对于较大的肿瘤切除后，因颅内留有较大的空间，24 h内手术区应保持在高位，以免突然翻身时发生脑和脑干移位，引起大脑上静脉撕裂、硬膜下出血或脑干功能衰竭。

2. 颅内肿瘤术后体位护理

（1）对半球肿瘤患者在手术后应采取仰卧位，将头部转向未手术方向，这样不易发生由于对手术切口压迫而形成的颅内压增高现象。颅内动脉瘤术后患者应保持3 d平卧，避免出现脑组织血液供应不足现象。

（2）对垂体瘤患者在术后麻醉清醒之后应采取半卧位，抬高床头至50°左右，可有效促进颅内血液的良性循环，避免出现头部充血现象，方便患者口鼻腔分泌物的流出。此外，通过颅内组织借力压迫硬脑膜切口处，有助于切口愈合及降低脑脊液漏出现象的发生。

（3）对颅后窝肿瘤患者进行术后体位护理时，当麻醉患者清醒之后要以侧卧位为主，保持头部与颈部在一条直线上，并将头部略微伸展。根据情况，也可采取侧俯卧位，将面部稍侧向下方，这有助于口腔分泌物排出，避免发生窒息或误吸现象。翻身时应扶持患者头部，防止头部扭曲。肿瘤切除后残腔较大的患者，术后1~2 d内要避免患侧卧位，以免发生脑干移位，引发脑疝。

（4）对神经外科桥小脑角肿瘤术后患者进行护理时，主要采取侧卧位，健侧在上，3 d之后可进行翻身或头部转动，特别是针对肿瘤比较大的患者更需注意。由于肿瘤体积大会更靠近脑干处，肿瘤切除之后原肿瘤位置就会出现空腔，又由于减压使颅壁软化，从而影响术后颅内压的调节，破坏正常颅腔对脑的悬浮固定保护作用。

（5）对颅内肿瘤术后发生的脑出血患者进行体位护理时，要根据血肿情况确定体位。如果血肿比较小则采取健侧卧位，这样有助于血灶周围脑组织淤血和肿胀现象的改善；如果血肿比较大则采取患侧卧位，以避免出现血肿压迫健侧组织的情况。

四、特殊体位的要求及护理

1. 腰椎穿刺术

腰椎穿刺术是指通过穿刺第3~4腰椎或第4~5腰椎间隙进入蛛网膜下隙放出脑脊液的过程，既是诊断性操作，又是治疗性操作，广泛应用于神经系统疾病的诊断。

腰椎穿刺术的体位要求：穿刺前嘱患者侧卧于硬板床上，背部与床面垂直，头向前胸部屈曲，两手抱膝紧贴腹部，使躯干呈弓形。或由助手在术者对面用一手抱住患者头部，另一手挽住双下肢腘窝处并用力抱紧，使脊柱尽量后凸以增宽椎间隙，便于进针。

腰椎穿刺术后常见的并发症包括低颅压性头痛、后背痛等。传统的护理常采取术后去枕平卧4~6 h，目的是防止低颅压性头痛发生，但是会增加患者强烈的不舒适感，如腰背痛、头晕等，同时在一定程度上还会影响患者进食、饮水等生理需求。目前，成年人诊断性腰椎穿刺后卧床时间和体位的最佳证据表明，术后患者卧床时间的长短，以及术后采取的卧位与腰椎穿刺后头痛的发生并没有必然联系。穿刺后患者可以垫枕休息，也可以自由活动，由于不需要去枕平卧4~6 h，这也减少了患者术后腰背痛的发生，提高了患者的舒适度。腰椎穿刺后清醒的患者可采取自由体位，但应根据自身实际情况，进行相应的监测。

2. 介入栓塞术

介入栓塞术后应取仰卧位，因股动脉穿刺点处留有鞘管应避免髋关节活动，嘱患者穿刺侧下肢伸直勿弯曲，以免动脉鞘管损伤血管造成大出血。拔管后腹股沟穿刺点压迫15~30 min，再用弹力绷带加压包扎8 h，穿刺侧下肢给予约束带制动24 h。观察穿刺点有无渗血，周围皮肤有无瘀斑、皮下血肿、足背动脉搏动情况及肢端温度等，发现异常及时处理。术后长时间平卧可导致全身肌肉紧张、腰背酸痛、下肢麻木等不适症状，可指导患者在床上主动进行足趾及踝关节活动，如屈伸足背等。每 2 h 为患者进行一次被动肢体按摩，以促进血液循环，防止下肢深静脉血栓形成。

3. 脑室造影

脑室造影是把造影剂直接注入脑室，使脑室系统显影的方法，根据所用造影剂的种类，分为碘油造影、碘水造影和气体造影。随着 CT 的广泛应用，这种方法已较少使用。脑室造影具体步骤：患者仰卧位，行侧脑室穿刺并安置引流管；患者取坐位，头前屈，于侧脑室前角注入碘苯酯 3~5 mL，使之先停留于前角；然后缓慢抬头略后仰，使造影剂沿前角底部流经室间孔、第三脑室等，注入造影剂并摄片。造影后应及时放出脑脊液和/或气体，患者取平卧位，持续侧脑室引流或尽早进行手术。

脑室碘油造影注意事项：变换体位时，头抬起后仰勿过度，一般应保持眶耳线与水平面角度在 15°以内，否则易引起碘剂流入枕角。头宜向侧位倾斜 10°~15°。对于第三脑室前下部占位性病变，应让患者取坐位注入碘油和摄片。对于侧脑室内占位性病变，应在患侧进行脑室穿刺，并注入造影剂。脑室穿刺后如见颅内压很高，但脑脊液流出很少，则提示可能为大脑半球病变，应改做其他影像检查。

五、翻身的要求及护理

轴线翻身法：① 颈静脉孔区肿瘤患者因肿瘤体积较大，手术切除后颅脑局部创口尚未愈合，耳后颈部肌群功能未恢复，过度移动头部有损伤脑干及高位颈椎的危险，因此翻身前应佩戴好颈围，翻身时保持头、颈、躯干同一轴线，避免颈部突然扭曲翻向健侧。术后 48 h 内禁止患侧卧位，防止脑组织快速移位。体位改变后重视患者主诉，严密观察患者呼吸、脉搏、血压及瞳孔的变化。② 高颈髓髓内肿瘤患者由于椎板切除破坏了脊柱的稳定性，术后 6 h 内应去枕平卧，使用颈围固定，平卧时颈部两侧用砂袋制动，以预防颈部左右转动。每 2 h 协助患者轴线翻身一次。侧卧时，头部置水垫及颈部置砂袋制动，防止颈部过度扭转和屈伸造成颈髓扭伤而致呼吸障碍甚至骤停。③ 小脑肿瘤、桥小脑角肿瘤均位于后颅窝，手术会直接或间接影响脑干功能，出现呼吸、心率、血压改变及意识障碍等症状，因此要严密观察病情变化。术后体位要求严格，例如，垫枕过高可致后颈部肌肉张力增高，影响切口愈合，过低则患者不能耐受，而变动头部位置时易引起脑干移位或扭曲而致呼吸障碍。

翻身的注意事项：① 注意节力原则。② 采用轴线翻身法翻转时，要维持躯干的正常生理曲线，避免翻身时因脊柱错位而损伤脊髓。③ 有各种导管或者输液装置时，先将导管固定妥当，避免脱落、移位、扭曲、受压，保持导管通畅。④ 为手术患者翻身时需要先检查伤口敷料是否潮湿或脱落，必要时更换敷料并固定妥当后再翻身，注意伤口不可受压。⑤ 颈椎或颅骨牵引者，翻身时不可放松牵引，使头、颈、躯干保持在同一水平位翻动。⑥ 颅脑手术者，头部转动过度剧烈可引起脑疝，应取健侧卧位或平卧位。⑦ 石膏固定者，应注意患肢位置、末梢血运情况，防止受压。

六、并发症的观察及护理

1. 压力性损伤

压力性损伤是指由压力或压力联合剪切力导致的皮肤和/或皮下组织的局部损伤，通常发生在骨隆突处，可能与医疗设备或其他物体有关。压力性损伤是外科手术最常见的并发症，不仅给患者带来疼痛、焦虑情绪，还使患者住院时间延长、医疗费用增加甚至死亡，也增加了医疗机构的负担和卫生资源的消耗。体位护理时须注意避免使发生压力性损伤的骨隆突处继续受压。卧床患者，尽量保持床头水平位。有压力性损伤风险的患者，应避免长期采取坐位，长期采取坐位者应及时调整姿势进行减压。有压力性损伤风险的患者或已发生压力性损伤的患者，应按个人情况及护理计划及时进行体位变换。

2. 深静脉血栓

详见第四章第八节静脉血栓栓塞症的预防及护理。

医务人员应及时评估医院中是否有现存的或潜在的影响患者安全的因素，同时还要评估患者的自我保护能力以及影响因素。对意识模糊躁动、行动不便等具有潜在安全隐患的患者，护士应综合考虑患者及家属的生理、心理及社会等方面的需要，采取必要的安全措施，如保护性用具、辅助器等，为患者提供全面的健康维护，确保患者的安全，提高其生活质量。

第六节 肠内营养安全管理

神经外科重症（如重型颅脑创伤、脑肿瘤、重症脑血管病、颅内炎性病变等）患者常存在意识以及吞咽功能障碍、急性应激反应、激素分泌及内脏功能失衡等代谢紊乱，这会导致营养不良和免疫功能下降，继而使患者发生感染、脏器功能障碍及死亡的风险增加，影响临床结局。营养支持治疗历经半个多世纪的演变和实践，已成为临床疾病治疗不可或缺的方法。

一、概念

营养支持的途径可分为肠外营养（parenteral nutrition，PN）和肠内营养（enteral nutrition，EN）两大类。EN是指通过胃肠道途径提供营养物质的一种营养支持治疗方式。其中，患者在非自然饮食条件下口服肠内营养制剂称为口服营养补充（oral nutritional supplements，ONS）；对存在上消化道通过障碍的患者，经鼻胃（十二指肠）管、鼻空肠管、胃造口或空肠造口等方式给予EN制剂则称为肠内管道喂养（enteral tube feeding，ETF）。神经外科重症患者常不能或不愿经口摄食，或口服量不能满足营养需求，因此EN的实施基本上均需导管输入。

二、病理生理

凡具有肠道功能的患者，都应首选 EN 方式。与 PN 相比，EN 更安全、更经济、更符合生理要求。EN 能保护肠道黏膜细胞结构与功能的完整性，维持肠道机械屏障、化学屏障、生物屏障、免疫屏障的功能，减少肠道菌群移位。营养物质经门静脉系统吸收输送至肝脏，使代谢更加符合生理要求，有利于内脏（尤其是肝脏）的蛋白质合成和代谢调节。EN 可刺激消化液和胃肠道激素的分泌，促进胆囊收缩、胃肠蠕动，减少肝、胆并发症的发生。在同样热量和氮水平的治疗下，由于 EN 能有效促进肠蠕动的恢复，应用 EN 患者的体重增长和氮潴留均优于应用完全肠外营养（total parenteral nutrition，TPN）的。

三、EN 的安全管理

（一）营养筛查

在营养筛查（nutritional screening）—营养评定（nutritional assessment）—营养干预（nutritional intervention）中，营养筛查可以确定进一步的营养支持方案。实用的营养筛查工具应具备简便易行、适用范围广、有循证医学基础、经过临床有效性验证等特点，并可由医护人员及营养师完成。各种单一指标，包括人体测量数据、血清蛋白（albumin，ALB）、前血清蛋白（prealbumin，PA）等并不能准确而全面地反映患者的营养状况，局限性强，误差较大。因此，近年来为了增强对病患营养状况筛查的敏感性和特异性，研究者的目光主要集中在探讨复合指标的筛查工具上，常用筛查工具有预后营养指数（prognostic nutritional index，PNI）、微营养评定短表（mini-nutrition assessment short form，MNA-SF）、营养风险指数（nutritional risk index，NRI）、主观全面评定法（subjective global assessment，SGA）、营养不良通用筛查工具（malnutrition universal screening tool，MUST）、营养风险筛查表 2002（nutritional risk screening 2002，NRS-2002）、危重症患者营养风险评分（nutrition risk in the critically ill，NUTRIC）等，以上各有优缺点及应用范围。

虽然目前没有适用于一般住院患者和各种各样特殊住院患者的"金标准"筛查工具，但在客观的、按循证依据比较的基础上，NRS-2002 是目前的首选工具。NRS-2002 包括疾病状态评分、营养状态评分和年龄评分 3 个部分（表 2-6）。当总评分≥3 分时，即存在营养风险，需要定制营养诊断和治疗计划。当总评分≥5 分时，可定义为高营养风险。

表 2-6 NRS-2002 评估表

项目	内容	评估时间及结果	
一般资料	身高（m）		
	体重（kg）		
	体重指数（BMI，kg/m^2）		
	白蛋白水平（g/L）		

续表

营养风险筛查内容		评分			
疾病状态	骨盆骨折、慢性病患者有急性并发症，肝硬化、慢性阻塞性肺病、长期血液透析、糖尿病、肿瘤患者	1			
	腹部大手术、卒中、重症肺炎、血液恶性肿瘤患者	2			
	颅脑损伤、骨髓抑制（移植）、重症监护患者（APACHE Ⅱ >10 分）	3			
营养状态	正常营养状态	0			
	3 个月内体重减轻>5% 前一周进食量（与正常需要量相比）减少 25%~50%	1			
	2 个月内体重减轻>5% 前一周进食量（与正常需要量相比）减少 50%~75%	2			
	1 个月内体重减轻>5% 3 个月内体重减轻>15% 体重指数（BMI）<18.5 kg/m² 血清白蛋白水平<35 g/L 前一周进食量（与正常需要量相比）减少 50%~75%	3			
年龄	年龄≥70 岁算 1 分	1			
营养风险总评分					
干预措施	饮食+营养教育				
	饮食+口服营养制剂补充				
	完全肠内营养（TEN）				
	部分肠内营养（PEN）+部分肠外营养（PPN）				
	完全肠外营养（TPN）				
护士签名					

（二）EN 启动时间

对于危重患者，若其血流动力学相对稳定、无 EN 禁忌证，EN 于 24~48 h 即可开启。若患者处于休克或使用大剂量升压药等急性复苏早期阶段，可暂缓 EN，48~72 h 可达到目标水平。

（三）能量测定

间接能量测定（代谢车测定）是国内外营养指南共同推荐的评估能量需求的"金标准"，可提供实际能量消耗量数据，避免过度喂养与喂养不足。除此之外，Faisy 预测公式和 Penn State 预测公式也是很好的选择。研究显示，二者与代谢车测定结果接近，或基于体重的简化公式[25~30 kcal/(kg·d)]，来确定患者的能量需求。急性重症脑损伤患者急性应激期代谢变化剧烈，能量供给或基本底物比例不合适可能加重代谢紊乱和脏器功能障碍，导致不良结局。

(四) EN 供给目标

高营养风险患者（NRS-2002≥5 分或 NUTRIC≥5 分）或严重营养不良患者，只要能耐受，应在 24~48 h 内尽快使 EN 达到目标量。为了让患者在住院第 1 周内从 EN 获益，应努力争取于 48~72 h 内，通过 EN 提供大于 80% 的蛋白质与能量目标量。

1. **滋养型或低剂量喂养**

滋养型或低剂量喂养（low-dose trophic feeding）系为防止肠黏膜屏障功能受损、改善 EN 耐受性的小剂量低速喂养。目标量和喂养速度仍没有统一标准，一般 EN 输注速度为 10~20 mL/h，提供约 25% 的目标量。

2. **允许性低热卡喂养**

允许性低热卡喂养（permissive underfeeding）是给予患者小于 500 kcal/d 热量，24~48 h 内增加到目标量的 40%~60% 的营养策略。

3. **足量喂养**

足量喂养（full enteral feeding）是指按照间接能量（代谢车测定）的每日需要量，或 25~30 kcal/(kg·d) 的目标量提供热量。对有营养不良风险或严重营养不良的重症患者，48~72 h 达到能量供给目标的 80%，1 周内逐渐达到能量供给目标的 100%（图 2-8）。

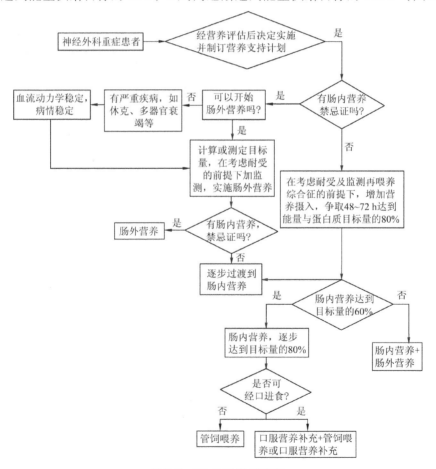

图 2-8　EN 供给目标策略

除提供能量外，应连续评估蛋白质供给的充分性。蛋白质补充是否充足与患者临床预后效果密切相关，蛋白质需求量预计为 1.2~2.0 g/(kg·d)。

（五）营养配方选择

EN 配方选择取决于对营养配方成分的了解以及对营养支持目标的确定。对病情复杂的患者，根据主要临床问题进行营养配方选择。

（1）EN 支持时应根据患者胃肠功能（如胃肠功能正常、消化吸收障碍及胃肠动力紊乱等）、并发疾病（如糖尿病、高脂血症、低蛋白血症等）因素综合考虑，可选择不同 EN 制剂（表 2-7）。

表 2-7　EN 制剂分类

分型		商品名称	剂型
预消化型	氨基酸型	维沃、小百肽	粉剂
	短肽型	百普力、百普素	粉剂、液体剂
整蛋白型	通用型	能全力、能全素	
		瑞高、瑞素、安素	粉剂、液体剂
	疾病特异型	康全甘、康全力、瑞代、瑞能	液体剂

（2）整蛋白通用型配方适合大多数患者，疾病特异型配方适合特殊代谢状态的患者。糖尿病或血糖增高患者可选用糖尿病适用型配方，如康全力、能全力。肝功能异常患者建议选择整蛋白配方，如安素。肝性脑病的患者建议选择富含支链氨基酸的 EN 配方。肾功能异常患者，在无使用肾病专用配方的条件下，选择标准 EN 配方。电解质紊乱的患者需要根据肾衰以及伴随的电解质状况进行针对性选择，如限制液体、低磷、低钾。采用透析或连续性肾脏替代治疗的患者应该增加蛋白质补充，最大量为 2.5 g/(kg·d)。

（六）EN 支持途径选择

在营养支持途径选择上，《神经系统疾病肠内营养支持操作规范共识（2011 版）》《神经外科危重昏迷患者肠内营养专家共识》指出：PN 和 EN 之间优先选用 EN，经周围静脉营养（peripheral parenteral nutrition，PPN）与经中心静脉营养（central parenteral nutrition，CPN）之间优先选用 PPN，EN 不能满足患者营养需要时可以用 PN 补充，营养需要量较高或期望短期改善营养状况时可用 CPN，需较长时间营养支持者应设法应用 EN。

短期（小于 4 周）EN 患者首选鼻胃管喂养，不耐受鼻胃管喂养或有反流和误吸高风险患者选择鼻肠管喂养。长期（大于 4 周）EN 患者在有条件的情况下，可选择经皮内镜下胃造瘘术（percutaneous endoscopic gastrostomy，PEG）或经皮内镜下空肠造瘘术（percutaneous endoscopic jejunostomy，PEJ）。逐步能经口喂养时，可选择 ONS。

1. 鼻胃管喂养

鼻胃管喂养是提供短期 EN 最简单、最常用的方法，符合生理需求，置管简单，适用于大多数患者，根据胃管的材质、特点、用途、需要留置的时间、效价比等选择合适的胃管，建议使用软、灵活的小口径胃管。长期鼻饲患者使用聚氨酯或者硅胶胃管，成人可选择14号胃管，优先选择螺旋形鼻胃管。

胃管置入的长度：在常规置入，即在患者的耳垂—鼻尖—剑突距离的基础上，多置入5~7 cm，推荐延长鼻胃管置入长度至65 cm，以保证胃管末端到达胃幽门后（图2-9）。胃管长度<48 cm容易发生鼻胃管异位，导致误吸。

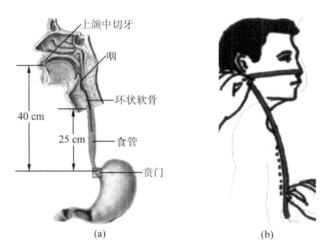

图2-9　胃管置入的长度

首次喂养前要确定胃管位置，管饲患者每4 h评估一次胃管的位置，日常维护时避免单独采用胃内容物pH测定法、二氧化碳浓度测定法、肉眼观察胃内容物、听气过水声等方法判断鼻胃管位置，推荐采用综合方法进行判断。同时，要标记体外胃管长度，喂养时注意观察有无长度改变，发生明显改变时，床旁检测胃管位置。

在并发症方面，鼻胃管患者易发生反流、吸入性肺炎、窒息、误吸也易导致鼻、咽与食管损伤及器械相关压力性溃疡等并发症。鼻胃管不适用于严重胃肠道功能障碍及食管炎、食管狭窄或反复呕吐、胃反流者，由于材质原因，须定时更换。

2. 鼻肠管喂养

神经系统疾病患者常伴胃肠动力不全，胃残留量（gastric residual volumes，GRV）>100 mL，超过24 h未改善，对经胃喂养不耐受且使用促胃动力剂24~48 h后仍然存在GRV>500 mL、胃瘫或有高误吸风险的患者，采用鼻肠管置入。目前鼻肠管的放置技术分为五类：一是徒手放置，可使用各种手段对导管位置进行辅助判断；二是磁导航引导；三是X线引导；四是内镜引导；五是X线与内镜相结合。

鼻肠管放置完成后，可行腹部拍片、B超定位，明确导管位置。每班在鼻饲前观察鼻肠管外露长度的变化，有疑问应重新摄片确定喂养管位置。不推荐采用听诊法、抽吸液体pH试纸鉴定法进行导管位置的确认。

鼻肠管在减少并发症方面优于鼻胃管，但易发生导管移位，以及腹泻、腹胀、肠痉挛、器械性压力性溃疡等并发症。鼻肠管不适用于远端肠梗阻、小肠吸收不良者，且置管不易，内径较细易堵塞。

3. 经皮内镜下胃造瘘术（PEG）

PEG 适用于食管闭锁、狭窄及意识障碍、昏迷患者，肺部并发症危险性高及不能耐受经鼻置管者也适用。从美观角度来讲，PEG 更易于被患者接受，可长期使用，但易引起反流、吸入性肺炎、造口出血、造口旁皮肤感染、胃内容物漏出、包埋综合征及导管堵塞与脱落等并发症；不适用于存在原发性胃病，胃、十二指肠排空障碍，严重反流者。《中国神经外科重症患者消化与营养管理专家共识（2016）》指出，脑室-腹腔分流术后患者为避免感染，慎用穿刺置管术。对于卒中吞咽障碍的患者，不推荐早期应用 PEG，如果需要长期（大于 4 周）EN，可酌情考虑 PEG 喂养。

PEG 置管示意图如图 2-10 所示。

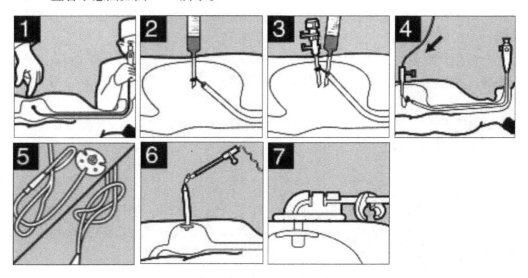

图 2-10　PEG 置管示意图

4. 经皮内镜下空肠造瘘术（PEJ）

患者在不能或不适应经 PEG 进行直接胃内营养供给时，PEJ 是一种代替 PEG 的有效营养供给途径。它适用于有高吸入风险、胃动力障碍者。PEJ 途径的常见并发症有：造口出血、造口旁皮肤感染，导管堵塞、脱落，肠液外漏，腹泻、腹胀、肠痉挛，包埋综合征等。PEJ 所用导管内径较细，易堵塞，不适用于肠梗阻、广泛肠粘连、消化道出血者，脑室-腹腔分流者慎用。

EN 支持的途径很多，每种方法都有特定的适应证及风险。在临床上应根据患者实际情况进行选择。无论是短期 EN 的放置鼻肠管，还是长期 EN 行 PEG、PEJ，内镜引导都是一种相对安全、有效、简单且在临床广泛应用的方法。喂养通路的选择原则：满足 EN 需要，置管方式尽量简单、方便，尽量减少对患者的损害，舒适和有利于长期带管。

四、护理评估

(一) 胃肠功能评估

神经外科重症患者并发腹胀、便秘、腹泻等胃肠道问题并不少见,这些均是急性胃肠损伤(acute gastrointestinal injury,AGI)常见的临床表现。依据损伤的严重程度,胃肠功能损伤可分为以下四个等级。

(1) AGI Ⅰ级:有明确病因并出现胃肠功能丧失,表现为短暂的、自限的胃肠道症状。

(2) AGI Ⅱ级:胃肠道消化和吸收功能部分丧失,无法满足机体对营养物质和水的需求,需人工干预。

(3) AGI Ⅲ级:即使人工干预胃肠功能也无法恢复,表现为持续的肠内喂养不耐受。

(4) AGI Ⅳ级:胃肠功能丧失,并导致远隔器官损伤,危及生命。

AGI 危险因素包括:严重颅脑或脊髓损伤,GCS 评分<8 分,手术时间>4 h,严重颅内压增高,颅内感染,休克,机械通气>48 h,抗凝剂、大剂量糖皮质激素应用,有消化道出血史等。

胃肠功能正常或轻度损害(AGI≤Ⅰ级):初始 25 mL/h 整蛋白 EN 配方。胃肠功能中度损害(AGIⅡ~Ⅲ级):初始 10~15 mL/h 预消化 EN 配方。胃肠功能重度损害(AGI Ⅳ级):暂缓 EN。

(二) EN 耐受性评估

喂养不耐受综合征(feeding intolerance,FI):当经过 72 h,能量供给目标不能由 EN 途径实现,或者因任何临床原因停止 EN,须考虑 FI。呕吐、腹胀、腹泻为重症患者 FI 的主要临床表现(表 2-8)。

表 2-8 EN 耐受性评估表

项目	0 分	1 分	2 分	3 分
腹胀或腹痛	无	轻度	明显腹胀,或腹痛自行缓解,或腹内压 15~20 mmHg	严重腹胀,或腹痛不能自行缓解,或腹内压>20 mmHg
恶心或呕吐	无	有轻微恶心,无呕吐	恶心呕吐(不需胃肠减压)或 GRV>250 mL	呕吐(需胃肠减压)或 GRV>500 mL
腹泻	无	稀便 3~5 次/d,且量<500 mL	稀便≥5 次/d,且量 500~1 500 mL	稀便 ≥ 5 次/d,且量>1 500 mL

开始 EN 时应放慢速度(10~20 mL/h),同时仔细监测腹部和胃肠道症状。一旦腹部和胃肠道症状缓解并且无新发症状,应缓慢增加 EN 速度。不耐受喂养或有新发症状(如腹痛、腹胀或腹内压升高)者不应增加 EN 速度,而应依据症状轻重以及是否存在危险的病理过程(如肠系膜缺血)决定是继续慢速进行 EN 还是终止 EN(图 2-11)。

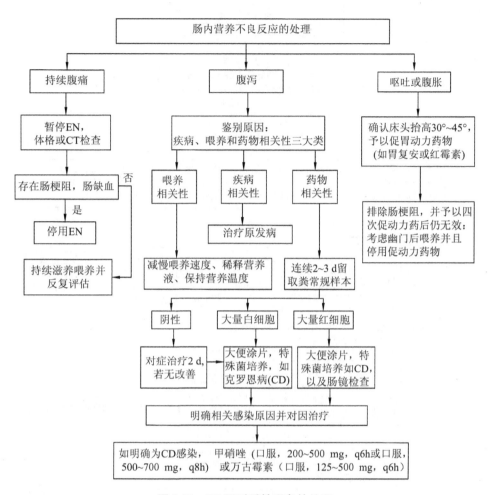

图 2-11 EN 不耐受性现象的处理

（三）EN 喂养常见并发症

EN 过程中由疾病、营养支持不耐受、感染及药物等原因造成的并发症较多见，包括胃肠道并发症（胃潴留、恶心、呕吐、腹泻、腹胀、便秘）、感染性并发症（吸入性肺炎、胃肠营养液及输注系统污染）、代谢性并发症（电解质紊乱、血糖紊乱、肝功能损害）、机械性并发症（堵管、管路移位）及精神性并发症（患者各种不适、饥饿感、悲观）。详见第四章第十节肠内营养常见并发症的预防及护理。

（四）EN 喂养流程

神经外科重症患者血流动力学稳定后，护理人员应在胃肠功能评估基础上，参考重症患者喂养流程（图 2-12），依据胃肠功能等级、肠内喂养耐受性和误吸风险，选择合适的 EN 喂养方式。

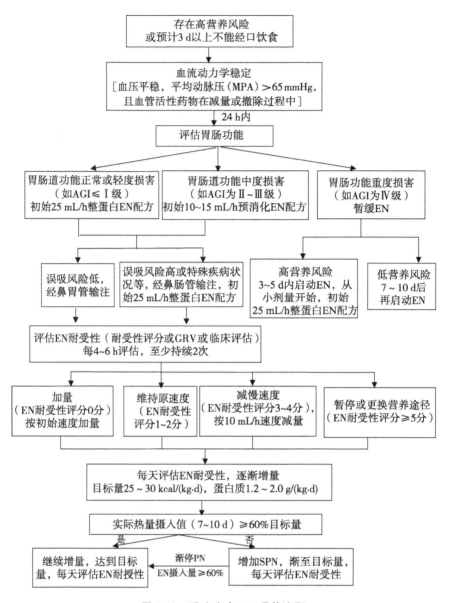

图 2-12 重症患者 EN 喂养流程

五、护理措施

(一) EN 护理

(1) 使用 EN 前评估：胃肠道功能评估，如恶心、呕吐、便秘、腹胀、腹泻、听诊肠鸣音等；对于经胃喂养患者，评估 GRV；对于意识障碍患者或老年患者鼻饲前翻身，评估呼吸道情况，及时吸净分泌物，避免发生误吸。

(2) 在配制、使用 EN 的过程中，注意"三查七对"。做到现配现用，24 h 内用完，并每天更换输注皮条。

(3) 每次喂养前，必须确定鼻胃管位置和深度，确认喂养管在位通畅。

（4）EN 输注瓶与输注皮条要有明显的标识，与各类管道分开放置，特别是输液管道应分开输注，避免管道误接。EN 输注瓶上非静脉用药标签应注明床号、姓名、途径及营养液名称，鼻饲皮条上非静脉用药小标签应注明日期及途径并粘贴在醒目处（靠近墨菲斯滴管处）。

（5）无禁忌证的情况下，在实施 EN 期间抬高患者床头 30°~45°。

（6）EN 的输注一般采取经泵持续滴入方式，遵循循序渐进的原则，浓度由低到高，速度由慢到快，量由少到多。EN 的起始量一般根据医嘱执行或 20~50 mL/h，且在起始量达到全量期间，应每 4~6 h 评估胃肠道功能情况。

（7）输注过程中，应妥善固定喂养管，保持其通畅。连续管饲过程中，至少每隔 4 h 用 20~30 mL 温水脉冲式冲管一次，药物注入及管饲前后以 10~30 mL 温水冲洗饲管，药物须经碾碎、溶解后注入，注意配伍禁忌，分开注射，避免堵管。注药及冲管应使用专为 EN 输注设计的医疗器械推杆式灌注器，避免使用为肠外用药设计的器械，并粘贴非静脉用药标签，标注好日期及途径。特殊喂养管根据实际情况可缩短冲管时间。

（8）连续输注过程中，经胃喂养的患者每隔 4~8 h 评估 GRV。若 GRV>150 mL，应延缓输注；若 GRV>200 mL，遵医嘱使用促胃肠动力药物。GRV<500 mL 时，若没有不耐受的其他表现，不应终止输注（表 2-9）。

表 2-9 成人 EN 泵操作流程

评估	1. 双人核对医嘱
	2. 评估患者合作程度、营养状况
	3. 评估患者喂养管情况、输注方式、有无误吸风险
	4. 评估患者有无腹部不适及腹泻、胃潴留等并发症
	5. 告知患者操作目的及过程，取得患者配合
操作前准备	1. 人员准备：仪表整洁，符合操作要求。洗手、戴口罩
	2. 物品准备：治疗车上层放置清洁治疗盘（内有专用 EN 推注器 1 个、营养管、无菌手套 1 副）、EN 液、EN 泵、生理盐水或温开水、EN 泵固定架。以上物品须符合要求，并均在有效期内。治疗车下层放置医疗垃圾桶、生活垃圾桶
	3. 环境准备：安静整洁，宽敞明亮，室温适宜
操作过程	1. 携用物推车至患者床旁，核对床号、姓名、病历号和手腕带
	2. 如病情允许，协助患者取半卧位
	3. 用 20~30 mL 温开水冲洗喂养管
	4. 将 EN 输液器与 EN 液连接并排气后，将营养管安装入 EN 泵内，另一端与喂养管连接
	5. 打开 EN 泵，调节输注速度和总量后启动

操作过程	6. 持续泵入营养液过程中，每 4 h 冲管一次： （1）冲管时先暂停 EN 泵； （2）抽取 20~30 mL 生理盐水或温开水； （3）断开 EN 输液器和喂养管连接处，打开喂养管给药口帽，脉冲式推注； （4）重新连接 EN 输液器和喂养管，启动 EN 泵
	7. 每 4~6 h 评估 EN 耐受性，根据 EN 耐受性评分调节 EN 输注速度
操作后	1. 关闭 EN 泵，撤除 EN 液和 EN 输液器
	2. 向喂养管注入 20~30 mL 生理盐水或温开水
	3. 封闭喂养管，并妥善固定
	4. 观察患者是否有腹胀、腹泻、呕吐、电解质紊乱等表现

（二）健康宣教及导管更换

（1）提供关于 EN 的书面指导，向患者及其陪护人员讲授喂养管的全部使用流程和药物相关知识。

（2）为患者提供口腔卫生方面的宣教，协助每天刷牙 2 次。

（3）所有导管应根据制造商的说明书规定进行更换。在计划换管前 2 h 内应禁止清水输注，4 h 内禁止食物输注，在此期间只能输注基本药物。

（三）EN 的终止时间

神经外科重症患者康复治疗效果良好、吞咽障碍改善、经口摄食超过 75% 目标时，应停止管饲喂养而改为完全经口摄食。

临床营养支持治疗的发展极大地改善和促进了临床营养不良和高风险患者的临床结局和生活质量，各类患者病情的复杂性和多样化，也给合理、安全、有效地实施 EN 带来极大的挑战。为了提高临床营养的疗效，减少相关并发症，喂养安全也是临床护士关注的重点，护理团队须制定更加规范、合理的标准化操作流程，加强营养支持过程的监测，定人、定时、定量完成各项指标，及时掌握患者营养支持的疗效与反应，调整治疗、护理方案，使营养支持更加规范、合理。

第三章 神经外科应急处理

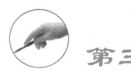

神经外科患者由于颅脑受损，病情危重，易发生并发症，导致急危症状的产生，如脑疝、癫痫、误吸、神经源性肺水肿、脑灌注压突破综合征、高血压急症等。如抢救不及时，可产生严重后果，甚至危及生命。当急症发生时，应准确、快速地进行对症处理，避免造成更严重的损伤，把对患者机体造成的损害程度降到最低。

第一节 癫痫的应急处理

癫痫是一种常见的神经系统疾病。癫痫的患病率为7‰，全球癫痫患者超过5 000万人，中国约有900万以上的癫痫患者，每年新发患者20万人~40万人，各年龄段均可发生。癫痫症状易反复发作，给社会、家庭和个人均带来沉重负担。除原发疾病外，颅脑损伤可并发颅脑创伤后癫痫。颅脑创伤患者经过早期癫痫预防，仍有4%~53%会发生晚期癫痫，加重继发性脑损害，严重影响患者的生存质量。

一、相关概念

（一）定义

1. 癫痫发作

癫痫发作是指具备突发突止、短暂一过性、自限性等特点，脑电图存在异常过度同步化放电的临床发作。

2. 癫痫

癫痫是指以反复癫痫发作为共同特征的慢性脑部疾病状态。但对于临床诊治来说，该定义并不适合。2014年国际抗癫痫联盟（International League Against Epilepsy，ILAE）明确提出癫痫的临床实用定义，即只有1次癫痫发作也可诊断为癫痫，但这次发作要满足以下任何一种条件方可诊断：① 至少2次相隔时间>24 h 的非诱发性或非反射的癫痫发作；② 1次非诱发性或非反射的癫痫发作，并且在未来10年再发风险与2次非诱发性发作后的再发风险相当，至少为60%；③ 诊断某种癫痫综合征，至于选择大于60%，是因为这是2次非诱发性癫痫发作再发风险可信区间的下限。

增加癫痫发作概率的证据包括：① 脑电图提示癫痫样异常；② 头颅影像提示结构性损害；③ 先前的脑损伤；④ 夜间发作。

3. 癫痫综合征

癫痫综合征是指一组由特定临床表现和脑电图改变组成的癫痫疾患，着重强调脑电与临床结合的综合征，如颞叶癫痫、额叶癫痫、儿童良性癫痫伴中央颞区棘波、青少年肌阵挛性癫痫等。但并非所有患者均能明确诊断为某种癫痫综合征。

4. 癫痫性脑病

癫痫性脑病是指由频繁癫痫发作和/或癫痫样放电造成的进行性神经精神功能障碍或退化。临床上强调该病的发生是由于癫痫本身异常造成进行性神经功能衰退。

5. 癫痫持续状态（status epilepticus，SE）

癫痫持续状态是神经外科常见的急危重症，是指全面性惊厥发作超过 5 min，或者非惊厥性发作或部分性发作持续超过 15 min，或者 5~30 min 内两次发作间歇期意识未完全恢复。

(二) 病因

按照病因癫痫可分为三类。

1. 特发性癫痫

特发性癫痫又称为原发性癫痫。病因不明，可能与遗传因素密切相关，未发现脑部存在足以引起癫痫发作的结构性损伤或功能异常。该病多在儿童或青年期首次发病，具有特征性临床及脑电图表现。

2. 症状性癫痫

症状性癫痫又称为继发性癫痫。病因明确，为中枢神经系统结构损伤或功能异常，如颅脑外伤、脑肿瘤、脑血管疾病、脑炎和脑膜炎、脑寄生虫病、颅脑产伤或尿毒症、肝性脑病、大出血、阿-斯综合征、一氧化碳中毒等全身性疾病。该病占全部癫痫病例的大多数，各个年龄组均可发病。

3. 隐源性癫痫

隐源性癫痫病因不明，临床表现为症状性癫痫，但目前的检查手段未能发现明确的病因。患者多为儿童，在特定年龄起病，无特殊临床和脑电图特征。

(三) 发病机制

癫痫的发病机制迄今为止未完全阐明。神经系统具有复杂的调节兴奋和抑制的机制，通过反馈活动，使任何一组神经元的放电频率不会过高，也不会无限制地影响其他部位，以维持神经细胞膜电位的稳定。不论是何种原因引起的癫痫，其电生理改变是一致的，即发作时大脑神经元出现异常的、过度的同步化放电。其原因为兴奋过程的过盛、抑制过程的衰减和/或神经膜本身的变化。脑内最重要的兴奋性递质为谷氨酸和天冬氨酸，其作用是使钠离子和钙离子进入神经元，癫痫发作前病灶中这两种递质显著增加。不同类型癫痫的发作机制可能与异常放电的传播有关：异常放电被局限于某一脑区，表现为局灶性发作；异常放电波及双侧脑部，则出现全面性癫痫；异常放电在边缘系统扩散，引起复杂部分性发作；异常放电传至丘脑神经元后被抑制，则出现失神发作。

(四) 诱因

癫痫发作的诱因很多,如电解质紊乱、各种代谢异常、内分泌失调都会影响神经元放电阈值。临床研究发现,睡眠—觉醒周期与癫痫发作有密切关系,全面强直—阵挛发作常发生于晨醒后,婴儿痉挛症多于醒后和睡前发作,患者缺乏睡眠可能会诱发癫痫发作,少数患者仅在月经期或妊娠早期发作。疲劳、饥饿、情绪激动、饮酒、便秘也会诱发癫痫发作,部分患者仅在闪光、音乐、下棋、阅读、沐浴、刷牙等特定条件下发作。

二、临床表现

(一) 分类

根据癫痫发作时的临床表现和脑电图特征,国际抗癫痫联盟于2017年提出了新的可操作的癫痫发作类型和癫痫的分类(图3-1)。

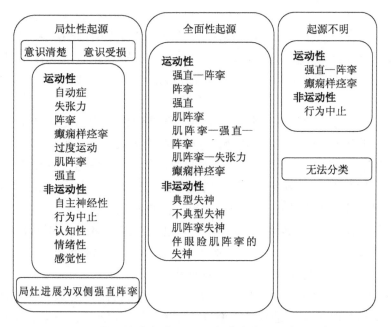

图3-1 国际抗癫痫联盟2017年癫痫发作分类扩展版

癫痫发作的分类始于确定癫痫发作的最初症状是局灶性的还是全面性的。发作起源可能未能观察到或模糊不清,此时发作为起源不明。

"起源不明"的发作不是真正独立的发作类型,而是为那些起源未知的发作预留的位置,也可以根据运动或非运动性症状进行进一步描述。只有当临床资料极度缺乏,该发作起源的性质缺乏特异性,即没有运动或非运动性特征,知觉状态也不清楚时,该发作才能被归为"无法分类的发作"。

局灶性癫痫发作可分为意识清楚和意识受损性癫痫发作,这里的"意识清楚"是指患者发作时知道周围发生的事,而不是患者能够回忆自己有没有发生过癫痫。局灶性癫痫发作与运动和非运动性体征、症状有关。除非非运动性(如感觉)症状和体征显著,如一侧肢体有麻木感和针刺感,否则运动性信号通常会占主导地位,如身体的某一局部发生不自主抽动。癫痫局灶性发作扩展后可进展为双侧强直—阵挛。

（二）症状与体征

1. 癫痫发作具有共性特征

（1）发作性：癫痫症状突然发生，持续一段时间后迅速恢复，间歇期正常。

（2）短暂性：每次发作时间短暂，一般为数秒或数分钟，除癫痫持续状态外，其他情况很少超过 5 min。

（3）刻板性：每次发作的临床表现几乎一样。

（4）重复性：第一次发作后，经过不同间隔时间会有第二次或更多次的发作。

2. 癫痫发作具有个性特征

不同临床类型的癫痫临床表现不一样，其具有的特征是一种类型的癫痫区别于另一种类型癫痫的主要依据。

3. 癫痫发作分期

大多数全面性癫痫发作中，意识均会出现受损，分为运动性和非运动性（失神发作）两种。全面强直—阵挛发作是癫痫大发作，较常见，危害性很大。发作前可有瞬间疲乏、麻木、恐惧或无意识动作等先兆表现。早期出现意识丧失、跌倒在地，其后的发作过程分为三期。

（1）强直期：表现为全身骨骼肌持续收缩，眼肌收缩至眼睑上牵，眼球上翻或凝视；咀嚼肌收缩，口部张开，随后口突然闭合，可使牙咬伤舌尖；喉部肌肉和呼吸肌收缩致患者尖叫一声，甚至呼吸停止；颈部和躯干肌肉收缩使颈和躯干先屈曲，后反张上肢由上举后旋转为内收前旋，下肢先屈曲后猛烈伸直。此期常持续 10~20 s，其后转入阵挛期。

（2）阵挛期：不同肌群收缩和松弛交替出现，由肢端延及全身。阵挛频率逐渐降低，松弛期逐渐延长，在一次剧烈阵挛后发作停止，进入发作后期。此期持续 30~60 s。

以上两期均可发生舌咬伤，并伴呼吸停止、心率增快、血压升高、唾液和支气管分泌物增多、瞳孔扩大及对光反射消失等，Babinski 征可为阳性。

（3）发作后期：此期尚有短暂阵挛，以面肌和咬肌为主，造成牙关紧闭。本期全身肌肉松弛，其中括约肌松弛可造成大小便失禁；呼吸首先恢复，心率、血压和瞳孔逐渐正常；之后肌张力降低，意识逐渐清醒。从发作开始至意识恢复历时 5~10 min。清醒后患者常感头痛、头晕和疲乏无力，对抽搐过程不能回忆。部分患者意识模糊，若强行约束患者可能发生自伤或伤人。

4. 癫痫发作的表现

颅脑创伤后早期癫痫样发作由于异常放电的神经元在大脑中的部位不同而有多种多样的表现，可以是运动、感觉、意识、行为、精神或自主神经的障碍，伴有或不伴有意识程度的变化，晚期癫痫表现为反复癫痫样发作。

三、应急评估

（一）症状与体征

评估内容包括：患者有无脑部疾病或损伤、发作前的临床先兆、发作的诱因等；癫痫发作的类型、具体表现,是否伴有舌咬伤、跌倒和尿失禁等;患者的意识、瞳孔有无改变。

(二) 辅助检查

1. 脑电图

脑电图是诊断癫痫最重要的辅助检查方法。典型表现是棘波、尖波、棘—慢或尖—慢复合波。常规头皮脑电图仅能记录到49.5%患者的癫痫样放电,重复3次可将阳性率提高到52%,采用过度换气、闪光等刺激诱导可进一步提高阳性率。

2. 实验室检查

通过血常规、血糖、血寄生虫等检查,了解有无贫血、低血糖、寄生虫病等。

3. 神经影像学检查

神经影像学检查包括CT和MRI,可发现脑部器质性改变、占位性病变、脑萎缩等,对癫痫及癫痫综合征诊断和分类有帮助。功能影像学检查如SPECT、PET等能从不同角度反映脑局部代谢变化,辅助癫痫灶的定位。

(三) 诱发因素

评估患者内环境情况,有无电解质紊乱、各种代谢异常、内分泌失调;有无疲劳、睡眠缺乏、饥饿、情绪激动、饮酒、便秘、灯光刺激等。评估患者服用抗癫痫药物的情况,有无中断治疗,检测抗癫痫药的血药浓度是否在有效范围内。

四、急救处理

(一) 处理原则

保持稳定的生命体征和进行心肺功能支持;终止癫痫发作;减少发作对脑部的损害;寻找并尽可能去除病因和诱因;处理并发症、迅速控制发作是治疗的关键,否则可能危及生命。

(二) 急救护理

1. 保持呼吸道通畅

立即解开患者衣领、裤带,取出活动性义齿,置患者于头低侧卧位或平卧位头偏向一侧,及时清除呼吸道分泌物和呕吐物,防止窒息。必要时备好床旁吸引器、气管插管或气管切开包,建立人工气道。给予氧气吸入,以减轻脑部缺氧状态对脑组织的损害,保护脑细胞。

2. 控制发作

开放静脉通路,遵医嘱使用抗癫痫药物。

(1) 药物首选地西泮10~20 mg,使用时注意缓慢静脉注射,速度不超过2 mg/min,复发者可在30 min内重复应用。患者处于癫痫持续状态时,可予地西泮60~100 mg溶于质量分数为5%葡萄糖盐水中,于12 h内缓慢静滴。使用中严密观察呼吸、脉氧,防止呼吸抑制,必要时使用呼吸兴奋剂。

(2) 10%水合氯醛,成人用量25~30 mL/d,儿童用量0.5~0.8 mL/kg,加等量植物油保留灌肠。

（3）苯妥英钠 10~20 mg/kg，溶于 20~40 mL 生理盐水中，静脉注射，速度不超过 50 mg/min。

（4）异戊巴比妥钠 0.5 g，溶于 10 mL 注射用水中，静脉注射，速度不超过 0.1 g/min。特别注意葡萄糖溶液能使某些抗癫痫药物沉淀，尤其是苯妥英钠。

3. 安全护理

告知患者有前驱症状时立即平卧，采取保护措施，以避免意外受伤。若患者在活动状态时发作，应防止其摔倒，立即将患者缓慢置于平卧位。若发作时在院外，患者由于所处环境不同，如车内、马路或水源、火源边等，可能会有生命危险，应迅速将患者转移至环境安全的地带，搬运过程中注意保护好肢体，采用 4 人搬运法，不可强拉、用力拖拽，以免造成肢体损伤。癫痫大发作期间患者会全身僵直、痉挛，甚至会骨折，不宜搬动，可以先就地抢救，待症状稍有缓解后再将患者转移至安全地带继续抢救。对于处于癫痫持续状态、极度躁动或发作停止后意识恢复过程中有短时躁动的患者，应有专人守护，防止坠床，并给予床栏防护，必要时用约束带给予保护性约束。操作过程中可用牙垫或裹纱布的压舌板塞入患者口腔内上下臼齿之间，以预防舌咬伤。发作时若四肢抽搐，不可强行按压抽搐肢体，可用棉垫或软垫保护易擦伤的大关节，防止脱臼和骨折。

4. 病情观察

立即给予心电监护，严密观察患者的生命体征、意识及瞳孔变化，注意脑水肿和脑疝的发生。观察发作过程中有无心率增快、血压升高、呼吸减慢或暂停、瞳孔散大、牙关紧闭、大小便失禁等情形发生。观察癫痫发作的类型、具体发作的部位、发作先兆、发作起始和持续时间、发作频率，发作时有无合并外伤、舌咬伤，有无头痛、疲乏及行为异常，做好护理记录。

（三）发作间歇期护理

1. 体位护理

抬高床头 30°，以促进颅内静脉回流，降低颅内压。

2. 安全护理

给患者创造安全的休养环境，床两侧均装好床栏，床旁桌上禁止放置热水瓶、玻璃杯等危险物品。对于有癫痫发作史并有外伤史的患者，在病室内显著位置放置"小心跌倒，小心舌咬伤"的警示牌，随时提醒患者、家属及医护人员做好防止发生意外的准备。

3. 用药护理

向患者和家属强调长期甚至终身用药的重要性，告知患者和家属少服或漏服药物等不遵守药物治疗原则的行为是导致癫痫发作、引发难治性癫痫或癫痫持续状态的最重要的危险因素，向患者和家属介绍用药原则、所用药物的常见不良反应和应注意的问题，能否停药及何时停药取决于所患疾病的类型、发作已控制时间及减量后反应等，嘱患者切勿自行减量、停药和更换药物，应在医护人员指导下增减剂量和停药。抗癫痫药物应于餐后服用，以减少胃肠道反应。用药前进行血、尿常规和肝、肾功能检查，用药期间监测血药浓度并定期复查相关项目，以及时发现肝损伤、神经系统损害、智能和行为改变等严重不良反应。告知患者多数不良反应为短暂性的，缓慢减少药量即可明显减轻不良反应。

4. 心理护理

癫痫患者须坚持数年不间断地正确服药。抗癫痫药物均有不同程度的不良反应，加之疾病的反复发作，这些均为患者带来沉重的精神负担，使其易产生紧张、焦虑、抑郁、淡漠、易怒等不良心理问题。应仔细观察患者的心理反应，关心、理解、尊重患者，鼓励患者表达自己的心理感受，指导患者面对现实，采取积极的应对方式，配合长期药物治疗。

5. 避免诱因

应保持环境安静，室内光线柔和、无刺激。发作停止后尽量让患者休息，患者应充分休息，养成良好的生活习惯，注意劳逸结合。给予清淡饮食，少量多餐，避免辛辣刺激性食物，戒烟酒。避免睡眠不足、饥饿、便秘、情绪激动、妊娠与分娩、强烈的声光刺激、惊吓、心算、阅读、书写、下棋、外耳道刺激、长时间看电视、洗浴等诱发因素，查找诱发癫痫发作的原因并进行治疗，必要时建立静脉双通道。

6. 避免并发症

治疗脑水肿，遵医嘱及时使用 20% 甘露醇快速静滴，注意观察用药效果和有无出现肾脏损害等不良反应。及时处理高热，给予物理降温，应用抗生素控制感染；定时翻身拍背，病情允许时给予物理振动排痰，预防压力性损伤、坠积性肺炎；纠正酸碱平衡失调、代谢紊乱（如低血糖、低血钠、低血钙、高渗状态）等并发症，加强营养支持治疗。

癫痫是神经系统常见的疾病。全面大发作或癫痫持续状态易对患者产生较大危害，应及时进行急救处理。发作期应首先保持呼吸道通畅，迅速控制癫痫发作，尽可能去除病因和诱因，严密监测病情，积极处理并发症，保障患者安全。发作间期做好用药护理及心理护理，对患者及家属进行健康宣教，使其积极配合治疗，避免癫痫再次发作。

第二节　脑疝的观察与应急处理

脑疝是颅内压增高的严重后果，是神经科最严重的危象之一。脑疝病情进展速度快而凶险，如救治不及时，可危及生命，且预后较差，病死率、致残率高。在明确诊断脑疝后，应尽快采取手术、药物治疗，去除病因，降低颅内压，改善脑疝症状，从而抢救患者生命。

一、相关概念

（一）定义

当颅内压增高到一定程度，尤其是局部占位性病变使颅内各分腔之间的压力不平衡时，脑组织在压力梯度驱使下，从高压力区向低压力区移位，被挤入小脑幕裂孔、枕骨大孔、大脑镰下间隙等生理性间隙或病理性孔道中，导致脑组织、血管及脑神经等重要结构受压和移位，从而出现一系列严重的临床综合征，称为脑疝。

（二）病因

颅内任何占位性病变发展到严重程度时均可引起脑疝。常见病因有：各种颅内血肿，如硬膜外血肿、硬膜下血肿及脑内血肿；弥漫性脑肿胀；大面积脑梗死；颅内肿瘤；颅内脓肿、颅内寄生虫病及各种肉芽肿病变；医源性因素，如对颅内压增高的患者进行腰椎穿刺，使颅腔和脊髓蛛网膜下腔压力差增大，进而促发脑疝。

（三）病理学

当小脑幕切迹疝发生时，移位的脑组织疝入小脑幕切迹疝下方，脑干受压移位。由于同侧的大脑脚受到挤压会造成病变对侧偏瘫，同侧动眼神经受到挤压可产生动眼神经麻痹症状。移位的钩回、海马回可将大脑后动脉挤压于小脑幕切迹缘，导致枕叶皮层缺血坏死。枕骨大孔疝发生时，延髓直接受压，患者可迅速出现呼吸骤停。脑疝发生时，脑脊液循环通路进一步受阻，加剧颅内压增高，形成恶性循环，使病情迅速恶化。

二、临床表现

（一）分类

根据移位的脑组织或其通过的硬脑膜间隙或孔道，脑疝常见分类如下。

（1）小脑幕切迹疝：又称颞叶钩回疝。幕上占位性疾病引起颅内压增高时，颞叶海马回、钩回通过小脑幕切迹被推移至幕下。

（2）枕骨大孔疝：又称小脑扁桃体疝。其大多发生于颅后窝占位性病变，直接引起幕下颅腔压力严重增高，使小脑扁桃体及延髓经枕骨大孔被推挤入椎管内。

（3）大脑镰下疝：又称扣带回疝。其多为一侧幕上占位性病变所引起，是指半球内侧面的扣带回及邻近的额回经镰下孔被挤入对侧。

（4）其他特殊类型脑疝：脑中心疝、蝶骨嵴疝、小脑幕切迹上疝等。

（二）临床症状与体征

不同类型的脑疝临床表现各有不同，临床以小脑幕切迹疝和枕骨大孔疝最多见。

1. 小脑幕切迹疝

（1）颅内压增高症状：表现为早期轻度、后期剧烈头痛，与进食无关的频繁呕吐，呈喷射性。头痛程度进行性加重伴烦躁不安。急性脑疝患者可无视神经乳头水肿。

（2）瞳孔改变：初期由于患侧动眼神经受刺激，该侧瞳孔变小，对光反射迟钝。随病情进展患侧动眼神经麻痹，该侧瞳孔逐渐散大，直接和间接对光反射均消失，同时患侧上睑下垂、眼球外斜。当脑疝进行性恶化至影响脑干血供时，由于脑干内动眼神经核功能丧失，双侧瞳孔散大，对光反射消失，此时患者多已处于濒死状态。

（3）运动障碍：表现为病变对侧肢体的肌力减弱或麻痹，病理征阳性。脑疝进展时可致双侧肢体自主活动消失，严重时可出现去脑强直发作，这是脑干严重受损的信号。

（4）意识改变：由于脑干内网状上行激活系统受累，患者随脑疝进展可出现嗜睡、浅昏迷至深昏迷。

（5）生命体征紊乱：早期患者颅内压增高，脑血流量减少，脑组织处于严重缺氧状态。机体通过脑血管扩张及自主神经系统调节，使全身周围血管收缩，心搏出量增加，通过调节呼吸节律来提高血氧饱和度，出现血压升高、心率缓慢、呼吸深慢的三联反应，即库欣反应。晚期由于幕上的脑组织疝入幕下，患者脑干受压导致生命中枢功能紊乱或衰竭时，可出现生命体征异常。其表现为心率减慢或不规则，血压忽高忽低，呼吸不规则、大汗淋漓或汗闭，面色潮红或苍白，体温可达 41 ℃ 以上或体温不升。最终患者因呼吸循环衰竭而呼吸停止、血压下降、心脏停搏。

2. 枕骨大孔疝

由于脑脊液循环通路被堵塞，颅内压增高，患者剧烈头痛，早期枕、颈部疼痛，后期在颈项强直后强迫头位（颈神经根受刺激）。后组颅神经麻痹，生命体征紊乱出现较早，因此患者常迅速发生呼吸和循环障碍，瞳孔改变和意识障碍出现较晚。由于位于延髓的呼吸中枢受损严重，患者早期可突发呼吸骤停而死亡。

3. 大脑镰下疝

疝出的脑组织压迫动脉，造成大脑半球内侧的脑组织软化、坏死，出现对侧下肢瘫痪、排便功能障碍。疝出的脑组织压迫静脉，造成静脉回流障碍，出现头痛、呕吐等高颅压症状。单纯的大脑镰下疝没有明显的意识障碍以及瞳孔的改变，但大脑镰下疝经常与小脑幕切迹疝并发，所以患者经常出现意识障碍以及瞳孔的变化。

三、应急评估

（一）症状与体征

有无瞳孔变化和意识障碍，有无头痛、呕吐、视神经乳头水肿等高颅压症状，有无肢体运动障碍。生命体征变化情况，有无血压增高、心率减慢、呼吸减慢甚至骤停。对于有颅内压监测者，观察颅内压有无骤然增高。

（二）影像学检查

CT 及 MRI 可辅助判断脑疝的类型。小脑幕切迹疝一般会表现出基底池、环池和四叠体池不同程度的缩小。如果脑疝属于下疝，会出现脑中线偏移和不对称。MRI 检查会发现脑池变性，同时海马旁回、小脑扁桃体会出现病变。

（三）诱发因素

评估颅内压是否增高：有无致颅内压急骤升高的相关因素存在，如便秘、剧烈咳嗽、呼吸道梗阻、癫痫发作、高热等；有无医源性操作，如腰椎穿刺释放脑脊液等。

四、急救处理

（一）处理原则

脑疝是由颅内压急剧增高造成的，应按颅内压增高的处理原则快速静脉输注高渗降颅内压药物，以缓解病情，争取时间。对病因明确者，应尽快通过手术去除病因，如清除颅内血肿或切除脑肿瘤等；对难以确诊者或病因难以去除时，可选用姑息性手术，以降低颅内高压和抢救脑疝患者。

（二）急救护理

1. 呼吸道管理

保持呼吸道通畅，改善患者脑缺氧。立即给予氧气吸入，床边备好吸引装置，预防呕吐物被吸入气道，及时清除呼吸道分泌物和呕吐物。对于舌根后坠影响呼吸者，应及时安置口咽通气管，如果呼吸骤停，立即进行气管插管或者床边紧急气管切开，给予呼吸机进行辅助呼吸。

2. 紧急降颅压

建立静脉通路，快速输入20%甘露醇、地塞米松、呋塞米等脱水剂，以暂时降低颅内压。20%的甘露醇250 mL应在15~30 min内快速滴完，用药后10~20 min颅内压开始下降，可维持4~6 h。由于甘露醇具有高渗性，以及其静脉输注要求特殊，因此在使用甘露醇的过程中要做好预防措施，注意观察并发症，一旦发生，及时处理（详见第二章第一节用药安全护理）。

3. 术前准备

行头部CT检查，确认脑疝发生的部位。转运过程中，应备好急救物品，有医生、护士专人陪同，携带心电监护仪、氧气、简易呼吸球囊，以防患者在检查路途中呼吸骤停。术前准备还包括备皮、备血，抽取血常规、凝血系列等血标本，禁食，立即暂停鼻饲，保留导尿，填写手术交接单，及时备好术中用药。

4. 病因治疗

根据病因进行紧急手术治疗：由颅内出血、肿瘤、感染等病灶引起的脑疝，给予开颅血肿、病灶清除术；大面积脑梗死或重型颅脑损伤致严重脑水肿，给予去骨瓣减压术，以改善脑组织氧合，还可以通过脑室引流术分流脑脊液，降低颅内压。根据脑疝的类型选择术式：小脑幕切迹疝进行颞肌减压术，枕骨大孔疝进行枕下减压术。如有脑室引流管，可先快速引流脑脊液，释放颅内压力，再缓慢引流。

5. 病情观察

密切观察患者意识、瞳孔、生命体征、肢体活动等情况。需颅内压监测的患者，及时监测颅内压。监测血糖，预防高糖血症，危重患者的血糖宜控制在7.8~10 mmol/L之间。准确记录出入量，预防水电解质及酸碱平衡失调。及时做好护理记录。

6. 急救处理

如出现心搏骤停，立即给予胸外心脏按压。

（三）一般护理

1. 休息

抬高床头15°~30°，以利于颅内静脉回流降低颅内压。保持头颈部的轴线位置，减少颈部过度屈曲或旋转，以免影响颈静脉回流。取左、右侧卧位，以便于呼吸道分泌物排出。

2. 给氧

保持呼吸道通畅，给予持续吸氧。当呼吸道梗阻时，患者用力呼吸，致胸腔内压力增高，由于颅内无静脉瓣，胸腔内压力能直接逆行传导到颅内静脉，加重颅内压增高。同时，呼吸道梗阻使$PaCO_2$增高，致脑血管扩张，脑血容量增多，也加重颅内压增高。根据情况使用辅助过度通气，降低$PaCO_2$，使脑血管收缩，降低脑血流量，降低颅内压。从开始过度通气到出现颅内压降低，一般仅需15 s，持续约30 min后可达到最高效应。过度通气有引起脑缺血的危险，使用期间监测脑血流和血气分析，维持患者PaO_2处于

90~100 mmHg、$PaCO_2$ 处于 25~30 mmHg 水平为宜。过度通气持续时间不宜超过 24 h，以免引起脑缺血。

3. 饮食与补液

对于不能经口进食者可鼻饲。成人每日静脉输液量在 1 500~2 000 mL，其中等渗盐水不超过 500 mL，保持每日尿量不少于 600 mL；应控制输液速度，防止短时间内输入大量液体，加重脑水肿。

4. 避免颅内压增高

（1）防治感染，维持正常体温。由于高热可增加脑血管壁的通透性，使机体代谢率增高，加重脑缺氧，所以对高热患者应及时给予有效的降温措施，如物理降温或者药物降温，以及亚低温冬眠疗法。

① 物理降温可使用冰袋放置在体表大动脉处（如颈动脉、股动脉、腋动脉等），或用温水、酒精擦拭体表大动脉处。

② 药物降温可遵医嘱肌肉注射复方氨基比林，使用解热镇痛药物如吲哚美辛栓直肠给药。使用吲哚美辛栓时应关注患者血压，若血压偏低应慎用，防止药物起效后患者大量排汗，导致血容量不足，血压下降。

③ 亚低温治疗应先进行药物降温，待自主神经被充分阻滞，患者御寒反应消失进入昏睡状态后，方可加用物理降温措施。降温速度以每小时下降 1 ℃ 为宜，体温降至肛温 32~34 ℃、腋温 31~33 ℃ 较为理想。治疗时间一般为 2~3 日，停止治疗时，先停物理降温，再停药物降温，加盖被毯，任患者自然复温。复温过程应尽量缓慢，颅脑损伤患者复温速率推荐 0.25 ℃/h，且复温后仍须控制核心体温在 37.5 ℃ 以下至少持续 72 h，以防止反跳式颅内高压。建议使用食管温度或膀胱温度对体温进行持续监测。亚低温治疗时还应关注有无并发症的发生，加强呼吸道管理与局部皮肤的观察及护理，以防发生肺部感染、压力性损伤和冻伤。观察患者有无腹胀、便秘等胃肠道症状及心律失常、寒战、凝血功能障碍等表现。若脉搏超过 100 次/min，收缩压低于 100 mmHg，呼吸慢而不规则，应及时通知医生停药。

④ 遵医嘱应用抗生素预防和控制感染：应依据流行病学特点及本院抗菌药物敏感情况尽早进行合理、足量的经验性用药，待微生物药敏试验结果出来后，及时调整抗生素用药方案。

（2）避免剧烈咳嗽和用力排便。剧烈咳嗽和用力排便可加重颅内压增高。应预防和及时治疗呼吸道感染，避免咳嗽。对于能进食者，鼓励其多吃蔬菜和水果等粗纤维类食物，预防因限制水分摄入及脱水治疗而出现大便干结、便秘。对于已发生便秘者，嘱其勿用力屏气排便，可用轻泻剂或低压小量灌肠通便，避免高压大量灌肠，必要时用手指掏出粪块。

（3）处理躁动和控制癫痫发作。躁动可使患者颅内压进一步增高，应及时妥善处理，做好安全护理，防止坠床等。了解引起躁动的原因并及时消除，适当镇静镇痛可减少代谢需求，使脑血容量减少从而降低颅内压，对有气管插管的患者要予以适当的镇痛治疗。在应用镇静镇痛药物的同时，应避免低血压。癫痫发作可加重脑缺氧及脑水肿，应遵医嘱按时给予抗癫痫药物，并注意观察有无癫痫发作。

（4）稳定情绪。保持病室安静，避免患者因血压骤然升高，增高颅内压。

5. 脑脊液引流

脑室置管引流脑脊液是降低颅内压最有效的方法之一，即使引流少量的脑脊液，也可以较大程度地降低颅内压。做好脑脊液引流的护理，注意匀速引流（见第二章第三节脑脊液引流的安全管理）。颅内感染的患者脑脊液分泌增多，引流量可适当增加，但同时应注意补液，以免水电解质紊乱。持续性脑脊液引流并进行颅内压监测较间断性引流更为有效，对于 GCS 评分<6 分的患者，可考虑伤后 12 h 内进行脑脊液引流以降低颅内压。

脑疝是一种急危重症，若抢救不及时，可引起严重后果。一旦发生脑疝，首先保持呼吸道通畅，紧急使用药物降颅压，同时积极进行术前准备，尽快采取手术治疗消除病因，落实避免颅内压增高的措施，从而延缓病情发展，减小脑疝对患者的危害。

第三节　误吸患者的急救处理

神经外科重症患者意识障碍时间长，不能自行进食，存在不同程度的吞咽困难及咳嗽反射减弱。国内外研究显示，神经外科重症患者的误吸发生率较高，可达 48%~50%。误吸是神经外科重症患者吞咽障碍最严重、最危险的症状之一。误吸可导致吸入性肺炎、急性气道阻塞、窒息，或因进食不足而导致营养不良、脱水、水电解质紊乱，严重时可直接导致死亡。这些致使患者病死率增高，住院时间延长。

一、相关概念

误吸是指进食或非进食时，有数量不一的液体或固体进入声门以下气道导致患者发生吸入性肺炎、重症肺炎或窒息死亡。这些液体或固体是指残留于咽部的胃内容物、鼻咽分泌物、鼻饲液、唾液等。

呼吸道包括上呼吸道及下呼吸道，上呼吸道包括鼻、咽、喉，下呼吸道包括气管、主支气管及肺内各级分支。误吸多由吞咽功能障碍导致。吞咽功能是连续复杂、协调的神经肌肉反射过程，受大脑支配，涉及器官有口腔、咽、喉和食管等，吞咽过程需要这些器官共同参与，其中任何一个器官或部位发生功能障碍都会影响吞咽功能而导致误吸的发生。

吞咽功能障碍是误吸的主要因素。吞咽障碍（dysphagia, deglutition disorders, swallowing disorders）是指由于下颌、双唇、舌、软腭、咽喉、食管等器官结构和/或功能受损，食物不能被安全有效地输送到胃内的过程。狭义的吞咽障碍指由多种原因所致的口咽部及食管结构与功能异常，不包括认知及精神心理因素引起的行为异常的摄食吞咽障碍。广义的吞咽障碍包含认知和精神心理等方面的问题引起的行为异常所导致的吞咽和进食问题，即摄食—吞咽障碍。

误吸是吞咽障碍最常见且需要即刻处理的并发症。食物残渣、口腔分泌物等被误吸至气管和肺，引起反复肺部混合性感染，严重者甚至出现窒息而危及生命。

二、临床表现

1. 误吸分类

（1）显性误吸：显性误吸是指伴随进食、饮水及胃内容物返流而突然出现呼吸道症状，如刺激性呛咳、气促甚至发绀、窒息等，而呼吸困难是其首发和突出的表现。

（2）隐性误吸：隐性误吸一般不伴咳嗽，直到出现吸入性肺炎时才被察觉，有的患者表现为神志淡漠、反应迟钝、精神萎靡等。

2. 误吸表现

胃内容物从口鼻腔涌出伴呼吸困难、气促、肺部湿啰音增多，气道中吸出胃内容物或痰培养液中存在胃内容物，无明显症状引起的误吸，经影像学检查确诊为吸入性肺炎。

三、应急评估

（一）仪器检查

1. 电视荧光吞咽功能检查（videofluoroscopic swallowing study，VFSS）

作为误吸筛查的"金标准"，VFSS 是以 Rosenbek 渗透或误吸量表作为评估渗透或误吸工具，通过调配不同黏度的钡剂，观察患者对不同体积和黏度食物的吞咽情况来确定患者是否发生渗透或误吸的检查。该检查对误吸等级分级清楚且可量化，有助于临床医护人员了解患者吞咽情况，准确区分误吸（包括隐性误吸）与渗透，并给予食物质地和进食体位等指导性建议。但是由于 VFSS 要求患者处于直立位，并且意识清楚能配合，同时由于该检查具有辐射性，因此不适用于严重脑卒中患者和短时间内反复检查。

2. 纤维内镜吞咽功能检查（fiberoptic endosopic evaluation of swallowing，FEES）

纤维内镜吞咽功能检查以耶鲁咽部残留严重程度评定量表作为评估渗透或误吸的评估工具，通过纤维内镜来观察会厌谷和梨状窝的残留情况。该检查适用于重症脑卒中患者，可以及时清理痰液和观察食物是否进入气管，从而准确评估误吸的严重程度。但是它不能定量分析口咽部组织结构的空间变化及食团运送的时间变量，并且造价昂贵，有些医疗机构可能无此设备。

以上两种用于筛查误吸的检查工具对误吸严重程度分级清楚，具有客观和可量化的特点，但是二者各有利弊且不利于早期快速筛查和评估误吸的风险。

（二）误吸筛查量表

1. 柠檬酸咳嗽反射试验（cough reflex test，CRT）

该方法常用于隐性误吸的筛查。该试验以每分钟咳嗽次数≥5 次为无误吸风险，≤4 次为存在误吸风险，作为筛查误吸的诊断标准，通过超声雾化器，让患者吸入一定浓度的生理盐水与柠檬酸的混合物来筛查患者是否存在隐性误吸。根据柠檬酸浓度和发生误吸风险程度的不同，该试验的灵敏度为 0.67~0.87，特异度为 0.69~0.98。目前，临床上所用的柠檬酸浓度不一致，常用的包括 0.4 mol/L、0.8 mol/L 和 1.0 mol/L。招少枫等在 VFSS 和 FEES下，利用不同浓度的柠檬酸对 62 例患者进行柠檬酸咳嗽反射试验，结果表明 0.4 mol/L 柠檬酸咳嗽试验预测显性误吸的预测值最高，其灵敏度和特异度分别为 0.769 和 0.694，约登指数为 0.46。而一项前瞻性试验表明，1.0 mol/L 的柠檬酸浓度并不能单独作为预测隐性误吸的浓度。该筛查试验方法简便易行，灵敏度和特异度较好，但是由于柠檬酸浓度未确定，因此对于柠檬酸咳嗽反射试验是否适用于隐性误吸的筛查须进一步研究。

2. 巴恩斯-犹太医院吞咽障碍筛查量表（Barnes-Jewish hospital stroke dysphagia screen，BJH-SDS）

BJH-SDS 由 Edmiaston 等研制，包括 2 个步骤和 5 项筛查内容。第一步判断 GCS 评分是否小于 13 分，嘴角、舌和软腭是否歪斜。若为阴性结果，继续第二步，让患者饮 90 mL 水观察嗓音是否清脆，有无咳嗽和湿性啰音。若饮水后有一项筛查内容为阳性，治疗师须进一步筛查和评定。该量表筛查误吸的灵敏度和特异度分别为 0.95 和 0.68，评定者间信度为 0.936，并且筛查吞咽障碍的灵敏度和特异度分别为 0.94 和 0.66，阴性预测值为 0.93。该量表具有培训时间短，2 min 即可完成整个筛查流程，能够同时筛查吞咽障碍和误吸的特点，主要用于急性脑卒中患者，且护理人员可用。

3. 快速误吸筛查量表（rapid aspiration screening，RAS）

RAS 是由 Daniels 等基于文献回顾筛选出与误吸相关的条目，利用逻辑回归分析法，并与 VFSS 筛查的结果进行对比分析后编制的量表。该表主要分成 4 个步骤：第一步询问并观察患者是否存在构音障碍、音质异常和有意识咳嗽异常；第二步和第三步患者饮水 5 mL 两次，分别观察饮水后是否咳嗽、是否清嗓以及音质是否异常；第四步嘱患者饮水 90 mL，观察患者能否喝完水、是否咳嗽、是否清嗓以及音质是否异常。该筛查灵敏度和特异度分别为 0.93 和 0.98，各条目 Kappa 值为 0.817。该量表方便实用，评估耗时短（<10 min），对急、慢性脑卒中患者均适用，并且护理员可单独操作使用。

4. Gugging 吞咽筛查量表（Gugging swallowing screen，GUSS）

GUSS 由 Trapl 等研制，包括间接吞咽测试和直接吞咽测试。间接吞咽测试包括患者意识是否清醒（清醒至少 15 min）、咳嗽或清嗓能力、唾液吞咽情况（吞咽是否顺利、有无流涎及声音改变）；直接吞咽测试中让患者依次进食半固体、液体、固体食物并判断患者吞咽是否延迟，是否有不自主咳嗽、流涎及声音改变。该量表总分 20 分，其中 0 分~9 分为重度，10 分~14 分为中度，15 分~19 分为轻度，20 分为无危险。以 14 分作为评分分割点时，该量表预测误吸的灵敏度为 1，特异度为 0.5，且评定者间信度为 0.835。肖树芹等将 GUSS 汉化成中文版，其评定者间信度为 0.926，校标效度为 0.71。Srensen 等采用随机对照试验，利用该量表对 146 例急性脑卒中患者进行吞咽障碍的筛查并加强口腔护理。结果表明，使用 GUSS 并加强护理干预能够降低吸入性肺炎的发生率，改善患者预后。该量表能够同时筛查吞咽障碍和误吸，评估方法简单，无创且可操作性强，容易被护理人员掌握，同时能够为患者提供饮食指导以及根据吞咽障碍的严重程度进行个体化、系统化、循序渐进的护理干预，但是不适用于急性或者昏迷的患者。由于目前临床上对食物黏度和质地还没有统一的定义，因此 GUSS 在临床上的应用仍然具有一定局限性。

5. 标准吞咽功能量表（standardized swallowing assessment，SSA）

SSA 由 Ellul 等研制，主要分为两步。第一步判断患者意识是否清楚、对言语刺激是否有反应、能否控制体位和维持头部位置、有无自主咳嗽能力、有无流涎、舌的活动范围、有无呼吸困难、有无构音障碍和湿性发音。若上述指标均无异常，第二步行吞咽水试验，嘱受试者直立坐位下依次吞咽 5 mL 水 3 次、60 mL 水 1 次，且每次吞咽过程中及吞咽后观察有无水溢出口腔外，是否缺乏吞咽动作，是否有咳嗽、呛咳、气促、呼吸困难、饮水后发音异常（如湿性发音）等症状。若患者在上述检查过程中出现任意一项异常，即终止筛查。SSA 筛查吞咽障碍的灵敏度和特异度分别为 0.97 和 0.9，临床判断一致性 Kappa 系数为 0.88，筛查误吸的灵敏度和特异度分别为 0.95 和 0.537，重测信度（ICC）>0.8，与 VFSS 相关系数为 0.81。孙丽凯等将该量表量化，按照评估的不同阶段进行评分，最低分为 18 分，最高分为 46 分，并将误吸风险等级划分为 4 个等级，同时针对不同等级制定相应的护理干预措施。结果表明，对患者进行误吸风险分级并实施相应的饮食分级护理措施，可有效降低误吸风险，保障患者安全进食。目前该量表在国内应用较广，适用于临床医护人员。但是最新一项研究表明，该量表判断误吸的灵敏度和特异度分别为 0.76 和 0.55，需要结合其他筛查工具提高其信效度。

6. 洼田饮水试验

洼田饮水试验由日本洼田俊夫研制。试验方法：嘱患者取端坐位，饮 30 mL 温开水，然后观察患者吞咽所需时间和呛咳情况。结果分为 5 个等级（具体见第一章第五节吞咽障碍的评估与护理表 1-7）。武文娟等研究表明，该量表筛查吞咽障碍的灵敏度和特异度分别为 0.98 和 0.20，筛查误吸的灵敏度和特异度分别为 0.44 和 0.69。目前国外学者对饮水量和单独使用该量表的信效度存在争议。多项研究表明，饮水试验筛查误吸的准确度依饮水体积而定，其灵敏度和特异度分别为 0.64~0.79 和 0.61~0.81。因此，该量表虽然简单可行，适于床旁操作，但是信效度低，其临床应用和推广价值还有待进一步研究。

7. 容积-黏度吞咽测试（volume-viscosity swallowing test，V-VST）

该量表以吞咽后音质有无改变、是否咳嗽以及血氧饱和度是否下降 3% 作为安全性指标，以进食时唇是否闭合和口腔是否有残留、一口吞咽次数、咽部是否有残留作为吞咽有效性指标，通过进食不同体积（5 mL、10 mL 和 20 mL）和不同黏度（稀薄液体、稠状和浓稠）的食物来观察患者是否存在吞咽障碍或者误吸风险。其筛查吞咽障碍的灵敏度和特异度分别为 0.94 和 0.88，筛查误吸的灵敏度和特异度分别为 0.88 和 0.714，阴性预测值为 0.926。该量表具有简单易实施、评估耗时短（5~10 min）、成本低以及非侵入性操作等特点，同时还可以实时监测患者的饮食情况并依据个体调整饮食性状，但是仅适用于可以经口进食者。

8. 两步饮食测试法（two-step thickened water test，TSWT）

TSWT 由 Momosaki 等研制，主要用于筛查患者进食糊状食物的误吸风险。该测试分成两步：第一步评估患者能否伸舌、吞咽唾液、发音和自主咳嗽；若为阴性则进行第二步，让患者饮用将 3 g 凝固剂融入 200 mL 水所得的糊状混合物 4 mL，观察是否出现咳嗽、湿性音和声音嘶哑。以上任何一个指标出现阳性即认为存在误吸的风险。其灵敏度和特异度分别为 0.933 和 0.877。该量表测试耗时短（<10 min），能够及时提供经口进食指导，适用于亚急性或者能够进食的患者。

目前，误吸筛查工具和标准尚未统一，量表内容存在差异，除 SSA 和洼田饮水试验在我国较为常用外，其余工具推广性均不佳。如何科学、有效地筛查患者的误吸风险，快速识别高危人群，从而及时采取相关干预措施还需要医护人员长期努力。

四、急救处理

（一）高危因素

1. 体位因素

患者采取仰卧位时，进食后胃内容物存于胃体、贲门甚至食管内，与其喉咙、食管、胃几乎处于同一水平位置，因此易发生食物反流，最终导致误吸的发生。有研究表明，床头抬高30°~45°，能有效预防反流、误吸的发生。清醒可经口进食的患者进食时应取直立坐位或抬高床头45°~60°。患者进食后应保持半卧位或者抬高床头45°~60°，维持30~60 min，以防止食物反流引起误吸。

2. 疾病因素

脑卒中、颅脑损伤的患者大多存在意识障碍、吞咽功能下降、张口反射下降、咳嗽反射减弱、胃排空延迟、贲门括约肌阀门作用下降等情况，这与抵御咽喉部分泌物及胃内容物反流入呼吸道的能力下降等有关。因此存在意识改变的意识障碍患者，若处于谵妄状态、意识模糊等，由于存在误吸风险，应避免经口进食，直至意识状态改善。

3. 营养管因素

鼻胃管置入太浅、管径太粗等都会导致误吸。鼻胃管置入会使患者的呼吸道及口咽部受到刺激，增加分泌物，引起不适感，进而引发呕吐、恶心等不良症状，导致患者出现胃内容物反流。留置鼻胃管的患者，鼻胃管插管长度应在常规测量的基础上增加10~15 cm，以确保鼻胃管尖端部分所有侧孔都在胃内。鼻饲患者进食前须再次确认胃管外露长度，留置胃管的患者，在进食之前须确定进食管道通畅及管道的外露长度，确保管道位置后方可进食，持续喂养过程中也应加强观察。对于存在高误吸风险的患者，行肠内营养时宜避免使用间歇推注式的喂养方式，可选择幽门后置管的喂养方式（鼻肠管）。

4. 机械通气及人工气道因素

气管插管、气管切开患者由于咳嗽、上呼吸道抵御能力下降、咽肌萎缩、吞咽功能障碍等更易发生误吸。机械通气可使腹压增加，导致胃内容物反流。气囊充气量不足或漏气均可引起误吸。对于气管插管及气管切开的患者，气囊压力应保持在25~30 cmH$_2$O。宜使用仪器（如气囊测压表）代替指压法测定气囊压力，以提高测量的准确性。对于病情没有限制且有条件的情况下，可对使用人工气道的患者使用持续声门下吸引。

5. 鼻饲液因素

营养液输注的速度和容量会明显影响胃内压力，而实施肠内营养的患者误吸发生率可达17%~30%。首次行肠内营养的患者，首日的喂食总量不宜过大，可根据患者的耐受情况逐日增加喂食量，直到达到一个较合适的水平。

6. 年龄因素

老年患者由于年龄过大，组织出现各项生理功能减退，如咀嚼肌松弛导致食物不易嚼碎，同时老年人常伴有神经系统疾病和其他内科疾病，这些均会增加误吸的发生率。由于口腔分泌物进入气道引起感染是吸入性肺炎的诱因之一，因此，宜保持患者口腔的清洁度,给予有效的口腔护理。对于存在吞咽困难但未留置进食管道的患者,适当限制患者直接摄入液体状食物,可使用增稠剂来调节食物性状,防止误吸。

7. 药物因素

镇静镇痛药物的应用,改变了患者的意识状态,使其保护性咳嗽反射减弱。因镇静药物可增加误吸的风险,临床上宜采取最小化镇静的方法,镇静的患者宜定时使用相关镇静评分表来评估镇静程度。

8. 护理人员因素

人员不足、护士操作不当、监管不到位等多种因素导致误吸的发生。临床上要引起重视,加强监护,及时观察,防止意外发生。

(二) 应急处理

1. 制定应急预案

制定误吸发生应急预案处理流程及有效的误吸风险应急预案(图 3-2),以便于护士在患者发生误吸后能立即采取快速、正确的处理措施。

图 3-2 住院患者误吸风险应急预案

2. 误吸的急救

（1）患者采取头低脚高位，头偏向一侧，加大氧流量，及时通知医生。

（2）对于有人工气道者，检查气囊压力，压力不足时要增加气囊压力。清理口腔，必要时用吸引器清除异物及呕吐物。

（3）对于无人工气道者，取侧卧位，轻叩背部，清理口腔异物。

（4）密切观察病情及生命体征，以及缺氧的症状。若患者出现发绀、呼吸困难、心率加快等缺氧表现，护士应配合医生做好急救工作，建立人工气道，如气管插管，使用呼吸机辅助呼吸，遵嘱用药。

（5）向患者家属交代病情，做好解释工作，做好护理记录，分析误吸发生原因，总结经验、吸取教训。

大量误吸可导致患者发生反复发热、营养不良、吸入性肺炎、气道阻塞甚至窒息等相关并发症，而延长住院时间会增加患者经济负担。误吸是多种因素相互作用的结果，误吸的预防应先行于治疗，而预防的前提是准确、有效的筛查和评估。除仪器检查外，护士还应根据量表筛查内容的侧重点，对患者进行吞咽功能评估。患者首次进食时床位护士在旁进行观察及指导，采取必要的护理措施来预防或减少误吸的发生。一旦发生误吸，应进行有效的对症处理，及时挽救患者生命。

第四节　神经源性肺水肿患者的护理

神经源性肺水肿（neurogenic pulmonary edema，NPE）是指在无心肺原发疾病情况下，脑功能严重损伤后出现的以急性肺水肿为特征，造成患者继发性缺血缺氧性脑损伤的临床综合征。研究显示，32%~50%的单纯性颅脑损伤患者可并发NPE，在蛛网膜下腔出血的患者中并发NPE者为8%~10%，住院死亡率高达47.1%。NPE病情危重，发展变化迅速，影响因素复杂多样。它与常见肺水肿不同，兼有肺血管或肺间质压力升高和肺毛细血管通透性增加的特点，是神经外科重症疾病中极其凶险的并发症。

一、相关概念

（一）定义

神经源性肺水肿，也称中枢性肺水肿，是指在没有严重原发循环系统和呼吸系统疾病的情况下，患者在急性脑损伤后出现的以急性肺水肿为特征，会导致肺内氧合弥散障碍，引起组织供氧不足，进而造成患者继发性缺血缺氧性脑损伤的临床综合征，又称为脑源性肺水肿。神经源性肺水肿是神经外科重症中极其凶险的并发症，通常在中枢神经系统病变发生后数分钟至数小时内发病，其起病急骤，进展迅速，临床救治过程中死亡率高，预后差。

（二）发病机制

蛛网膜下腔出血、颅内出血、癫痫持续状态及颅脑损伤是神经源性肺水肿发生的常见病因。而髓质多发性硬化、脑梗死及脑肿瘤也是导致神经源性肺水肿发生的因素。研究显示，机体受刺激的严重程度与 NPE 的发生密切相关。目前对神经源性肺水肿的发病机制尚不清楚，冲击伤理论和渗透缺陷理论得到较多认可。

1. 冲击伤理论

冲击伤理论认为中枢神经系统损伤后引起颅内压升高，影响视丘下部及延髓孤束核，机体发生过度应激使交感神经兴奋，大量的血液从体循环进入肺循环，使肺毛细血管有效滤过压升高，同时大量血液的冲击使内皮细胞损伤、血管通透性增高，导致大量血浆蛋白外渗，进一步加重肺水肿。当急性脑损伤发生时，交感神经过度激活，儿茶酚胺物质大量释放，导致体循环与肺循环的动静脉血管收缩，血管阻力瞬间增加，进而引起血压骤然升高。而体循环的动静脉血管收缩较强烈，导致大量的血液从阻力较高的周围血管转移到阻力相对低的肺循环。随着肺循环血管容量和压力的增高，肺部毛细血管内膜、肺泡上皮会受到水源性的损伤，富含蛋白的组织间液进入肺泡，造成肺水肿。由于这一理论将血流动力学和肺毛细血管通透性增加理论有机结合在一起来进行综合分析和判断，故得到较多学者的支持。

2. 渗透缺陷理论

渗透缺陷理论则认为，神经源性肺水肿的发生是由交感神经系统介导的，是急性脑损伤后的神经作用直接造成肺部毛细血管通透性增高所致。此理论认为急性脑损伤后交感神经过度兴奋，导致肺静脉收缩，肺毛细血管压力增高，内皮细胞受损，从而导致肺毛细血管通透性增加。当神经源性肺水肿发生后，肺毛细血管通透性增加，毛细血管静水压增高和血浆胶体渗透压降低时，液体移至肺组织间隙，引起肺间质液体积聚。当肺间质液体回流使肺部淋巴回流系统超载时，液体就会积聚在肺泡中，最后形成肺水肿。肺内 α 受体介导肺微血管和支气管平滑肌收缩，促进肥大细胞释放炎性介质和呼吸道腺体分泌；肺内 β 受体介导肺微血管和支气管平滑肌舒张，抑制炎性介质的释放，促进Ⅱ型肺泡上皮细胞分泌表面活性物质，从而增加肺的顺应性，扩张周围血管，降低心脏负荷，加快肺组织液的清除。神经源性肺水肿发生的过程中两种受体比例失调，肺组织中 α 受体呈持续高水平，而 β 受体则进行性下降，以致腺体分泌增加，心脏负荷加重。

3. 病理生理机制

目前，大多数学者认为神经源性肺水肿的发生是一个复杂的病理生理过程，是神经重症疾病的常见并发症，与其他原因所致急性水肿类似。但神经源性肺水肿的病理生理机制明显不同于心源性和肺源性的呼吸衰竭，主要与血流动力学改变及肺毛细血管通透性增加有关。

（1）神经源性肺水肿的发生主要源于两方面：其一，急性脑损伤后机体交感神经高度兴奋，儿茶酚胺类物质大量释放，出现体循环、肺循环血管高度收缩，血压异常升高，引起肺循环血流量异常增加，从而引起肺静水压的升高，导致肺水肿。其二，急性脑损伤后迷走神经张力改变，胆碱能抗炎通路功能障碍致抗炎因子分泌水平下降，同时急性脑损伤后继发激活并释放大量促炎因子，使得肺毛细血管通透性进一步升高，从而诱发急性肺水肿的发生。

(2) 中枢神经系统急性损伤后，交感神经过度兴奋，释放儿茶酚胺类物质，造成明显的肺静脉高压、组织液渗入肺间质和肺泡内，形成肺水肿，继而引起体内氧合障碍，这进一步加重了脑细胞缺氧和脑水肿，造成严重的脑缺血缺氧再损伤。

(3) 此外，急性脑损伤后机体内 TNF-α、IL-1β 和 IL-6 等促炎因子大量分泌，以及抗炎因子的分泌减少，引起炎症反应，造成肺组织毛细血管通透性增加。肺内缓激肽、组胺、一氧化氮、神经肽 Y 与 P 物质等也能使肺毛细血管通透性增加，进一步加重肺水肿。血流动力学改变和肺毛细血管通透性改变并非彼此独立，大多数学者认为在神经源性肺水肿发生时两者同时存在。研究显示，急性脑损伤后下列中枢神经系统的结构损害和功能障碍可能与神经源性肺水肿的触发有关：脑干、下丘脑及上段颈髓，尤其是 A_1、A_5 区和孤束核及周围的神经核团。这些结构多为自主神经的中枢部分，也称为神经源性肺水肿的"触发区"。A_1 区或 A_5 区至颈髓的传出神经纤维损伤，均可导致神经源性肺水肿。此外，刺激 A_5 区还可导致全身血压升高。延髓的孤束核是迷走神经的重要中枢神经核团，迷走神经的抑制也与神经源性肺水肿的发生相关。

(4) 动脉瘤破裂出血、脑实质出血、脑创伤等急性脑损伤，会累及自主神经系统中枢等神经源性肺水肿"触发区"。这一方面导致交感神经过度兴奋，使得儿茶酚胺类物质大量释放，急剧增加肺循环阻力；另一方面使得迷走神经处于抑制状态，迷走神经张力降低，胆碱能抗炎通路功能下降，加剧肺内的炎症反应。二者共同作用导致神经源性肺水肿。

二、临床表现

(一) 主要特征

(1) 主要临床特征为肺淤血、肺泡内充填富含蛋白质的渗出液和红细胞聚集。

(2) 主要表现为急性呼吸窘迫和进行性低氧血症，呼吸衰竭的发生率约为 23%，是住院患者死亡的独立危险因素。

(3) 颅内压升高和严重神经系统疾病均可导致神经源性肺水肿。

(二) 症状体征

(1) 神经源性肺水肿在中枢神经系统损伤后数小时或数天内就可发生，起病急剧。

轻症患者表现为烦躁、心率增快，患者会自觉胸闷，双肺中下野可闻及细湿啰音。

重症患者表现为气促、咳白色泡沫痰，甚至是血性泡沫痰，咯血或吐咖啡样物质，可出现呼吸困难和发绀的表现。危重患者病情进展更快，表现为皮肤苍白湿冷和有濒死感，双肺布满湿啰音并进行性加重，可发展至充血性肺不张和呼吸衰竭。

(2) 血气分析会出现不同程度的氧分压下降及二氧化碳分压增高，早期胸部 X 线检查示肺轻度间质改变，以及肺纹理增粗、模糊、有间隔线和透光度下降等。晚期表现为双肺斑片状或云雾状阴影，肺门两侧呈蝴蝶状阴影。

(3) NPE 的肺水肿临床表现并无特异性，特别是早期形式的 NPE，因为症状出现通常在几分钟到几小时内，有时可迅速消退，故有些患者不显示所有预期的症状，如呼吸困难、呼吸急促、心动过速等，还有很多患者由于延误治疗时机或者处于昏迷状态，观察不到肺水肿的早期表现，常在咳出粉红色泡沫痰或呼吸困难双肺出现哮鸣音时才被发现，从而造成临床上误诊及漏诊。暴发性 NPE 发病更为迅猛，临床表现更加凶险。

三、应急评估

（1）急性脑损伤后出现双侧肺部浸润性病变。胸片早期可无明显异常改变，随病情的发展，双肺纹理增粗、紊乱，可合并云雾状或片状阴影。

（2）氧合指数（PaO_2/FiO_2）<200 mmHg。NPE 除了神经系统原发病的临床特征外，还有一系列的氧合功能障碍表现，如呼吸困难、呼吸急促、心动过速、发绀、咳粉红色泡沫痰、双肺听诊有爆裂音及啰音。低氧血症诊断的主要表现为氧合指数降低（PaO_2/FiO_2<200 mmHg）。

（3）排除原发左心房高压。

（4）存在原发中枢神经系统病变致脑功能严重受损。有明确的颅脑损伤或头颅 CT 证实原发病，临床症状除高颅压症状外，还存在不同程度意识障碍及其他相应神经症状。

四、急救处理

注意针对中枢病变和肺部损伤两个靶点。① 神经系统疾病：主要是减轻脑水肿，降低 ICP，抑制或减少交感神经介质释放引起的肺损伤。② 肺水肿：采用支持治疗。需要注意的是，若患者须行手术治疗，应行深度麻醉，因深度麻醉可抑制皮质下神经元，包括交感神经，还可增加脾脏血流储备，预防 NPE 发生。

（一）液体疗法

1. 液体疗法

液体疗法是神经源性肺水肿治疗的重要环节，兼顾改善脑灌注和避免肺水肿两者的平衡，神经源性肺水肿患者由于肺毛细血管高通透，高血容量和血液稀释常常会加重肺水肿，导致严重的低氧血症。相关急救指南强调治疗应针对颅内压而不是脑灌注压来实施，以利于减少液体摄入，减轻呼吸功能受损。对重型颅脑损伤患者的研究也表明，与脑灌注压低于 50 mmHg 组比较，高于 70 mmHg 组的急性肺损伤发生率增加了 5 倍，死亡风险也相应增加，而脑灌注压目标下调至 60 mmHg 对治疗结局并无显著影响。对血流动力学不稳定及伴发器官功能不全、代谢性酸中毒、感染性休克的患者，可通过扩容、应用血管活性药物避免病症加重。合理的临床护理措施对患者的作用至关重要，包括合理安排补液，做好用药护理，必要时采取边补边脱的策略，适当增加血压监测频次，或采用动脉血压监测、中心静脉压监测等手段，保证血流动力学监测的有效性。为指导容量复苏液体管理，可在床旁应用实时肺脏 B 超探查，准确地无创评价呼吸衰竭，量化和监测肺间质液体，指导液体治疗。因此，维持正常血容量、确定合理的脑灌注压目标、减少颅外并发症成为急性中枢神经系统损害合并神经源性肺水肿液体治疗的临床共识。

2. 复苏液体种类

目前相关脑复苏指南不主张使用白蛋白复苏，认为会增加脑损伤患者的死亡风险，推荐使用 1 000~2 000 mL 生理盐水进行初始复苏，再给予高渗盐水，以减少液体摄入，避免组织水肿加重。也有证据表明，高渗白蛋白并不增加患者的远期死亡率，反而减少液体输入量，更容易维持平均动脉压（mean artery pressure，MAP），增加脑部供氧，改善脑灌注。据此，最新的《低血容量休克复苏指南》也明确将白蛋白注射液列为初始复苏后的优先选择。

3. 出入量管理

细化患者的出入量管理，关注患者的隐性失水，气管插管使鼻咽部对气体的温湿化作用消失，同时对皮肤的失水量应予以足够的重视。在患者使用脱水治疗后 1 h 内要加强对尿量的监测与观察，及时发现异常情况。

4. 脉搏指示连续心排血量（pulse indicator continuous cardiac output，PICCO）监测

PICCO 监测对神经源性肺水肿的诊断和评估具有重要的意义，其指标能准确反映血容量状态尤其是血管外肺水（extravascular lung water，EVLW）的程度，肺水增加 10%~20% 即可引起血管外肺水指数（EVLWI）变化，敏感性好。研究分析结果显示，EVLWI 与肺血管通透性指数（PVPI）和氧合指数（PaO_2/FiO_2）水平相关，可反映肺毛细血管渗漏和低氧血症的严重程度，用于指导神经源性肺水肿的液体复苏，能提高治疗的效果。

（二）呼吸道管理

1. 对神经源性肺水肿患者的治疗首先应保持呼吸道通畅

给予高流量吸氧，必要时及时行气管插管或气管切开。对该类患者早期宜采用呼吸机辅助通气，避免气道压过高，应使用低通气量，并应用适当呼气末正压（positive erd-expiratory pressure，PEEP）来预防肺不张，以促进肺部通气。正确使用利尿剂、甘露醇等药物，并加强监测液体量和血流动力学变化。

在药物治疗时注意合理应用糖皮质激素，以降低肺毛细血管通透性，减轻肺水肿，达到防治脑水肿的目的。在气道管理中，及时、有效清除呼吸道分泌物及误吸物是预防肺部并发症的关键。当患者出现咳嗽、肺部有痰鸣音、烦躁及血氧饱和度降低至93%时给予吸痰，吸痰时注意减少气道刺激，防止引起血压波动和气道损伤。

2. 机械通气是治疗神经源性肺水肿的基本手段

在脑损伤合并急性肺损伤时，采用保护性通气策略防治低氧血症和高碳酸血症所面临的挑战是二者动脉血二氧化碳分压（$PaCO_2$）控制目标不同。$PaCO_2$在调节脑血流方面具有重要作用，脑损伤后$PaCO_2$异常与不良预后有关，小潮气量通气作为推荐的标准通气策略，通常需要允许性高碳酸血症发生。但是，考虑到 NPE，小潮气量通气策略不能对其发挥有益作用，因此，维持$PaCO_2$在正常水平（35~40 mmHg）是常用的通气策略。高潮气量通气使$PaCO_2$降至 32 mmHg，仅是颅内压（ICP）增高时的姑息性通气策略，不推荐作为持续干预治疗手段。理想的氧合应是避免低氧血症的发生，低氧血症的表现为动脉血氧分压（PaO_2）<60 mmHg，动脉血氧饱和度（SaO_2）<90%，通常可通过提高吸入氧浓度（FiO_2）和应用适当的 PEEP 改善氧合。减少机械通气对颅脑的影响，正确调整呼吸机参数，防止全身器官的缺氧损害，保证脑部供氧，是患者呼吸道管理的目标。

3. 增加 PEEP 不仅可改善肺氧合，而且可改善脑组织氧合

PEEP 过高可导致 ICP 增高影响中枢血流灌注（cerebral perfusion pressure，CPP），其机制是扩张血管和降低 MAP。然而，一些研究显示 PEEP 增加至 15 mmHg 并未对 CPP 产生不良影响。一些研究显示，通过容量支持和/或血管活性药物维持 MAP 在正常水平，可对抗 PEEP 对患者 ICP 和 CPP 的不利影响。PEEP 对于改善氧合、减少肺水有重要作用，但通气模式和 PEEP 水平对颅内压和脑水肿有负性影响。采用以自主呼吸支持模式+PEEP 或辅助/控制模式+PEEP 为主的通气模式，可减少正压通气对血流动力学的不利影响。PEEP 的均值设置为 (7.2 ± 2.3) cmH_2O，一是可以减少肺水渗出，二是对脑血液回流的负性影响较小，此水平的 PEEP 可使 NPE 患者受益，脑水肿无明显加重。

（三）其他

当患者出现感染中毒证据时，给予抗感染治疗。重视体温管理，控制体温，降低脑细胞代谢，减少氧耗，保护脑细胞。注意能量供应和支持疗法，维持内环境平衡及对症治疗等。同时注意神经系统及生命体征的监测，预防并发症的发生。

NPE 是神经源性疾病的严重并发症，与其他原因所致急性肺水肿类似，但 NPE 的病理生理机制明显不同于心源性、肺源性的呼吸衰竭，其治疗策略主要是支持疗法，必须针对中枢病变和 NPE 两个靶点。及时识别 NPE 的发生至关重要，同时应规范、科学地实施 NPE 的治疗及护理措施，做好血流动力学监测，加强用药护理，细化出入量管理，落实好呼吸道护理，改善肺部功能。

第五节 脑正常灌注压突破综合征患者的护理

脑正常灌注压突破综合征是脑动静脉畸形（arteriovenous malformation，AVM）术后最为严重的并发症之一，表现为血管源性脑水肿，毛细血管破裂和脑实质出血。脑动静脉畸形血管构筑复杂，目前脑正常灌注压突破综合征的发病机制尚不清楚，其可能为病理以及分子生物学等多方面的因素共同作用的结果。脑正常灌注压突破综合征的发生率为 3%~4%，致残率极高（1.4%~18%）。巨大的动静脉畸形（>6 cm）术后脑正常灌注压突破综合征的发生率甚至高达 40%，一旦发生脑正常灌注压突破综合征会导致患者再次发生脑出血危及生命，因此预防脑正常灌注压突破综合征的发生对于动静脉畸形治疗显得尤为重要。

一、相关概念

正常灌注压突破综合征（normal perfusion pressure breakthrough syndrome，NPPB），又名水坑效应。Spetzler 等在 1978 年发现该综合征，他们在顺利完成 1 例巨大脑动静脉畸形切除后，患者出现意想不到的脑组织急剧肿胀和脑内出血，于是他们提出了 NPPB 理论。1989 年谭启富等在我国率先对该综合征进行了报道。NPPB 是脑血管疾病术中或术后发生的一种严重并发症，表现为病灶周围脑组织大面积水肿和灶性出血。

（一）病因及发病机制

1. 病因

（1）脑血管疾病（包括动静脉畸形、大脑大静脉畸形、动静脉瘘和颈动脉粥样硬化等）术中或术后发生的严重脑水肿及多灶性出血。

（2）在切除较大体积的肿瘤术后。

2. 发病机制

畸形的脑血管长期在低压力状态下向脑组织供血，且依靠血管自身调节不能满足脑组织灌注需求。当畸形动脉被突然阻断并建立新的灌注渠道时，局部动脉由低压供血立即转为常压供血，血液灌注压提高后，血液大量进入动脉近段灌注区脑组织，加上新动脉灌注压的自动调节机制尚未建立，这些丧失自身调节能力的微血管不能承受后来被盗血液的重新注入，从而导致血管源性脑水肿、毛细血管破裂和脑实质出血。

（二）NPPB的病理生理学基础

1. 缺血性微血管的损伤

病灶周围的脑组织由于长时间受到不断增大的病灶的压迫而出现局部的缺血性损害，加上病灶内大量供血而产生的盗血作用，导致病灶周边组织发生血液低灌注，从而造成邻近脑组织发生缺血缺氧性改变。Edvinsson证实组织内长时间缺氧可导致脑内毛细血管增生，但增生的毛细血管与正常血管的结构有着较大的差异。Marin指出正常毛细血管周围都有星形细胞足突包绕，但是在脑组织缺氧血流低灌注状况下，增生的毛细血管缺乏星形细胞足突或血管基膜发育不良。Sekhon用大鼠做脑颈内动脉—颈外静脉侧侧吻合，形成低灌注压慢性脑缺血模型时发现，在低灌注区内毛细血管密度虽然增加但星形细胞的数量却没有相应增多，同时血管周围的星形细胞足突明显减少。因此，这是一种病理性增生的毛细血管，这种解剖结构有缺陷的血管受到突发血流冲击或手术牵拉作用时就容易发生液体外渗及破裂。

2. 缺血再灌注损伤

颅内病变的周围脑组织因被"盗血"或被挤压后形成的慢性低灌注缺氧环境，一旦恢复正常的灌注压，就会由缺血再灌注的损伤引起自由基生成的增多，从而引起膜脂质的过氧化、蛋白质的功能抑制、核酸和染色体的破坏，也可引起钙超载而加重酸中毒、破坏线粒体和细胞（器）膜。同时，再灌注时中性粒细胞明显增加，激活的中性粒细胞与血管内皮细胞之间的相互作用，可造成微血管损伤，出现无复流现象（no-reflow phenomenon），中性粒细胞堵塞微循环血管，以及产生内皮素、血管紧张素等缩血管物质使微血管口径变小，这些都会造成再灌注区的损伤，引起脑的能量、氨基酸代谢变化，还有脑水肿和脑细胞坏死等组织学变化。

3. 灌注压突破的另一个诱发原因是血流动力学的改变

AVM切除术后脑血流量增高与NPPB并发症有关，术中病灶的供血动脉及引流静脉的阻断消除了"盗血"，使周边组织内供血动脉的血流量和压力突然加大，以及微血管口径的变小使阻力增加，血管内滤过压力加大使本已受损的血管壁不能承受突然增加的灌注压力，造成液体外渗形成水肿，血管如果破裂则发生出血。在高流量的脑动静畸形以及占位体积较大且供血比较丰富的脑肿瘤中可以发生这种情况。

4. 机械性的微血管的损伤

病变周围脑组织在手术切除时被牵拉,造成了机械性的微血管的损伤。双极电凝的热凝作用,也会使病灶周围的组织血管损伤。自我调节功能受损是引起病灶周围水肿和出血的原因之一。

5. 正常灌注压突破发生的可能机制

缺血性微血管的损伤、缺血再灌注损伤、血流动力学的改变、机械性的微血管的损伤四个方面的单独或者协同作用,导致 NPPB 的发生。术后正常灌注压突破综合征是否发生,取决于颅内病灶的大小、盗血的程度、病灶对邻近组织挤压的程度及挤压时间的长短,还有手术操作对周围组织的损伤大小。对可能发生 NPPB 的患者,在术前结合 CTA、MRA 或者 DSA 影像学检查进行综合评估是必要的。对于病灶周围脑组织盗血程度严重,以及病灶体积较大、供血较丰富、病史较长的病例可考虑手术前对病灶的相应供血动脉进行栓塞处理,或术前对病变部位进行立体定向放射治疗,以减小病灶的盗血程度,增加周围组织的供血,使病灶周围组织的毛细血管的缺氧缺血性改变减轻,从而有效地防止正常灌注压突破综合征的发生,降低手术风险及患者的病死率和致残率。

二、临床表现

(1) 血管畸形矫正后,患者昏迷继续加深,或清醒后再次昏迷。
(2) 出现进行性神经缺失症状,如头痛、一侧肢体偏瘫等。
(3) 脑水肿、颅内压增高的症状体征。

三、应急评估

(1) 脑血管造影显示血管畸形,供应动脉粗大、扭曲,血液循环加快(正常的脑血管通常不显影),并出现淤滞动脉,该动脉于 10 s 内仍不消失,长度在 5 cm 以上,并且有早期扩大的引流静脉,或畸形血管容量超过 40 mL,NPPB 发生的危险性与容量成正比。
(2) 多普勒超声检查显示有高血流量的脑血管畸形。
(3) 脑电图显示弥漫性慢波。
(4) 有无法解释的进行性神经缺失症状和体征(通常是盗血所致),在术后出现以上表现通常是畸形供应动脉近段供应区脑组织功能障碍所致。
(5) 手术中出现脑肿胀并难以止血时,应考虑到正常灌注压突破综合征的可能。
(6) CT 常可见大片低密度影混杂有多灶性高密度阴影,病变并不局限于血管畸形切除部。

四、急救处理

(一) 预防治疗

(1) 栓塞或手术闭塞主要的供血动脉,以减少通过畸形动静脉的血流。

(2) 巴比妥麻醉，可以阻止血压上升，保护脑组织，防止本征的发生。

(3) 术前 1 d 开始应用凝血疗法，控制平均动脉压在 19.7 kPa。

(4) 手术后的综合预防：应用大剂量激素，脱水降颅压，全身给予控制性低血压治疗，应用扩血管药物，术后复查头颅 CT 等。

(二) 护理措施

1. 急救护理

(1) 密切观察患者神志、瞳孔、肢体活动及生命体征变化。出现病情变化，立即向医生汇报。

(2) 遵嘱使用脱水剂降颅内压，保持呼吸道通畅，必要时使用呼吸机，协助患者进行头颅 CT 检查，做好再次手术准备，向患者家属交代病情，做好解释工作，做好护理记录。

2. 病情观察

(1) 结合 NPPB 发生的时间窗，从手术对血管处理起到术后 72 h 高发时间窗内应加强病情观察。术后给予心电监护、吸氧，密切观察患者意识、瞳孔、生命体征、肢体运动、神经系统体征等。意识状态是反映病情变化和预后的重要指标，意识障碍程度减轻，说明病情好转，意识障碍程度加重，说明病情恶化。可采用 GCS 判断患者的意识状态，即通过言语反应、睁眼反应、运动反应进行打分，最高 15 分，最低 3 分，低于 8 分为昏迷。若两侧瞳孔不等大，或一侧瞳孔忽大忽小，或对光反射迟钝并逐渐消失，提示脑疝发生，应紧急抢救。若发现患者头痛明显、呕吐、抽搐、生命体征紊乱、瞳孔变化等，应立即向医生报告并及时处理。

(2) 观察患者是否出现烦躁不安、失语，意识障碍乃至昏迷，瞳孔改变、肢体肌力下降或偏瘫、生命体征改变、头疼等症状，NPPB 导致病情进展加快，甚至引发脑疝危及生命。

(3) 有条件的患者应置于重症监护室，监测颅内压、有创动脉血压，掌握脑灌注压变化。颅内压是反映患者病情的重要指标，ICP 处于 0.8~2.0 kPa (5~15 mmHg) 为正常，2.1~2.67 kPa (16~20 mmHg) 为轻度增高，2.68~5.33 kPa (21~40 mmHg) 为中度增高，ICP＞5.33 kPa (41 mmHg) 为重度增高，是脑功能损害的阈值，提示预后不佳。及时、准确掌握患者 ICP 是治疗的关键。

3. 重点护理措施

(1) 血压管理：严格控制血压，尤其术后 72 h 内，血压过低会造成脑灌注不足而引起脑损害，因此将血压控制在低于基线 20~30 mmHg，能有效降低 NPPB 发生风险，并避免血压的剧烈波动，保持血压波动每天不超过 10 mmHg。用静脉微量泵根据患者的血压调整降压药物剂量，应行动脉血压动态监测，设置上下报警线，指导调节降压药物剂量，最好一名护士监护一名患者，使血压严格控制在有效范围内，并做好相应记录。开始时，血压可能难以控制在理想范围内，需要护理人员进行调节，在调节过程中要遵循由小量逐渐加大剂量的原则，尽量避免使患者血压出现忽高忽低大范围波动。在控制性低血压治疗期间，要密切观察病情变化、瞳孔大小及对光反射，如有异常即刻进行 CT 检查并制定治疗策略。

（2）体温管理：降低体温，尤其是降低头部温度可增加脑组织对缺氧的耐受性，减少脑组织的耗氧量，降低脑的代谢率，改善细胞通透性，增加脑对缺血缺氧的耐受力。一般认为，体温下降1℃，脑血流量降低6%~7%，颅内压降低5%，脑细胞代谢率可降低6.5%。使用冰毯降温，降温期间观察患者体温变化，以及呼吸及循环系统有无并发症发生，防止冻伤及压力性损伤发生，做好基础护理。

（3）镇静镇痛护理：行脑动静脉畸形手术的患者在全麻恢复期拔除气管导管后，有可能会出现拔管应激反应。研究表明，气管导管拔管的刺激可影响机体交感-肾上腺髓质系统及下丘脑-垂体-肾上腺皮质系统，患者会出现应激性血压升高、心率加快等反应，这大大增加了患者颅内出血、颅内压增高及水肿等并发症的发生率。预防全麻后拔管期间的应激反应，可避免由呛咳、躁动、血压升高引起NPPB，对预防术后急性颅内出血、颅内水肿有重要的意义，镇静镇痛治疗可抗交感兴奋、防止患者躁动、稳定血流动力学特性，具有一定的脑保护作用。

4. 其他护理

（1）体位护理：全麻后平卧，头偏一侧，6 h后床头抬高30°。颅脑术后床头抬高15°~30°取卧位，有利于静脉血液的回流，减轻脑水肿。昏迷患者取平卧位，头偏向一侧，及时清除呕吐物、分泌物等。对气管切开者，将枕头稍移向肩下，以保持呼吸道通畅。定时翻身，预防压力性损伤。

（2）保持呼吸道通畅、给氧、心电监护，密切观察患者生命体征、神志、瞳孔变化。

（3）气道护理：颅脑术后意识障碍患者常因咳嗽反射消失而清理呼吸道无效，又由于头痛、呕吐易发生误吸或肺部感染，所以清除呼吸道分泌物是保持呼吸道通畅的主要措施，应定时吸痰，吸出口腔内的分泌物、呕吐物、血液等。意识障碍程度较重的患者，呼吸急促，呼吸道痰多，不易吸出，呕吐可能导致误吸，加之患者可能长期卧床，并发肺部感染的概率大大增加，故应尽早行经皮微创气管切开术，减少CO_2潴留，降低颅内压，防止肺部感染。术后积极翻身拍背振动排痰，定时吸痰，对痰液黏稠者给予雾化吸入，使气道湿化。预防性使用抗菌药物，防治肺部感染。

（4）防止患者躁动：因为躁动会直接影响脑血管的收缩，使血中去甲肾上腺素的含量显著增高，交感活性物质增加，促使全身小动脉收缩痉挛，增加脑代谢率及周围脑组织的灌流量，致使颅内压升高。

（5）及时发现癫痫发作征兆：癫痫一旦发作，患者颅内压骤然升高，使原有的脑肿胀急剧恶化，可立即导致脑疝的发生，并诱发NPPB，故要密切观察癫痫发作的先兆症状。

（6）建立静脉通路，遵医嘱准确给药，合理应用脱水剂和肾上腺皮质激素，单纯使用高渗性脱水药会使血容量暂时性增多而增加脑组织灌流量，加重血管源性脑水肿，因此最好联合使用利尿脱水药。肾上腺皮质激素对血脑屏障的损害有防卫和修复作用，并能预防病变的血管和细胞膜通透性增高，对减轻血管源性脑水肿有辅助作用。

（7）引流管护理：颅脑手术后，常置管行脑脊液外引流，引流管口高出侧脑室平面

10~15 cm，引流速度不宜过快，24 h 引流量应小于 500 mL。若持续引流量超过 500 mL，则患者颅盖塌陷，脑脊液失代偿，颅内压波动加大；当脑脊液引流量较多时，颅内压呈负值，关闭引流后颅内压升高至正常。闭管时间长时，颅内压增高，打开引流后正常。若引流的脑脊液为大量鲜血或颜色逐渐加深，应警惕脑室内出血。

（8）加强基础护理，做好口腔护理、皮肤护理、预防意外拔管等护理工作。

NPPB 的预防应采取综合措施，包括术前影像学及临床资料的认真分析，对于有 NPPB 高风险因素的 AVM 治疗应特别谨慎，必要时术前、术后应用 TCD 和 SPECT 监测以进一步预测治疗后 NPPB 的发生风险；术后继续保持全麻状态 24 h、控制性低血压、大型 AVM 分次栓塞、合理药物治疗能有效降低 NPPB 的发生风险，术后密切监测生命体征及影像表现，能及早发现 NPPB，以便及时进行有效处理，这对降低 NPPB 的致死率和致残率十分重要。控制性低血压是防止 NPPB 的有效手段：高血压会导致颅内压增高、血管痉挛、脑供血减少而加重脑肿胀；血压过低会造成脑灌注压不足而引起脑损害。因此，控制性血压的维护显得十分重要，尤其是术后 3 d，如无颅内出血，首先将血压降至原血压的 2/3，再用 20% 甘露醇 250 mL+地塞米松 5~10 mg 快速静滴，3~4 次/d。在脱水的同时要扩充血容量，并辅助使用大剂量激素，以稳定血脑屏障，预防并缓解脑肿胀，降低颅内压。NPPB 是脑动静脉畸形术后严重的并发症，为术后数小时或数天内发生的动静脉畸形周围的脑肿胀。近年来 NBBP 的发生率在逐渐降低，其病死率也从 30% 下降至 10%。致残率为 1.4%~18%。因此，提高护士对本病的认识，正确估计和预防 NPPB 的发生，在采用控制性低血压预防 NPPB 发生的同时，防止脑灌注不足引起脑损害，对降低病死率、致残率有着重要意义。

第六节 高血压急症的处理

心血管疾病已成为我国位于首位的死亡原因，有效管理高血压患者是遏制我国心脑血管疾病流行的核心策略之一。高血压如果控制不良可表现为高血压急症，1%~2% 高血压患者会发生高血压急症，其占同期入院的高血压患者的 13.31%，占同期急诊内科抢救患者总数的 7.14%。高血压急症患者的病死率较高，急性期达 6.9%，发病后 90 d 达 11%。高血压急症是神经外科常见急危重症之一，病因复杂且病理变化多端，如不及时诊治严重影响患者的生存及预后。

一、相关概述

（一）定义

高血压急症（hypertensive emergencies，HE）是一组以急性血压升高，同时伴有心、脑、肾等重要靶器官损伤，或原有功能受损进行性加重为特征的临床综合征。高血压急症的靶器官损害主要包括高血压脑病、急性脑卒中（缺血性、出血性）、急性心力衰竭、急性冠状动脉综合征（不稳定型心绞痛、急性心肌梗死）、急性主动脉夹层、嗜铬细胞瘤危象、围手术期高血压急症、子痫前期或子痫等。有研究发现高血压急症的靶器官损害具有一定的年龄特点,年龄>60岁患者的靶器官损害主要为急性心力衰竭(占32.19%)和颅内出血(占22.75%),40~60岁患者的靶器官损害主要为颅内出血(占48.09%),年龄<40岁患者的靶器官损害主要为颅内出血(占35.48%)。高血压急症危害严重,通常需要立即进行降压治疗来阻止靶器官的进一步损害。关于高血压急症的定义还需要注意以下两种情况:第一,如果患者收缩压(SBP)≥220 mmHg和/或舒张压(DBP)≥140 mmHg,则无论有无症状都应视为高血压急症;第二,某些患者既往血压增高已造成相应靶器官损伤,未接受系统的降压或器官保护治疗,或降压治疗不充分,就诊时血压虽未显著升高,但检查明确提示已经并发急性肺水肿、主动脉夹层、心肌梗死或急性脑卒中,也应被视为高血压急症。国内外尚存在一些其他高血压急症的相关术语如恶性高血压、急进型高血压、急进型恶性高血压等,均属于高血压急症的范畴。

高血压性脑病(hypertensive encephalopathy)是指血压快速和显著升高,并伴有以下一种或多种症状:癫痫发作、嗜睡、昏迷和皮质盲等。需要注意的是,有超过1/3的高血压性脑病患者缺乏晚期高血压视网膜病变的改变,但上述典型症状出现前会表现出一些细微的神经系统症状,因此,需要格外注意神经系统症状体征。

高血压亚急症(hypertensive urgency)曾被用来描述血压>180/110 mmHg,需要接受治疗但没有急性高血压导致的靶器官损伤的情况。研究显示,与未控制高血压的患者相比,在急诊接受降压治疗的高血压患者,其6个月预后及心血管疾病发生风险并未改善。在急性高血压导致的器官损伤的患者与无症状的未控制的高血压患者之间,所采用的治疗并无显著差异性。因此,目前只使用高血压急症来指那些需要立即治疗的情况,而不建议使用"高血压亚急症"和"高血压危象"的表述。

(二)病理生理

高血压急症以动脉血压快速和显著升高,小动脉痉挛、坏死及继发性组织损伤为主要特点,伴有多种复杂的神经体液及内分泌因素参与其中,且几种不同的病理生理改变在疾病的进展过程中相互促进,形成恶性循环。在各种诱因如应激因素(严重精神创伤、情绪过度激动等)、神经反射异常、内分泌激素水平异常的作用下,交感神经张力亢进,缩血管活性物质(如肾素、血管紧张素Ⅱ等)激活并增加释放,诱发血压短期内急剧的升高。同时,全身小动脉痉挛导致压力性多尿和循环血容量减少,反射性引起缩血管活性物质激活而致血管收缩和炎症因子(如白细胞介素-6)进一步产生,使相应的病理性损伤进一步加重。升高的血压导致内皮受损,小动脉纤维素样坏死,引发缺血、血管活性物质的进一步释放,继而形成病理损伤的恶性循环。此外,由于肾素-血管紧张素系统(renin-angiotensin system,RAS)、压力性利钠作用等因素的综合作用,终末器官灌注减少、功能损伤,最终诱发心、脑、肾等重要脏器缺血,导致高血压急症的靶器官功能损伤(图3-3)。高血压急症患者血栓形成,纤溶和炎症相关的标志物升高,提示血小板激活机制可能参与早期的病理生理过程。

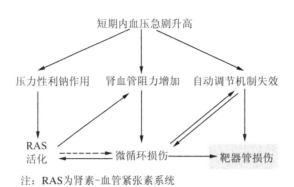

图 3-3 高血压急症病理生理趋势图

二、临床表现

(一)常见临床表现

高血压急症的临床表现因临床类型不同而异,但共同的临床特征是短时间内血压急剧升高,同时出现明显的头痛、眩晕、烦躁、恶心呕吐、心悸、气急和视力模糊等靶器官急性损害的相关特定临床表现(表3-1)。此外,还可能出现一些非靶器官损害的症状,如自主神经功能紊乱症状(面色苍白、烦躁不安、多汗、心悸、手足震颤、尿频、心率增快)和鼻衄等。部分非靶器官损害症状易被误判为靶器官损害,临床应注意区别。真正区分是否伴有靶器官损害需要结合相应的辅助检查对脏器进行评估,才能明确诊断。

表 3-1 高血压急症患者靶器官损害临床表现

疾病名称	临床表现
高血压脑病	急性发作剧烈头痛、恶心及呕吐,意识障碍(意识模糊、嗜睡,甚至昏迷),常见进展性视网膜病变
急性脑卒中	脑出血:头痛,喷射性呕吐,可伴有不同程度意识障碍、偏瘫、失语,动态起病,常进行性加重
	蛛网膜下腔出血:剧烈头痛、恶心、呕吐,颈背部疼痛,意识障碍,抽搐,偏瘫,失语,脑膜刺激征(包括颈项强直、Kernig 征和 Brudzinski 征阳性)
	脑梗死:失语,面舌瘫,偏身感觉障碍,肢体偏瘫,意识障碍,癫痫样发作
急性心力衰竭	呼吸困难、发绀、咳粉红色泡沫痰等,查体可见肺部啰音、心脏扩大、心率增快、奔马律等
急性冠脉综合征	急性胸痛、胸闷;放射性肩背痛、咽部紧缩感、烦躁、出汗、心悸,心电图有缺血表现;心肌梗死患者可出现心肌损伤标记物阳性
急性主动脉夹层	撕裂样胸痛,波及血管范围不同可有相应的临床表现,如伴有周围脉搏的消失,可出现少尿、无尿
子痫前期和子痫	孕妇在妊娠 20 周到分娩后第 1 周之间出现血压升高、蛋白尿或水肿,可伴有头痛、头晕、视物模糊、上腹不适、恶心等症状,子痫患者发生抽搐甚至昏迷

（二）嗜铬细胞瘤

临床上可表现为阵发性或持续性血压升高伴"心动过速、头痛、多汗"三联征，还可伴有糖、脂代谢异常。发生嗜铬细胞瘤危象时，大量儿茶酚胺释放入血，导致血压急剧升高，出现心、脑、肾等脏器功能损伤，甚至危及生命。

（三）交感神经反应亢进

由各种原因所引起的交感神经兴奋性增强，可导致效应器官表现出一系列综合性症状。其中苯丙胺类药物中毒，如安非他命、拟交感神经药物或可卡因中毒而引起的高血压急症在急诊均可能遇到。

三、应急评估

当患者血压显著升高时，应通过详尽的病史采集、体格检查、实验室检查及必要的影像学检查对患者进行评估，以便寻找引起患者血压急性升高的临床情况和诱因，评估患者是否有靶器官损害、损害的部位及程度。同时需要对患者高血压急症的严重程度进行评估。

（一）病史采集

高血压急症患者基础条件不同，临床表现各异，简洁且完整的病史收集有助于了解高血压的持续时间、严重程度、并发症、药物使用情况，以及是否有心血管、肾脏、神经系统疾病病史。病史采集时，应评估患者有无高血压病史、药物治疗情况及血压控制情况；有无使血压急剧升高的明显诱因（如高血压患者突然停止降压治疗，急性感染，急性尿潴留，急、慢性疼痛，惊恐发作，服用拟交感神经药物等）；有无潜在的重要靶器官损伤的特异性症状等。

（二）体格检查

体格检查的核心目的是了解靶器官损伤程度，同时评估有无继发性高血压的可能。首先测量患者血压以确定血压的准确性，其次还应仔细检查患者循环系统、眼底和神经系统，以评估靶器官损害程度及有无继发性高血压的可能。特别是对于症状不典型但血压急剧升高的急诊就诊患者而言，系统详细的体格检查对于尽早明确其高血压急症的诊断有着重要意义。应测量患者双上肢血压并进行对比，如果其收缩压差值>20 mmHg，应测量双下肢血压；如果双上肢血压差异明显，则要警惕大血管病变，如主动脉夹层或大动脉炎。应测量患者平卧及站立两种姿势下的血压，以评估有无血容量不足。循环系统的检查应侧重评估有无心力衰竭的存在，如颈静脉怒张、双肺湿啰音、病理性第三心音或奔马律。眼底的检查对于鉴别高血压急症和高血压亚急症有着重要的作用，如果发现有新发的出血、渗出、视神经乳头水肿，应警惕高血压急症。神经系统检查应着重评估患者意识状态、脑膜刺激征、视野改变及病理征等。

（三）实验室检查

血常规、尿常规、血液生化（包括肝肾功能、电解质）和心电图应列为基本检查项目，依病情选择心肌损伤标记物、心肌酶学、血尿钠肽等其他检查项目。注意应对患者靶器官损伤情况进行动态评估，对其相关检查项目应进行复查。

(四) 影像学检查

影像学检查包括胸部 X 线、超声心动图、头颅 CT/MRI、胸部/腹部 CT、血管造影术等。

(五) 严重程度评估

高血压急症严重程度评估可从三个方面进行：第一，基础血压值。通过了解基础血压可以得知血压急性升高的程度，以评估对脏器损害存在的风险。第二，急性血压升高的速度和持续时间。血压缓慢升高和/或持续时间短的严重性较小；反之，则较为严重。第三，影响短期预后的脏器受损的表现。这些表现包括肺水肿、胸痛、抽搐及神经系统功能障碍等。其他评估工具如 GCS、APACHE Ⅱ 和多器官障碍综合征（multiple organ dysfunction syndrome，MODS）评分等也是目前临床上常用于评估危重患者病情的工具。

四、急救处理

(一) 高血压急症的治疗

1. 治疗原则

应持续监测患者血压及生命体征，去除或纠正引起血压升高的诱因及病因，酌情使用有效的镇静药以消除恐惧心理，尽快静脉应用合适的降压药控制血压，以阻止靶器官进一步损害，对受损靶器官给予相应的处理，降低并发症并改善结局。

2. 早期降压原则

在不影响脏器灌注的基础上降压，渐进地将血压调控至适宜水平。初始阶段（1 h 内）血压控制目标为 MAP 的降低幅度不超过治疗前水平的 25%。在随后的 2~6 h 将血压降至较安全水平，一般为 160/100 mmHg 左右，但须根据不同疾病的降压目标和降压速度进行后续的血压管理（表 3-2）。当病情稳定后，24~48 h 血压逐渐降至正常水平。

表 3-2 不同病因所致高血压急症的降压原则

疾病名称	降压目标、降压速度
高血压脑病	血压 160~180/100~110 mmHg，第 1 小时 MAP 降低 20%~25%
脑出血	立刻，SBP 130~180 mmHg
蛛网膜下腔出血	立刻，高出基础血压 20% 左右
缺血性脑卒中	准备溶栓的患者，立刻，第 1 小时 MAP 降低 15%，目标 SBP<180 mmHg、DBP<110 mmHg；不溶栓的患者，当 SBP>220 mmHg、DBP>120 mmHg 时，第 1 小时 MAP 降低 15%
急性心力衰竭	立刻，SBP<140 mmHg
急性冠脉综合征	立刻，血压维持在 130/80 mmHg 以下，DBP>60 mmHg
主动脉夹层	立刻，SBP<120 mmHg，心率 50~60 次/min
子痫前期和子痫	立刻，血压<160/110 mmHg
恶性高血压	数小时内，MAP 降低 20%~25%
嗜铬细胞瘤危象	术前 24 h 血压<160/90 mmHg

注：SBP 为收缩压，DBP 为舒张压，MAP 为平均动脉压。

3. 药物选择

根据受累的靶器官及肝肾功能状态选择药物。理想的药物应能满足预期降压的强度和速度，保护靶器官功能，并方便调节。常用高血压急症的药物见表3-3。经过初始静脉用药血压趋于平稳，可以开始口服药物，静脉用药逐渐减量至停用。

表3-3 不同病因所致高血压急症的药物选择

疾病名称	推荐药物选择	
	一线推荐	其他选择
高血压脑病	拉贝洛尔、尼卡地平	硝普钠、甘露醇等
脑出血	拉贝洛尔、尼卡地平	乌拉地尔、甘露醇等
蛛网膜下腔出血	尼卡地平、尼莫地平	拉贝洛尔、硝普钠
缺血性脑卒中	拉贝洛尔、尼卡地平	硝普钠
急性心力衰竭	硝普钠、硝酸甘油联合利尿剂、ACEI/ARB	乌拉地尔
急性冠脉综合征	硝酸甘油、β受体阻滞剂	地尔硫䓬、乌拉地尔
主动脉夹层	艾司洛尔、尼卡地平、硝普钠	拉贝洛尔、美托洛尔
子痫前期和子痫	尼卡地平、拉贝洛尔、硫酸镁	
恶性高血压	拉贝洛尔、尼卡地平	硝普钠、乌拉地尔
嗜铬细胞瘤危象	酚妥拉明、乌拉地尔、硝普钠	

注：ACEI为血管紧张素转化酶抑制剂，ARB为血管紧张素Ⅱ受体拮抗剂。

4. 药物使用

遵医嘱用药，严密观察药物的作用及不良反应。对部分静脉降压药物的使用方法、起效时间、持续时间、不良反应进行概述（表3-4）。

表3-4 部分静脉降压药物的介绍

药物	剂量	起效时间	持续时间	不良反应
硝普钠	0.25~10 μg/(kg·min) 静注	立刻	2~10 min	低血压、心动过速、头痛、肌肉痉挛。连续使用超过48 h，须每天测定血浆中硫氰酸盐或氰化物，硫氰酸盐≤100 μg/mL，氰化物≤3 μmol/mL，以防氰化物中毒
硝酸甘油	5~100 μg/min 静注	2~5 min	5~10 min	头痛、呕吐
尼卡地平	持续静脉注射，起始剂量5~15 mg/h，每15~30 min增加2.5 mg/h，直至达到目标血压，达标后可降至3 mg/h	立刻	30~40 min	头痛、反射性心动过速

续表

药物	剂量	起效时间	持续时间	不良反应
艾司洛尔	250~500 μg/kg 静注，然后 50~300 μg/(kg·min) 静滴	1~2 min	10~20 min	低血压、恶心
拉贝洛尔	20~80 mg 静注，然后 0.5~2.0 mg/min 静滴	5~10 min	3~6 h	恶心、呕吐、头麻、支气管痉挛、传导阻滞、直立性低血压
酚妥拉明	2.5~5 mg 静注（诊断嗜铬细胞瘤及治疗其所致的高血压发作，包括手术切除时出现的高血压）	1~2 min	10~30 min	心动过速、头痛、潮红
乌拉地尔	10~50 mg 静注，然后 6~24 mg/h 静滴	5 min	2~8 h	低血压、头晕、恶心、疲倦
地尔硫䓬	5~10 mg 静注，5~15 μg/(kg·min) 泵入	5 min	30 min	心动过缓、房室传导阻滞、低血压、心力衰竭、外周水肿、头痛、便秘、肝毒性
肼屈嗪	10~20 mg 静注，10~40 mg 肌注	10~20 min 20~30 min	1~4 h 4~6 h	心动过速、潮红、头痛、呕吐、心绞痛加重
硫酸镁（非高血压药物）	5 g 稀释至 20 mL，静脉慢推 5 min，继以 1~2 g/h 维持；或 5 g 稀释至 20 mL，每 4 h 一次深部肌内注射。总量 25~30 g/d（妊娠高血压、严重先兆子痫）	—	—	当尿量 < 600 mL/d、呼吸 < 16 次/min、腱反射消失时应及时停药

注：表中药物的使用详见药物说明书，最终以说明书解释为准。

（二）护理措施

1. 避免诱因

向患者讲明高血压急症的诱因，应避免情绪激动、劳累、寒冷刺激和随意增减药量。

2. 病情监测

定期监测血压，一旦发现血压急剧升高、剧烈头痛、呕吐、大汗、视力模糊、面色及神志改变、肢体运动障碍等症状，立即通知医生。

3. 急症护理

患者应绝对卧床休息，避免一切不良刺激和不必要的活动，协助生活护理，给予持续低浓度吸氧。对昏迷或抽搐的患者应加强护理，保持呼吸道通畅，防止咬伤、窒息或坠床。安抚患者情绪，必要时应用镇静药。进行心电监护，密切观察患者生命体征、意识、瞳孔及肢体等的变化。迅速建立静脉通路，遵医嘱尽早应用降压药物进行控制性降压。遵医嘱静脉应用降压药物时，须使用输液泵严格控制给药速度，加强血压监测，并随时根据血压情况调整药物剂量，要密切观察药物的不良反应。此外，血压升高也可由躁动、气道梗阻、膀胱充盈等因素引起，须注意去除这些诱因。遵医嘱正确留取血液、尿液标本，协助完成脑 CT 检查等。加强基础护理，做好口腔、皮肤和气道的护理工作。

高血压急症是神经外科常见的疾病，其实质为高血压靶器官的血管病变，且血压水平与急性靶器官损害程度并非成正比，如不及时处理将会严重损伤靶器官，甚至危及生命。高血压急症的临床表现各异，但均有血压急剧升高，早期快速、合理、安全、控制性降压是改善预后的基础。当病情稳定后，尽早过渡到口服降压药物，应注意药物的不良反应。出院后注意避免诱因，也要做好血压管理，避免因血压控制不良而再次发生高血压急症。

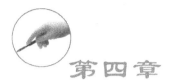

第四章 神经外科并发症预防及护理

第一节 肺部感染的预防及护理

神经外科重症患者常存在不同程度的意识障碍，且多伴有呼吸功能障碍，自主咳嗽、排痰反射减弱，气道内分泌物排出不畅等问题，极易并发肺部感染，影响通气和换气功能，重者导致低氧血症的发生，加重脑和全身重要器官功能的损害，严重影响患者的预后，甚至成为致死的因素。因此，积极预防和治疗肺部感染是神经外科患者基础治疗和护理的重要内容。

一、概念

肺部感染（pulmonary infection）是指肺实质和肺间质的感染性疾病，通常是受到病毒或细菌感染而引发的，偶尔会由其他微生物感染引起，临床上主要以肺炎的形式出现。

二、病理生理

正常的呼吸道免疫防御机制（支气管内黏液-纤毛运载系统、肺泡巨噬细胞等细胞防御）使气管隆凸以下的呼吸道保持无菌。肺炎的发生取决于两个因素：病原体和宿主因素。如果病原体数量多、毒力强和/或宿主呼吸道局部及全身免疫防御系统损害，肺炎即可发生。神经外科重症患者大多存在意识障碍，吞咽障碍和误吸风险大，常因误吸胃肠道的定植菌（胃食管反流）和通过人工气道吸入环境中的致病菌引起肺部感染，加之机体营养消耗大，处于负氮平衡状态，易导致肺部感染迁延不愈甚至加重。病原体直接抵达下呼吸道后，滋生繁殖，引起肺泡毛细血管充血、水肿，肺泡内纤维蛋白渗出及细胞浸润。除了金黄色葡萄球菌、铜绿假单胞菌和肺炎克雷伯杆菌等可引起肺组织的坏死性病变形成空洞外，肺部感染治愈后多不遗留瘢痕，肺的结构与功能均可恢复。肺部感染按照解剖分类，可分为大叶性（肺泡性）肺炎、小叶性（支气管性）肺炎、间质性肺炎；按照病因分类，可分为细菌性肺炎、非典型病原体肺炎、病毒性肺炎、真菌性肺炎等。

三、临床表现

(一) 症状

肺部感染的症状可轻可重,取决于病原体和宿主的状态。大多数患者会发热、咳嗽、咳痰,或发生原有呼吸道症状加重,并出现脓性痰或血痰,伴或不伴胸痛;重症者可有呼吸频率增快、鼻翼扇动、发绀等症状;病变范围大者可有呼吸困难、呼吸窘迫等症状。

(二) 体征

早期轻症患者肺部体征无明显异常,肺实变时有典型的体征,如叩诊浊音、语颤增强和支气管呼吸音等,也可闻及湿性啰音,咳嗽、排痰后这些体征减弱或消失。并发胸腔积液者,患侧胸部叩诊浊音、语颤减弱、呼吸音减弱。常见各种肺部感染的临床和放射学特征见表4-1。

表4-1 常见肺部感染的临床和放射学特征

病原体	病史、症状和体征	X线特征
肺炎链球菌	起病急、寒战、高热、咳铁锈色痰、胸痛、肺实变体征	肺叶或肺段实变,无空洞,可伴胸腔积液
金黄色葡萄球菌	起病急、寒战、高热、生血痰、气急、毒血症症状、休克	肺叶或小叶浸润,早期空洞,脓胸,可见液气囊腔
肺炎克雷伯杆菌	起病急、寒战、高热、全身衰竭、咳砖红色胶冻状痰	肺叶或肺段实变,蜂窝状脓肿,叶间隙下坠
铜绿假单胞菌	毒血症症状明显,脓痰可呈蓝绿色	弥漫性支气管炎,早期肺脓肿
大肠杆菌	原有慢性病,发热、脓痰、呼吸困难	支气管肺炎,脓胸
流感嗜血杆菌	高热、呼吸困难、衰竭	支气管肺炎、肺叶实变、无空洞
厌氧菌	吸入病史,高热、腥臭痰、毒血症症状明显	支气管肺炎、脓胸、脓气胸,多发性肺脓肿
军团菌	高热、肌痛、相对缓脉	下叶斑片浸润,进展迅速,无空洞
支原体	起病缓,可小范围流行、乏力、肌痛、头痛	下叶间质性支气管肺炎,3~4周可消散
念珠菌	慢性病史、畏寒、高热、黏痰	双下肺纹理增多,支气管肺炎或大片浸润,可有空洞
曲霉菌	免疫抑制宿主,发热、干咳或咳棕黄色痰、胸痛、咯血、喘息	以胸膜为基底的多发性的楔形阴影或空洞

四、护理评估

1. 症状评估

咳嗽、咳痰、呼吸形态和频率、体温、痰液性质和量,是否伴有胸痛、乏力、头痛等症状。

2. 辅助检查

血常规、C反应蛋白、血培养、痰液培养、药敏试验、肺部影像学检查等。

3. 卧床时间

卧床是肺部感染发生的重要因素。卧床限制了患者活动，导致肌肉耐力和免疫力下降，痰液黏稠时无力咳出，痰液在肺内聚集，细菌生长繁殖，容易形成肺部感染。

4. 患者基础情况

需要特别关注的情况：年龄≥65岁，吸烟，长期酗酒或营养不良，患有慢性肺部疾病或其他疾病，如恶性肿瘤、免疫功能低下、糖尿病、心力衰竭、慢性肾功能不全、慢性肝脏疾病、神经肌肉疾病等。

5. 误吸相关因素

全麻手术、吞咽功能障碍、胃食管反流、胃排空延迟、意识障碍、精神状态异常、牙周疾病或口腔卫生状况差等。

6. 操作相关因素

侵入性操作，包括吸痰、留置胃管、纤维支气管镜检查、气管插管或切开等；呼吸支持设备使用不当，如气管插管气囊压力不足、呼吸机管路污染、呼吸机管路内的冷凝水流向患者气道；医务人员的手或呼吸治疗设备污染。

7. 其他医源性因素

其他医源性因素包括长期住院，不合理应用抗生素、糖皮质激素、细胞毒性药物和免疫抑制剂、H_2受体阻滞剂和制酸剂、镇静剂和麻醉剂等。

8. 环境因素

环境因素包括通风不良、空气污浊、季节及气候变化等。

五、预防及护理

（一）病情观察

监测患者的生命体征、意识状态；观察患者咳嗽、咳痰情况，评估痰液的颜色、性状、量、气味等；听诊了解肺部呼吸音情况；了解影像学检查结果。

（二）基本预防措施

病室环境整洁，温湿度适宜；无禁忌证的情况下，抬高患者床头30°~45°，并在鼻饲后保持30 min为宜，预防误吸；在保证患者安全的前提下，提倡并协助患者早期下床活动；卧床者定时翻身、叩背；雾化吸入治疗可稀释痰液，利于咳出，必要时按需吸痰，保持患者口腔清洁；严格执行消毒隔离管理制度，遵循无菌操作原则，加强手卫生等。

（三）呼吸功能锻炼和促进有效排痰

1. 有效咳嗽

有效咳嗽是人体清除呼吸道内的分泌物或异物的保护性呼吸反射动作，有效咳嗽有助于气道远端分泌物、痰液的排出，改善肺通气，维持呼吸道通畅，减少肺部反复感染，改善肺功能，有助于肺功能的恢复。具体方法是：取舒适卧位，比如椅上坐位，腿上置软枕，顶住腹部，上身前倾、头颈微屈，患者缓慢进行深呼吸 5~6 次，于深吸气末屏气 3~5 s，继而轻微咳嗽数次，使痰液到咽部附近，再用力爆破性咳出痰液。

2. 叩背排痰

叩背排痰是指通过胸壁振动气道使附着在肺、支气管内的分泌物松动、脱落，通过体位引流使分泌物到达细支气管，以利于分泌物排出。叩背时将手掌微曲成弓形，五指并拢，形成空心状，以手腕为支点，借助上臂力量由下而上、由外至内有节奏地叩击患者背部，注意叩击的相邻部位应重叠 1/3，避开脊柱、心脏部位。注意叩击力量不宜过大，以患者不疼痛、皮肤稍微发红为宜。叩背应在饭前 30 min 或饭后 2 h 进行，每天 3~5 次，频率为 120~180 次/min，每个部位 1~3 min。

3. 体位引流

体位引流是指分泌物的重力引流，使患侧肺处于高位，引流支气管开口向下，促进分泌物沿气管开口方向排出。肺部感染局限在左侧肺时，选择右侧卧位；肺部感染局限在右侧肺时，选择左侧卧位，使患侧肺位于高位，以便于排痰。引流时，指导患者进行有效咳嗽，辅以叩背或使用机械振动排痰仪，使聚积的分泌物松动、移动，易于被咳出或引流。引流体位不可与治疗体位相冲突，引流每日 3~4 次，每次 15~30 min，注意休息，避免劳累。

（四）预防误吸

（1）识别误吸高风险人群，包括吞咽功能障碍、胃食管反流、胃排空延迟、意识障碍、精神状态异常、牙周疾病或口腔卫生状况差等。患者出现躁动、剧烈咳嗽、无创正压通气、体位变动等情况时，发生误吸的风险增加。

（2）对误吸高危患者进行肠内营养支持时，建议使用经鼻十二指肠管或经鼻空肠管。

（3）留置胃管时，每次鼻饲前评估胃管位置。持续鼻饲患者应每 4 h 评估一次。对采取体位引流、吞咽功能障碍等误吸高风险患者应评估其胃残余量，并听诊判断肠鸣音，遵医嘱调整鼻饲的速度和量。

（五）症状护理

（1）发热：高热会增加脑部耗氧量从而对脑组织造成伤害，因此对于高热患者，应及时给予冰袋、冰帽降温，必要时使用冰毯。降温过程中注意观察体温和出汗情况。大量出汗的患者应及时更换衣服和被褥，保持皮肤清洁干燥，防止受凉，及时补充水、电解质，维持水电解质平衡。

（2）咳嗽、咳痰：指导并协助患者有效咳嗽排痰，根据病情进行胸部物理治疗。正确留取痰标本和血培养标本，尽量在抗生素治疗前采集。痰标本尽量在晨起采集，采集前先漱口，并指导或辅助患者深咳，留取的脓性痰液标本于 2 h 内尽快送检。

（3）低氧血症的患者遵医嘱给予氧气治疗，以改善呼吸困难。

（4）对伴有胸痛者，评估疼痛的部位、性质和程度等。可采取患侧卧位，或用固定带固定患侧胸廓以减轻疼痛，必要时遵医嘱给予止痛药。

（六）用药护理

肺部感染首选的治疗方法是及时应用抗菌药物。尽早进行细菌敏感性培养，并遵医嘱给予针对性抗菌药物。常用抗菌药物包括青霉素类、头孢菌素类、喹诺酮类、氨基糖苷类等。应用青霉素类、头孢菌素类药物前应询问有无过敏史并进行皮试；喹诺酮类药物大剂量或长期应用易致肝损害，应及时监测肝功能；氨基糖苷类药物具有肾、耳毒性和神经肌肉阻滞作用，老年人或肾功能减退者使用此类药物，应特别注意观察是否有耳鸣、头昏、唇舌发麻等不良反应。

（七）多重耐药菌感染患者管理

多重耐药（multiple drug resistance，MDR）菌株感染者，按照多重耐药菌相关防控措施落实，须增加醒目隔离标识，并采取严格的消毒隔离措施。尽量选择单间隔离，与患者直接接触的医疗器械、器具及物品，如听诊器、血压计、体温表、输液架等要专人专用，并及时进行消毒处理。同时，实施各种侵入性操作时，应当严格执行无菌技术操作原则和标准操作规程。

（八）人工气道的建立和管理

呼吸中枢功能正常、气道通畅、呼吸功能正常患者可以通过自主呼吸或采用鼻导管或面罩吸氧等预防缺氧。咳嗽功能正常的患者可以通过鼓励咳嗽或辅助排痰措施来促进痰液排出。神经外科重症患者中枢损伤和意识障碍对气道的影响非常明显，气道不畅致患者缺氧而明显加重中枢损伤。神经外科重症患者的中枢情况会随时发生改变，导致颅内压力改变和呼吸中枢功能受损。当意识障碍进行性加重时，患者可能随时会出现呼吸停止或气道梗阻的情况，此时应该尽早建立人工气道，呼吸功能不全的患者还需要进行机械通气，避免由此导致的缺氧对中枢造成进一步的继发损害。人工气道是指经口/鼻或气管切开部位的气管插入导管，建立通畅的气体交换通道，改善通气功能，从而纠正机体缺氧的状态。建立人工气道是为了保持呼吸道通畅，保护气道，预防误吸，便于呼吸道分泌物的清除，为机械通气提供封闭通道。在建立人工气道前，应对患者神经功能状态进行评估和记录，包括意识水平、肌张力、生理病理反射以及是否存在颅底骨折、癫痫发作和颈椎的不稳定性等。

1. 建立人工气道的适应证

（1）上呼吸道梗阻：口、鼻、咽及喉部软组织损伤、异物或分泌物潴留等会导致上呼吸道梗阻，威胁患者生命。

（2）呼吸道保护性机制受损：在正常情况下，咽、喉、声带、气道及隆突通过生理反射对呼吸道起到保护作用。当患者意识改变（特别是昏迷）或麻醉时，正常的生理反射受抑制，易引起误吸及分泌物潴留，可能导致严重的肺部感染。

（3）提供机械通气的通道：为需要机械通气的患者提供连接呼吸机的通道。

2. 人工气道分类

（1）上呼吸道人工气道：包括口咽通气道、口鼻通气道等，其中以口咽通气道最为常见。

（2）下呼吸道人工气道：包括经口/鼻气管插管、气管切开、环甲膜穿刺等，其中经口/鼻气管插管和气管切开最为常见。

3. 建立人工气道的方法

(1) 口咽通气管：口咽通气管是保持呼吸道通畅的一种简单、快捷的方法，可防止舌后坠，减少吸痰时患者口腔及气道黏膜损伤；也可作为牙垫使用，避免牙关紧闭，便于口咽部护理，利于口咽部分泌物及时吸出。但口咽通气管仅限于尚存自主呼吸且无咳嗽反射的意识障碍患者，如患者呕吐频繁且量较大，口咽通气管的存在反而会增加误吸的危险，应及时改变气道管理策略。口咽通气管插管方法包括：① 顺插法（图 4-1），即将口咽通气管的咽弯曲凹面向下沿舌面顺势送至上咽部（声门口），将舌根与口咽后壁分开。② 逆插法（图 4-2），即将口咽通气管的咽弯曲凹面向上插入口腔，必要时使用压舌板向下压住舌体来辅助放置，当其前端接近咽后壁时（已通过悬雍垂），即将通气管旋转180°，借患者吸气顺势向下推送，弯曲部分上面抵住口咽后壁，弯曲部分下面压住舌根，确定导管有气体进出，为插入成功。逆插法比顺插法操作难度大，但在开放气道及改善通气方面更为可靠。置入口咽通气管时须注意：口咽通气管大小应合适，约从门齿至下颌角的长度（或口角到耳垂）；口咽通气管弯曲段末端正好位于舌根后，口咽部无明显的鼾音，用胶布交叉固定于面颊两侧。置入口咽通气管应每日更换，清洁口腔，有恶心呕吐时应及时拿出口咽通气管，以避免误吸。

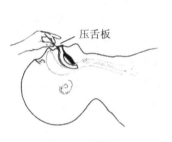

图 4-1　顺插法

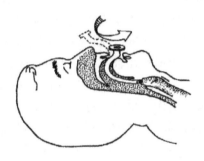

图 4-2　逆插法

(2) 气管插管：气管插管一直为建立人工气道的"金标准"，具有快速、可靠、安全等特点。气管插管是将一特制的气管内导管通过口腔或鼻腔，经声门置入气管或支气管内的方法，为呼吸道通畅、通气供氧、呼吸道吸引等提供最佳条件。气管插管有经口和经鼻两种方式，首选经口气管插管，当存在颅底骨折时，更应避免经鼻气管插管。气管插管适用于不能保护或维持气道、不能有效通气或不能维持基本氧合的情况。气管插管在致命性呼吸衰竭的情况下使用，无绝对禁忌证，相对禁忌证包括喉水肿、急性咽峡（喉）炎、气管黏膜下血肿、气管离断、严重凝血功能障碍。气管插管时首先清除口鼻腔分泌物、异物，患者取平卧位，肩部垫一小枕，使头后仰，保持口、咽、气管在一条直线上。经口气管插管时，操作者左手握住喉镜，右手持气管导管，插管到合适深度后抽出针芯，气囊注入 5~10 mL 空气。通过五点（胃、双上肺、双下肺）听诊法、呼吸末二氧化碳探测器、胸部 X 线检查、胸廓起伏、导管水雾、血氧饱和度上升判断导管固定位置。操作者用胶带固定气管导管，经鼻气管插管留置深度为导管尖端至鼻尖的距离，成人通常为 (27 ± 2) cm，经口气管插管留置深度为导管尖端至门齿的距离，成人通常为 (22 ± 2) cm。

(3) 气管切开：气管切开可迅速改善患者呼吸困难的情况，在急危重症治疗中发挥着关键的作用，在重症患者中气管切开率高达54%。气管切开通常由耳鼻喉科医生或外科医生完成，选择颈部2—3软骨环为穿刺点，穿刺部位过高会增加气道狭窄风险，穿刺部位过低则增加血管损伤风险。置管后气囊充气压力维持在25~30 cmH$_2$O，用固定带固定套管，松紧度以可伸入1指为宜，气管切口处垫敷料，新鲜伤口注意出血量，如出血较多，可行加压覆盖，日常护理参照气管切开护理常规落实。

4. 人工气道方式的选择

口咽通气管主要适用于以舌后坠为主导致气道阻塞时的临时气道保护，可能诱发存在咽反射的轻中度昏迷患者的呕吐、烦躁，增加误吸风险及脑氧耗，所以建议用于深昏迷患者，不推荐用于轻中度昏迷患者。气管插管一直为建立人工气道的"金标准"，具有快速、可靠、安全等特点，尤其是在紧急情况下及需要较长时间的气道管理时。

以气管插管或气管切开方式建立人工气道效果相同，一般先选择气管插管，对于急诊手术的颅脑损伤或脑血管意外患者建议术后保留气管插管，如果预计短期内可以恢复自主呼吸、撤出人工气道，则不必进行气管切开；如果预计患者需要较长时间（>2周）的人工气道和呼吸支持，则最好尽早改为气管切开。

合并颈椎损伤患者建立人工气道须特别注意保护颈椎，不恰当的操作手法可能造成颈椎的进一步损伤。在进行气管插管和气管切开时，应采用妥善措施避免加重颈髓损伤，主要措施包括保持颈椎在轴线位、避免颈椎过伸、采用可视喉镜插管或快速经皮气切方法等。建立人工气道的过程应该尽可能避免操作导致的继发损害，人工气道的建立应由技术熟练的医生操作，快速、准确地完成操作。浅昏迷或烦躁的患者应该给予适当的镇静镇痛和/或肌松剂治疗，选择药物时应该注意药物对颅内压的影响。

5. 人工气道的评估

(1) 人工气道通畅程度评估：严密监测人工气道的通畅程度、固定是否妥善、气囊压力情况等，定期评估人工气道的固定状态并随时进行调整以确保妥善固定。无论是气管插管还是气管切开，导管都有移位甚至脱出的风险，随着患者体位的改变，人工气道的位置也会改变，如果不能得到及时调整可能会出现导管脱出和位置异常的情况，威胁患者生命。气管插管在口腔内可能打折或扭曲，如果不进行定期检查很难发现。气管切开导管相对容易固定，但在皮肤外固定良好的情况下，皮下段和气管内部分可能出现位置改变，如尖端脱出气管移位到皮下层或管口与气管成角造成气管局部压迫，应及时调整。人工气道的内壁常常因黏附痰液而狭窄甚至阻塞，痰液黏稠、气道湿化不充分和不充分的痰液引流是主要原因。呼吸时，可以听到人工气道口因气流流速明显增快增强而产生的气流声，甚至可以听到哨音。吸痰时，吸痰管进入不畅和痰液黏稠具有重要提示作用，必要时可行纤维支气管镜检查证实。通过定期的评估并调整气道湿化和痰液引流措施可以有效避免气道痰痂形成。

(2) 人工气道耐受程度评估：留置人工气道会造成患者的不适，其常常表现为躁动，甚至呼吸循环的改变，这在气管插管的情况下表现尤为明显，往往需要给予适当的镇静和镇痛治疗。在给予镇静和镇痛的同时须排除因人工气道异常（如人工气道位置改变、过高的气囊压力、局部的压迫）造成的不适。另外，气道之外的各种对机体的不良刺激也会引起不良反应，其与人工气道不耐受表现相似，这些表现往往提示机体病情的潜在改变。因此，在给予镇痛和镇静药物之前或同时，还须对患者全身情况进行必要的鉴别诊断。从气道管理角度，镇静和镇痛的目标是使患者能够充分耐受人工气道的不适和气道内吸引导致的刺激，评价方法可参考相应的镇静和镇痛评分量表。由于人工气道带来的不适以及原发疾病对意识状态的影响，患者不能完全配合治疗，临床上常常出现自主或不自主的拔管行为，造成风险。应每日评估患者的意识状态和配合程度，通过这些评估，对具有潜在拔管风险的患者进行有效、适当的束缚和必要的药物治疗，可以有效避免意外拔管，同时也可以为能够充分配合的患者及时解除约束。

（3）气管切开造口评估：应定期或每天评估患者气管切开处皮肤及敷料清洁情况，根据患者的需要进行清洁。如果该区域出现红色、触痛、肿胀、发炎、异味、皮温高，造口周围可见黄绿色分泌物或患者发热，则应通知临床医生。如果有明显的感染迹象，建议提供培养或敏感性标本。如出现肉芽组织，使用聚氨酯泡沫敷料、凡士林保护皮肤，反复使用硝酸银处理肉芽组织。

6. 气囊管理

建立人工气道，特别是气管插管后，患者的吞咽受限，口腔分泌物及胃、食管反流物受气囊阻隔滞留于气囊上方，形成气囊上滞留物。国内外研究结果显示，气囊上滞留物是呼吸机相关肺炎（ventilator associated pneumonia，VAP）病原的重要来源。因此，做好气囊管理是降低 VAP 发生的重要手段之一。

（1）气囊的作用：对于绝大多数患者而言，建立人工气道的主要目的是进行机械通气。气囊最基本的作用是保持声门以下的气道封闭，从而保障正压通气的有效完成。当撤走有创机械通气仪器时，患者不再需要气囊来防止漏气，此时是否需要气囊取决于患者的自主气道保护能力。患者只要存在防止漏气和/或误吸的需求，气囊就应完全充气。对于气管插管患者，由于气管导管的存在影响其咳嗽和吞咽，因此气囊需要始终保持充气以防误吸。若患者已接受气管切开并撤机，且神志清楚、可自主进食无呛咳，就可以将气囊完全放气或者更换为无气囊的气管切开套管。其好处是患者可部分通过上气道呼吸，气道阻力降低，将气管切开处堵塞后还可满足患者发声需求。

（2）气囊充气方法与压力监测：人工气道气囊充气量过大致气囊压过高会影响气道黏膜供血，气囊充气不足会导致漏气、误吸等。当气囊压超过 30 cmH_2O 时，黏膜毛细血管血流开始减少；当气囊压超过 50 cmH_2O 时，血流完全被阻断，且气管黏膜压迫超过一定时间，将导致气管黏膜缺血性损伤甚至坏死，严重时可发生气管食管瘘。多项 VAP 预防指南均推荐气囊充气后压力维持在 25~30 cmH_2O，推荐使用气囊自动充气泵将压力维持于理想范围内，不能采用根据经验判定充气情况的指触法给予气囊充气。无自动充气泵设备时，应使用气囊测压表进行测量，宜每 4~6 h 监测气囊压力，每 4~6 h 放气 1 次，每次放气 30 min 左右。当气囊测压管内有积水时，气囊内实际压力较监测压力小，因此应注意观察并及时清理测压管内的积水。对带有声门下吸引装置的套管，每次放气前应进行声门下分泌物吸引。

(3) 影响气囊密闭性的因素：气囊充气后能否完全封闭气道，阻止气囊上滞留物下流，除了与气囊充气量和压力有关外，还取决于气囊在气管内的位置，气囊充气后的直径与患者气道的直径是否匹配，气囊的材质和形状，机械通气时的参数和模式，以及吸痰、翻身等操作。如果气管插管位置过浅，气囊刚好卡在声门处，声门的"V"字形状与气囊的圆柱状难以完全匹配，气囊无法封闭气道，此时需要将导管进一步送入气道。气管切开时，如果患者的颈部皮肤过于肥厚或者切开径路倾斜时，套管长度较切开径路短，气囊可能位于皮下而不是气管内，无法封闭气道，需要更换为加长型气管切开套管。因此，人工气道建立后，需要仔细判断气囊所在位置，为患者选择合适型号的人工气道，当气囊压力足够但仍存在漏气时，应考虑改变人工气道位置或更换其他型号的人工气道。长期机械通气患者，应采用聚氨酯制成的圆锥形气囊导管，可有效防止VAP。当患者躁动时，频繁变动体位和气道导管轻微移动易致气囊封闭不足，因此针对烦躁患者，应给予恰当的镇静镇痛药物，使之充分耐受气道吸引。

7. 气道湿化

（1）湿化器的选择：建议使用含加热导丝的加热湿化器或热湿交换器。无创通气患者使用主动湿化的方式可增加依从性和舒适度，持续氧气雾化吸入的气道湿化效果优于微量泵或输液泵持续滴注湿化液。

（2）湿化器的更换：含加热导丝的加热湿化器无须常规更换，若功能不良或疑似污染则须更换。若使用热湿交换器，每5~7 d更换一次，热湿交换器受到污染、气道阻力增加时应及时更换。

（3）湿化器的温湿度设定：有创机械通气使用主动湿化的方式时，建议将"Y"形接头处气体温度设定为34~41 ℃，湿化水平在33 mg/L和44 mg/L，保持相对湿度为100%；有创机械通气使用被动湿化的方式时，建议热湿交换器提供至少30 mg/L的湿度。

（4）湿化效果评估：应及时评估湿化效果，作为调整湿化方案的依据。湿化效果分为三级：① 湿化满意。痰液稀薄，可顺利吸引出或咳出，人工气道内无痰栓，听诊气管内无干鸣音或大量痰鸣音。② 湿化过度。痰液过度稀薄，需要不断吸引，听诊气道内痰鸣音多，患者频繁咳嗽，烦躁不安，可出现缺氧性发绀，脉搏增快及氧饱和度下降，心率、血压改变。③ 湿化不足。痰液黏稠，不易吸出或咳出，听诊气道内有干啰音，人工气道内可形成痰痂，患者可出现烦躁、发绀及脉搏氧饱和度下降等情况。

（5）湿化液选择：为有效避免气道痰痂形成，应定期评估并及时调整痰液引流和气道湿化措施。建议布地奈德1 mg、异丙托溴铵0.5 mg，2~3 次/d 雾化吸入，可结合盐酸氨溴索30 mg静脉注射，2~3 次/d，以利于祛痰。质量分数为0.45%氯化钠溶液在降低并发症发生率和湿化后痰液活菌比例上使用率明显较低，更适合用于气道湿化。呼吸机湿化罐内添加的灭菌注射用水（或灭菌蒸馏水）应每24 h更换。

8. 机械吸痰

（1）吸痰时机评估：床旁听到呼吸道痰鸣音或听诊时气道内有明显的大水泡音；呼吸机使用中，容量控制的吸气峰压增高或压力控制的潮气量降低；血氧饱和度下降，血氧分压下降；出现频繁呛咳或呼吸窘迫综合征；清醒患者主诉憋气，主动示意吸痰时；等等。以上均要及时予以吸痰。水泡音是需要吸痰的一个特定指标，建议每 2 h 评估一次，但不推荐采用肺部呼吸音评估法判断是否需要吸痰。

（2）人工气道内吸痰：吸痰时要避免对血压和颅内压的影响，气道内吸引产生的刺激可以导致血压和颅内压明显升高，加重继发性脑损伤。在高颅压和血压不稳定的情况下，强烈的气道刺激可能导致灾难性后果。为了尽可能减少对气道的刺激，气道内吸引应在充分镇静和镇痛的情况下进行，按需吸痰，操作前给予充分氧合，操作过程中要监测生命体征的改变，如果出现较大的生命体征波动则应停止。成人在气管内吸痰期间应使用尽可能低的吸引压力，通常为 80~120 mmHg，特别黏稠的分泌物可适当增加负压到 200 mmHg（26.6 kPa），吸痰过程不超过 15 s。建议使用密闭式气管内吸痰装置，以避免交叉感染和低氧血症的发生，并降低细菌定植率。

（3）声门下吸引：气管切开套管置入气道后，气囊上方通过声门与口腔相通，病菌和口咽部分泌物易在声门和气囊之间的间隙滞留，在声门下形成带菌"黏液糊"。声门下吸引技术是使用带声门下吸引管的气管套管，将吸引连接管连接于负压吸引装置和声门下吸引管口，通过开口于导管气囊上方的引流管进行持续或间歇分泌物引流或冲洗的方法，可避免或减少分泌物下行发生感染机会，降低肺部感染的发生率。声门下吸引按照吸引的频率可以分为持续声门下吸引、间歇声门下吸引和声门下灌洗三种。持续声门下吸引是指持续、不间断地做声门下吸引，该操作简单，负压吸引调整好后连接吸引管即可，可以有效减少声门下分泌物滞留，保持吸引管道通畅，缺点是持续的负压易致气道黏膜损伤，吸引开口位置贴壁或体位不恰当会导致无效吸引。间歇声门下吸引是指间断进行吸引，间断吸引避免了黏膜损伤，可以通过吸引有效减少声门下分泌物滞留，但有可能因为间断时间过长，导致浓稠的分泌物聚集而堵塞管路。声门下灌洗是使用冲洗液反复对声门下腔隙进行灌注与引流，达到清洁的目的，该操作的优点是可以通过反复灌洗减少导管堵塞、减少黏膜出血和细菌含量，但是不当的冲洗量和冲洗压力也会导致分泌物下行，引起肺部感染。声门下吸引负压调节至 -100~-150 mmHg，短期内使用这个压力，既能保证清除黏稠分泌物又不至于造成患者气道黏膜出血，比较适用于间歇声门下吸引。吸引负压调节至 -20 mmHg 以下时，持续使用不会造成黏膜损伤，适用于持续声门下吸引。在实施声门下吸引时，应根据患者声门下分泌物的量、质和患者耐受度的评估结果，选择合适的声门下吸引方式、频率和吸引负压，全程密切落实病情观察，落实个性化的声门下吸引措施。

9. 更换气管套管

（1）换管时机的识别与观察：首次更换气管套管应在气管造瘘口成熟后进行，并根据手术方式而定。手术切开置入的气管套管应在气管切开后 3~7 d 更换，若是经皮置入的，应在置入后 10~14 d 更换。气管套管堵塞、异位，应立即更换；黏稠的痰液或痰痂堵塞气管套管，吸痰无法使其恢复通畅，应立即更换。气管套管性能故障，如金属管焊接处断裂、塑料套管气囊破损漏气，应及时更换。气管套管型号、尺寸、类型不适合目前患者病情，需要改变者应予以更换，如更换更小型号、无气囊、可调节的气管套管。

(2) 常规换管频率：常规更换气管套管的频率须依照患者的具体情况和临床考虑为指导，金属气管套管如无破损不推荐常规更换。出于材质磨损老化的考虑，塑料气管套管推荐每30~90 d进行常规更换。

(3) 换管评估：换管前应进行多学科团队讨论评估，医护人员（医生、治疗师、护士）应了解各种气管套管的特性及设计的差别，根据患者的专科评估选择的气管套管类型和型号。在确定气管套管型号时，应评估患者沟通或说话的需求，评估气管造口是否存在感染、溃烂、肉芽、出血等情况。

(4) 换管人员和场所：换管可由经验丰富的医生在护士或其他医生的协助下（至少2人）更换。气管套管更换应在临床环境下如重症监护室、病房、门诊进行，不建议在患者家中更换，如预期换管有困难，建议在手术室更换。

(5) 换管前准备：在实施气管套管更换前，应对患者、家属和陪护人员进行讲解，让其签署换管同意书，神志清楚的患者须取得本人的配合。所有更换气管套管的用品应在床边或触手可及的地方，包括气管套管、10 mL注射器、气囊测压计、固定带、吸氧和吸痰设备、润滑剂、利多卡因凝胶、听诊器、手套，必要时备防护镜及隔离衣，建议备一个较小型号的气管套管，防止出现新管无法插入的情况。紧急或困难情况下换管还须准备呼吸道交换器、气管扩张器、纤支镜、抢救设备等。

(6) 换管过程的配合：置患者去枕平卧，肩下垫一小枕，使颈部伸展，清理患者呼吸道分泌物。在取出旧气管套管，更换新套管时，协助固定套管，观察呼吸道出血情况，保证换管过程安全、快速、有序。换管过程中严密监测患者的呼吸、血氧、面色、血压、心率等变化。通过观察呼吸起伏及双肺听诊确定气管套管的位置，如有必要采用纤支镜及胸片确定。

(7) 换管后维护：气管套管应有标识，注明更换时间、型号。科室需要备相同或小一型号的套管供紧急使用。用适合患者皮肤状况的装置维持和固定气管套管，使其松紧适宜，以固定带与颈部皮肤之间容纳1横指为宜，保持固定带清洁及皮肤完整，根据需要及时更换。

10. 人工气道的撤除

拔除人工气道前应该评估患者依赖人工气道的病因是否已经去除，患者呼吸功能是否恢复正常。脱离机械通气是拔除人工气道的前提，在此基础上还需要考虑患者自主的防止呛咳能力和神志的恢复情况。拔除人工气道后需要密切观察呼吸状态数小时到数天时间，并给予必要的续贯支持治疗。声带水肿可发生在拔除气管插管后数小时内，因此气道梗阻有可能发生在拔管数小时后。另外，当拔除人工气道后，咳痰和呼吸负担有可能增加，在初期患者可以完全代偿，当患者出现疲劳、代偿能力下降时则可能出现咳痰无力，进而出现气道梗阻和呼吸困难，因此拔管后的观察和后续支持是拔管成功的关键，如提供必要的无创通气支持和人工辅助吸痰等。

第二节 颅内感染的预防及护理

颅内感染是中枢神经系统较为严重的疾病之一，须由神经外科处理，也是神经外科术后常见的严重并发症。神经外科术后颅内感染的发生率为 4.6%~25%，其高发于术后 3~7 d，占颅内感染的 0.8%~7%。颅内感染的归因病死率较高，可达 15%~30%，其救治目前仍是临床的难题，常影响患者生存和预后。

一、概念

颅内感染又称为中枢神经系统感染，多是由于细菌、病毒、寄生虫、支原体、衣原体、霉菌、立克次体等病原体随着血液循环，经过血脑屏障，侵入中枢神经系统即颅脑内，产生一系列症状。神经外科颅内感染包括神经外科术后硬膜外脓肿、硬膜下积脓、脑膜炎、脑室炎及脑脓肿；颅脑创伤引起的颅内感染，脑室和腰大池外引流术、分流及植入物相关的脑膜炎或脑室炎等。

颅内感染分为原发性和继发性感染；原发性颅内感染临床并不多见；继发性颅内感染中以脑脓肿最为典型，曾经是神经外科的常见病，感染源大多来自邻近颅底结构的组织器官感染，如鼻窦炎、中耳炎、牙周脓肿等，目前这类感染的发病率呈下降趋势。而继发性感染源于开放性颅脑损伤、各种原因引起的脑脊液漏、人工植入材料、脑室外引流术、颅内压探头置入及开颅手术等引起的细菌性感染，成为神经外科颅内感染的主要类型。

二、病理生理

细菌入侵颅内后，可引起脑实质产生炎症反应。颅内感染常见的病原菌包括革兰氏阴性菌、革兰氏阳性菌及真菌，以前两者为主。厌氧菌是脑脓肿常见的致病菌。常见革兰氏阴性菌为不动杆菌、肺炎克雷伯菌、大肠杆菌及铜绿假单胞菌等，常见革兰氏阳性菌为表皮葡萄球菌、人葡萄球菌、头状葡萄球菌、溶血葡萄球菌、肠球菌、金黄色葡萄球菌及肺炎链球菌等；革兰氏阳性菌的感染率为 55%，阴性菌为 45%。近年来，革兰氏阴性菌所致的颅内感染呈现上升趋势。

以脑脓肿为例，脑脓肿的形成是一个连续的过程，可分为三个时期。

1. 急性脑膜炎、脑炎期

化脓性细菌侵入脑实质后，患者表现出明显的全身感染反应和急性局限性脑膜炎、脑炎的病理变化。脑炎中心部位逐渐软化、坏死，出现很多小液化区，周围脑组织水肿。病灶部位浅表时可有脑膜炎症反应。

2. 化脓期

脑炎软化灶坏死、液化，融合形成脓肿，并逐渐增大。若融合的小脓腔有间隔，则成为多房性脑脓肿，周围脑组织水肿。化脓期患者全身感染征象有所好转和稳定。

3. 包膜形成期

一般经 1~2 周，脓肿外围的肉芽组织由于纤维组织及神经胶质增生而初步形成脓肿包膜，3~4 周或更久脓肿包膜完全形成。包膜形成的快慢与致病菌种类和毒性及机体抵抗力与对抗生素治疗的反应有关。

三、临床表现

（一）分类

（1）根据解剖部位，分类为脑炎、脊髓炎、脑脊髓炎（主要侵犯脑和脊髓实质），脑膜炎、脊膜炎和脑脊膜炎（主要侵犯脑和脊髓软膜）、脑膜脑炎（脑实质和脑膜合并受累）、脑内脓肿、硬膜外脓肿、硬膜下脓肿及脑室炎。

（2）根据病原体种类，分类为细菌、真菌、寄生虫感染型等。

（3）根据发病进程，分类为急性、亚急性及慢性。其中，感染病程<2 周为急性，病程 2~4 周为亚急性，病程>4 周为慢性。慢性脑膜炎是指脑膜炎症状和脑脊液中白细胞数增多超过 4 周。

（4）根据感染的严重程度，分类为轻度、中度、重度。

① 轻度：体温>38 ℃，头痛、意识清楚，GCS 评分为 13~15 分或无明显的意识变化、颈项强直、脑脊液混浊，脑脊液白细胞计数为 $(50~500)×10^6/L$。

② 中度：体温>39 ℃，意识障碍，GCS 评分为 9~12 分或较前下降 2 分，明显颈项强直、脑脊液混浊，脑脊液白细胞计数为 $(500~1\ 000)×10^6/L$，伴全身炎性反应。

③ 重度：体温>39 ℃或<36.0 ℃，昏迷，GCS 评分≤8 分或较前下降 2 分，有明显的颈项强直，脑脊液为脓性，白细胞计数>$1\ 000×10^6/L$ 及脑脊液葡萄糖浓度<1 mmol/L；头颅 CT 或 MRI 显示脑室积脓和/或分隔。

（二）临床症状与体征

1. 意识及精神状态改变

患者出现新发的谵妄、烦躁，或者表现为进行性意识障碍，如由清醒转为嗜睡、昏睡，甚至昏迷等。

2. 颅内压增高症状

感染刺激或细菌侵入颅内引发脑积水、脑脓肿等，从而引起颅内压力增高，出现头痛、呕吐、视神经乳头水肿等典型的颅内压增高三联征。

3. 脑膜刺激征

脑膜刺激征是由感染的病原体刺激脑膜引起的体征。多数患者会出现颈抵抗、克氏征及布氏征阳性。

4. 伴发症状

伴发症状是由颅内炎症反应所致的局灶性症状，如偏瘫、失语，以及癫痫、低钠血症与下丘脑垂体功能降低等症状。脑室腹腔分流的患者可出现腹部的压痛、反跳痛等急性腹膜炎症状。

5. 全身感染症状

患者表现为体温升高超过 38 ℃，1 岁或 1 岁以下的婴儿也可能出现体温低于 36 ℃、白细胞增多、心率和呼吸加快等全身炎症反应的症状和体征。

四、护理评估

（一）症状与体征

评估体温、脑脊液的颜色、性状，有无出现意识障碍加重、脑膜刺激征、高颅压、偏瘫、失语等局灶性症状等。

（二）实验室检查

1. 血液检查

血常规检查白细胞计数高于 $10×10^9/L$，或中性粒细胞比例超过 80%，部分患者白细胞计数减少或正常。

2. 脑脊液相关检查

（1）脑脊液性状：炎症急性期脑脊液多为浑浊、黄色或者典型的脓性液体。炎症慢性期在炎症局限包裹的情况下，脑脊液可以表现为正常的清亮透明的性状。

（2）脑脊液白细胞总数>$(100～1\,000)×10^6/L$，多核白细胞数>70%。当脑脊液混有血液时，可按公式校正计算：白细胞（脑脊液）校正数=白细胞（脑脊液）测量值-［白细胞（血液）×红细胞（脑脊液）/红细胞（白细胞）$×10^6$］。高于每 500～800 个红细胞中有 1 个白细胞的比例结果提示为穿刺引起的出血或蛛网膜下腔出血。脑脊液细胞数低于 $1\,000/mm^3$ 也不能完全排除颅内细菌性感染的可能性，须结合危险因素、临床症状和体征以及脑脊液中多核细胞比例和葡萄糖等指标综合考虑。

（3）脑脊液葡萄糖含量降低至 2.2 mmol/L 以下，正常脑脊液葡萄糖浓度为 2.5～4.5 mmol/L，因其受血清葡萄糖的影响，一般是血清葡萄糖水平的 2/3，所以须同时检测血清葡萄糖含量。颅内感染时，脑脊液葡萄糖/血清葡萄糖<0.4，甚至更低。

（4）腰椎穿刺：大部分颅内感染患者腰椎穿刺压力>200 mmH_2O。

3. 检查结果分析

脑脊液、手术切口分泌物、引流管、植入物及手术标本细菌学检查阳性。脑脊液的细菌检查阳性率不高，尤其是应用抗菌药物后获取的标本。培养阳性是诊断的"金标准"，但需要排除标本污染和定植。分子生物学检测技术、脑脊液降钙素原（PCT）和乳酸的检测能协助诊断。分子生物学技术可帮助进行病原学的鉴定；脑脊液 PCT 在脑膜炎发作后 4 h 开始升高，6 h 达高峰，并持续 24 h 以上；脑脊液乳酸升高对诊断颅内感染有一定参考价值。

（三）影像学检查

CT 或 MRI 检查可提示有脑内弥漫性水肿、硬膜增厚强化或者脑室系统扩张，病史较长患者的增强影像学检查可出现典型环形强化占位性病变。

（四）患者基础情况

年龄大于 70 岁，机体免疫功能低下，合并糖尿病且血糖水平控制不良者，为感染的高危人群。GCS 评分<9 分、原发性脑损伤严重者，意识障碍、脑组织代谢水平高、耗氧量大，均可直接影响机体对糖和氧等能源物质的摄取与利用，加重脑损伤，从而使颅内感染率增加。开放性颅脑损伤者，由于颅腔与外界直接沟通，易并发颅内感染。

（五）手术相关因素

污染伤口，小脑幕下手术，手术时间>4 h，接受 2 次及以上开颅手术且术中出现大量失血或有植入物。

（六）术后易感因素

脑室或腰大池引流管放置时间超过 5 d，留置引流管过程中频繁留取脑脊液标本，引流管口出现脑脊液漏，穿刺道出血及双侧同时行脑室外引流术等与引流管相关的因素；术后发生伤口或引流管脑脊液漏；手术切口出现皮下积液可增加颅内感染的发生率。

（七）其他因素

近期接受化疗和免疫抑制剂治疗，术后长期使用呼吸机及合并全身多器官感染，术后长时间接受全肠外营养及合并严重低蛋白血症，术后长时间使用大剂量糖皮质激素，在监护室接受神经外科操作，伤口护理不当。

四、预防及护理

颅内感染高发于术后 3~7 d，其危险因素较多，重在预防，预防及护理应涵盖整个围手术期。

（一）术前

（1）体位：抬高床头 15°~30°。

（2）饮食：病情危重者禁食；病情稳定者，选择高热量、高蛋白、高维生素易消化的食物，保证充足的营养。术前 8 h 禁食，4 h 禁水。

（3）术前备皮：严格控制备皮时间，备皮距手术时间越长，定植于头皮与毛囊的细菌繁殖越多，术后颅内感染的风险越大。开颅术前 1 d 充分清洗头部，术前 2 h 内备皮；规范备皮方式，术前备皮在去除毛发前用生理盐水充分清洁患者毛发及头皮，避免使用刮刀，以免损伤皮肤，建议使用电动备皮器或化学脱毛剂；经鼻腔及经口腔手术前应充分进行清洁准备。

（4）监测血糖：体内高血糖环境可使白细胞与吞噬细胞功能受损，导致细胞与体液免疫功能降低，抵抗力减弱。同时，高血糖可抑制生长因子合成、血管新生、胶原沉积及成纤维细胞的增殖和迁移，致使伤口难以愈合，亦给细菌增殖提供了有利的条件，增加了颅内感染风险。围手术期血糖值应低于 10 mmol/L，如有异常，及时向医生汇报。

（5）用药护理：根据手术类型适当预防性使用抗菌药物。清洁手术首选一代或二代头孢菌素。对头孢菌素过敏者，可选用克林霉素。其他类型手术可以根据相应的危险因素和常见致病菌的特点选择用药。当病区内发生 MRS 株细菌感染流行时（如病区 MRS 株分离率超过 20%），应选择万古霉素作为预防用药，万古霉素应在术前 2 h 进行输注。经口咽部或者鼻腔的手术可加用针对厌氧菌的甲硝唑。一般在切开皮肤前 30 min 静脉给药，30 min 左右滴完。

(6)脑脊液漏护理：观察患者脑脊液漏部位、量及颜色；观察患者意识、瞳孔及生命体征；观察患者有无头痛、呕吐及发热症状；绝对卧床休息至脑脊液漏停止；头部垫一次性垫布，污染时随时更换；禁止做耳道填塞，禁止冲洗，禁止药液滴入，禁止做腰椎穿刺；不擤鼻涕，不打喷嚏，不剧烈咳嗽；取仰卧位，酌情抬高床头15°（或遵医嘱），脑脊液耳漏者取患侧卧位；在鼻或耳道外面盖一块消毒纱布，保持清洁；配合给予抗生素治疗，预防感染。

（二）术中

（1）选择洁净度高的手术间进行手术。相关手术器械需要在使用前进行消毒，应用络合碘、聚维酮碘溶液浸泡。

（2）熟悉手术步骤，配合医生完成手术，严格遵守《外科手消毒技术规范》的要求，严格刷手，严格消毒，严格遵守手术中的无菌原则，细致操作，爱护组织，彻底止血。尽量减少手术时间，如果手术延长到3 h以上或失血量超过1 500 mL，手术过程中可以补充使用一次抗菌药物。

（3）除非必需，尽量不放置引流物；尽量采用密闭式引流袋或负压吸引装置，减少引流皮片的使用；各类引流管均须经过皮下潜行引出后固定，建议潜行长度不短于3 cm。

（4）手术操作中如放置有创颅内压监测、脑微透析探头以及脑氧、脑温探头等监测设备，应严格执行无菌操作，皮下潜行引出，固定并封闭出口，避免脑脊液漏。

（三）术后

（1）严密观察病情变化：观察患者意识、瞳孔及生命体征，有无新发的意识障碍及颅内压增高、脑膜刺激征等表现，定时监测体温，关注相关实验室指标，观察伤口敷料情况。

（2）体位：抬高床头15°～30°，注意体位，左右侧卧，避免直接压迫手术部位，保持伤口局部清洁干燥，以防影响切口血运，影响愈合，必要时用头圈辅助。

（3）饮食：全麻术后应禁食，麻醉苏醒后根据医嘱给予相应饮食护理，选择高热量、高蛋白、高维生素易消化的食物，保证充足的营养，鼻饲流质者按要求执行。

（4）术后严格按照无菌原则定期换药，伤口敷料渗血渗液应及时更换，查明原因，及时缝合伤口。

（5）引流管护理。

① 严格执行无菌操作，保持伤口敷料清洁干燥，加强引流管口周围皮肤消毒。

② 妥善固定引流管，以免引流管弯折受压。保留足够长度，避免翻身时受牵拉。

③ 观察引流是否通畅，当引流液性状过于浓稠、需要定时挤捏时，应反折近颅端，再挤捏引流管。体位变动前或患者外出做检查前，应先夹闭引流管，避免体位变动引起引流液逆流至颅内。

④ 对躁动患者及时做好保护性约束，必要时与医生沟通，适当使用镇静剂，避免躁动引起引流管脱管。

⑤ 引流期间，及时观察引流液的颜色、性状及量。医生应根据病情，尽早拔除引流管。一般情况下，脑内、硬膜下、硬膜外或皮瓣下引流管应在24～48 h内尽早拔除，脑室外引流及腰大池外引流管要注意无菌维护，防止可能的医源性污染，在病情允许的情

况下尽早拔除，留置时间不宜超过2～3周，必要时更换新的引流管。引流管拔除后同样需要注意观察伤口敷料渗血渗液的情况，如果置管处缝合不严密，导致脑脊液漏出，伤口敷料会出现渗液，须及时通知医生在置管处局部加缝。

（6）可疑颅内感染者，可每1～2 d留取脑脊液标本进行相关化验与培养检查，必要时1 d内多次检查。留取标本时注意操作规范，避免污染标本。脑脊液标本留取后应及时送检，特殊情况下不能立即送检的标本，培养瓶须放在室温下保存不超过24 h，禁忌放在冰箱内保存。

（7）药物护理。

① 早期预防性给予广谱抗菌药物。规范抗菌药物的使用，预防耐药菌的产生。使用前询问患者有无药物过敏史，青霉素类的药物要做好皮试并记录在体温单上，停用3 d以上须重新做皮试，确认有无过敏。使用过程中，密切观察病情，如患者有皮疹、胸闷不适等过敏反应，立即停用，及时告知医生，对症进行处理。抗菌药物一般使用频次大于每天1次，如bid、q8h、q6h，应按时使用药物，保持有效的血药浓度，以起到预防或治疗的作用。特殊抗生素使用前后须用生理盐水冲管，或两种药物之间有配伍禁忌时，须按照药物使用规范正确使用药物。观察使用抗菌药物后的疗效。

② 对于颅内感染者，留取相关标本进行细菌涂片或培养后，应及时开始经验性抗菌药物治疗。后期根据病原学及药敏结果及时调整治疗方案，选择易透过血脑屏障的抗菌药物，推荐首选杀菌剂，如磺胺类、青霉素类、头孢菌素类、β内酰胺酶抑制剂、碳青霉烯类、糖肽类、氯霉素及甲硝唑等，治疗途径推荐采用静脉途径。建议使用说明书允许的最大药物剂量及可能的长疗程治疗。对于经验性抗菌药物治疗超过72 h无疗效或疗效不佳者，考虑调整治疗方案。

③ 当静脉用药48～72 h效果不明显、病情重时，可以考虑脑室内注射或腰穿鞘内注射不含防腐成分的抗菌药物（腰穿注射药物时，由于颅内压力较高，渗透压梯度、药物浓度弥散不均匀，可引起化学性炎症导致的粘连等，对腰穿注射药物要谨慎使用），注射药物后应夹闭引流管1 h左右，根据病情考虑剂量、使用次数和每次用药量。根据医嘱正确留取抗菌药物，保证剂量准确，并在医生鞘内注射抗菌药物后及时开放引流管。

（8）健康宣教：加强对患者手卫生的宣教，指导患者及家属，尤其是患者的主要照顾者，掌握七步洗手法的操作流程及洗手的时机。对病室的环境做好管理，限制探视人员，告诉患者及家属避免接触有感染的亲友。患者床边保持清洁，减少物品放置，保持环境整洁，做好垃圾分类及处置。告知患者及家属不可接触头部引流管及头部伤口敷料，有异常及时通知医护人员。

（9）明确颅内感染后，要对有关联的病灶进行必要的外科干预控制，如脑室外引流、彻底的外科清创、人工植入物取出等。导致感染的脑室外引流分流装置、Ommaya囊均需要撤除，若感染涉及骨瓣、颅骨骨髓炎和颅骨成型后的感染，原则上要去除骨瓣及人工植入物。因感染导致的脑积水或者顽固性颅内压增高，需要进行脑室外引流，同样需要做好引流管的护理。

神经外科患者颅内感染的预防及护理应涵盖整个围手术期，每一个细节的不完善都可能导致颅内感染的发生,影响患者转归。因此,应做好围手术期的管理,包括术前、术中及术后三个阶段。术前做好备皮的细节管理、脑脊液漏的护理、预防性使用抗菌药物,监测血糖并控制在合理范围;术中严格执行无菌操作,规范放置引流管及监测设备,尽量减少手术时间;术后及时进行伤口及引流管的护理,规范使用抗菌药物,正确留取脑脊液标本,对患者及家属进行相关健康宣教,避免颅内感染的发生。

第三节 脑脊液漏的预防及护理

神经外科患者常由头部外伤或手术等导致环绕于脑和脊髓组织表面的蛛网膜和硬脑膜撕裂或者破损而引起脑脊液漏。破裂的瘘口如果处理不及时或护理不当,可导致伤口愈合延迟,发生颅内感染,甚至颅内出血等并发症的风险。因此,对脑脊液漏患者进行规范化的诊治和科学的管理十分重要。

一、概念

脑脊液漏是指脑脊液在颅内外压力梯度的作用下,从硬脑膜缺口及其所覆盖的颅骨缺损处经鼻腔、外耳道或开放性伤口流出的现象。脑脊液漏根据流出部位可分为脑脊液鼻漏、耳漏和伤口漏三种。

1. 脑脊液鼻漏

脑脊液鼻漏多见于前颅底骨折,患者表现为单鼻或双鼻有血性脑脊液流出,常常伴有"熊猫眼"、嗅觉丧失或减退,也可伴有视神经或动眼神经损伤,而出现相应的症状。

2. 脑脊液耳漏

脑脊液耳漏常为颅中窝骨折累及鼓室所致,因岩骨位于颅中、后窝交界处,无论是岩骨的颅中窝部分还是颅后窝部分骨折,只要伤及中耳腔,都会有血性脑脊液流入鼓室。当鼓膜有破裂时,溢液经外耳道流出,出现脑脊液耳漏;当鼓膜完整时,脑脊液可经耳咽管流向咽部。

3. 脑脊液伤口漏

脑脊液伤口漏为硬膜修复欠妥或伤口感染愈合不良所致。

二、病理生理

(一) 脑脊液生理学机制

成人颅腔容积相对恒定,一般认为脑组织体积为 1 400~1 500 mL,脑脊液主要由左右侧脑室的脉络丛产生,经室间孔到第三脑室内,再经中脑导水管到第四脑室,由第四脑室的正中孔和外侧孔到脑和脊髓外的蛛网膜下腔,由蛛网膜颗粒的绒毛吸收到上矢状窦内,一部分脑脊液可借脑表面的毛细血管吸收进入血液循环,另一部分脑脊液经脊神经根的神经周围间隙吸收。脑脊液生成速度为 0.30~0.35 mL/min,人体内平均总脑脊液量约为 150 mL。脑脊液处于不断分泌和吸收的动态平衡中,每天更新 3~4 次。脑脊液 pH

为 7.33~7.35，比重为 1.007，正常脑脊液呈无色透明状，成人正常白细胞数在 0.01×10^9/L 以下，其中淋巴细胞所占比例为 40%~80%，单核细胞所占比例为 15%~45%，中性粒细胞所占比例<6%，嗜酸性粒细胞及室管膜细胞均罕见。蛋白含量在蛛网膜下腔为 150~400 mg/L，糖含量为 2.5~4.5 mmol/L，为血糖值的 1/2~2/3。脑脊液供应脑细胞一定的营养，运走脑组织的代谢产物，调节中枢神经系统的酸碱平衡，可缓冲脑和脊髓的压力，对脑和脊髓具有保护和支持作用，还可以通过脑脊液量的增减来调节颅内压。

（二）脑脊液漏发生机制

根据产生原因，脑脊液漏主要分为外伤性脑脊液漏、手术后脑脊液漏和自发性脑脊液漏三大类型，其机制如下。

1. 外伤性脑脊液漏（急性、迟发性）

外伤性脑脊液漏最常见，它是由各种因素导致的骨质和脑膜的直接撕裂损伤所致。颅脑外伤合并颅底骨折的同时撕破硬脑膜和蛛网膜，以致脑脊液由骨折缝裂口经鼻腔、外耳道或开放伤口流出，使颅腔与外界交通，形成瘘孔，空气亦能由此瘘孔逆行逸入颅内造成气颅，其发生率在颅脑损伤患者中为 2%~3%。外伤性脑脊液漏与颅骨骨折的部位密切相关，在前颅窝骨折患者中其发生率为 25%~50%。发生时间多为伤后立即出现或数天内发生，少数患者也可发生于术后的数月或数年内。约 85% 的患者经过保守治疗后能自愈。

2. 手术后脑脊液漏

手术后脑脊液漏也称医源性脑脊液漏，主要包括脑脊液伤口漏和累及气窦的脑脊液漏。常见的起因有颅后窝、颅前窝、筛窦、前床突及蝶窦区域的手术。手术过程开放了与颅底相邻的气窦，而未严密修补硬脑膜及修复颅底骨质缺失。部分手术后脑脊液漏由腰椎穿刺或者经颅穿刺等操作合并伤口愈合不良所致。根据手术后脑脊液漏发生的时间，脑脊液漏可分为手术后即刻出现的脑脊液漏（多由于硬脑膜未严密缝合）以及手术后迟发性脑脊液漏（可能是由硬脑膜破损处修补不够严密或者术后患者咳嗽、喷嚏、呕吐等动作以及颅脑水肿等导致的颅内压增高或者术后继发感染等情况造成）。术后脑脊液漏是脊柱外科与神经外科工作中经常遇到的临床并发症，有报道指出该并发症的发生率达 10% 左右。手术后的脑脊液漏关键在于预防，一经发现就应该积极治疗。内镜经鼻蝶入路的颅内病变切除术后的脑脊液鼻漏最为多见。其他颅底手术打开副鼻窦或者骨质气房未能完全重建也是术后脑脊液漏的常见原因。经颅和椎管内手术由于硬膜缝合不严合并伤后愈合不良，可出现术后脑脊液伤口漏。

3. 自发性脑脊液漏

自发性脑脊液漏是指无手术或者外伤史情况下出现的脑脊液漏，多见于脑膜因生物力学性能下降，在各种诱因下发生破裂出现脑脊液漏。

（1）高颅压性：可见于脑积水、肿瘤及良性颅内压增高。

（2）正常颅内压性：可见于局部放疗术后、先天发育缺损、感染或坏死性颅骨骨质破坏及局灶性脑萎缩。自发性脑脊液漏比较罕见，其大多数发生在 30~40 岁之间的成年人，女性比较多见，好发诱因包括肥胖、高血压、结缔组织病。多数病例追问病史时会发现多年前有创伤、手术或肿瘤病史，进一步检查可发现有颅底骨质的先天发育异常。患者在合并颅内压增高、脑积水等情况下，喷嚏、咳嗽可诱发脑脊液漏。此外，越来越多的证据表明特发性颅内高压与自发性脑脊液漏有关。自发性脑脊液漏在早期常容易被忽视，导致延迟诊断。其自愈的可能性比较低，多数需要手术治疗。

三、临床表现

颅脑创伤引起的脑脊液漏多出现于伤后早期，最常见的临床表现是经鼻、耳或皮肤切口流出清亮液体。清醒的脑脊液鼻漏患者可诉后鼻部有咸味液体流出。由外伤引起的脑脊液漏患者，脑脊液中可混有血性成分。一般情况下，脑脊液鼻漏由累及中线附近前中颅底的骨折或手术引起，脑脊液耳漏则多见于颞骨、岩骨或乳突骨折或损失。有时颞骨骨折引起的脑脊液漏也可经咽鼓管至鼻咽部，表现为脑脊液鼻漏。颞骨骨折或缺损可使脑脊液流入中耳及乳突，导致中耳及乳突积液，患者会出现耳胀感，可合并听力减退、搏动性耳鸣及眩晕，也可表现为严重的中耳炎，当鼓膜破裂时脑脊液漏则经外耳道流出，形成脑脊液耳漏。

（一）头痛

脑脊液漏可引起颅腔内压力改变，如果脑脊液外漏过多，可使颅压过低而引起颅内血管扩张，导致患者出现剧烈头痛，头痛多位于额、枕部。头痛与体位有明显关系，坐起或站立时，头痛剧烈，平卧位则很快消失或减轻，常合并恶心、呕吐、头昏或眩晕、厌食、短暂的晕厥等。高压性脑脊液漏患者脑脊液流出后颅内压降低，头痛明显缓解，而低压性脑脊液漏患者常因脑脊液流出后颅内压降低出现头痛或加剧头痛，平卧后头痛缓解。

（二）中枢神经系统感染症状

脑膜脑炎是脑脊液漏的严重并发症，同时也是脑脊液漏需要外科手术治疗的最重要的原因。脑脊液漏持续时间是影响脑膜脑炎的重要因素，有研究报道在急性脑脊液漏病例中大约20%可能出现脑膜脑炎，在迁延性脑脊液漏中这一比例高达57%。不同位置骨折引起的脑脊液漏中，骨折累及筛板时造成的脑脊液漏出现脑膜脑炎的风险最高。脑脊液漏可导致漏口邻近脑组织内脓肿或硬膜下脓肿形成。部分脑脊液漏患者可表现为脑膜脑炎或脑脓肿，而脑脊液漏症状不明显。脑脊液漏引起的脑膜炎中常见的致病菌是肺炎链球菌。

（三）颅腔内积气

颅腔内积气是脑脊液漏的特征性表现，约占脑脊液漏患者的20%，其中创伤性脑脊液漏约占75%，自发性脑脊液漏约占10%。颅腔内积气可表现为单个或数个小的气泡，也可表现为广泛的脑室及硬膜下积气。脑脊液漏自行终止或经手术治愈后颅内积气可缓解。

（四）颅内继发性损伤

颅骨骨折患者可合并脑挫伤、颅内出血，继发脑水肿导致颅内压增高，患者可表现为剧烈头痛、频繁呕吐、意识模糊等。脑脊液外漏可推迟颅内压增高症状的出现，一旦出现颅内压增高的症状，救治更为困难。

(五) 其他

颅脑创伤引起的脑脊液漏常合并神经损伤症状。前颅底骨折患者可出现嗅觉减退或丧失；颞骨骨折时由于面神经及听神经损伤，患者可合并面瘫及听力减退；骨折累及蝶鞍可导致垂体受损，出现尿崩或垂体功能异常。

四、护理评估

脑脊液漏的诊断护理评估，应根据患者的外伤史、手术史、临床症状和体征等相关因素，结合适当的定性和定位评估方法来确定。当患者鼻腔、耳道流出淡红色液体，可怀疑为脑脊液漏。但是，需要鉴别血性脑脊液与血性渗液、血性脑脊液与鼻腔分泌物。有时颅底骨折伤及颞骨岩部，且骨膜及脑膜均已破裂但鼓膜尚完整时，脑脊液可能会经耳咽管流至咽部进而被患者咽下，故应观察并询问患者是否经常有腥味液体流至咽部，以便发现脑脊液漏。

(一) 脑脊液漏的定性评估

建议根据患者实际情况选用以下脑脊液漏定性评估方法：双环征或靶征、葡萄糖氧化试验、β_2 转铁蛋白检测和 β 微量蛋白检测。

1. 双环征或靶征

该方法更多应用于头部外伤患者。具体方法是：将患者鼻或耳的渗液滴于纱布上可观察到分层分布的现象，即"双环征"或"靶征"。该方法简单方便，有利于床边快速判断，但其敏感性及特异性低，不能作为确诊证据。

2. 葡萄糖氧化试验

通常利用检测漏出液的葡萄糖含量来判断是否为脑脊液，如漏出液中的葡萄糖含量为 2.5~4.5 mmol/L，为血糖值的 1/2~2/3，则高度提示为脑脊液漏。它是诊断脑脊液漏的常用方法，结合漏出液氯浓度检测（>110 mmol/L）可提高诊断效能。对于糖尿病、病毒性鼻炎和 ICU 患者，须综合考虑患者病情以确诊。

3. β_2 转铁蛋白检测

该检测是当前特异性和敏感性最高的检测方法，但其费用较贵且耗时较长。β_2 转铁蛋白是仅存在于脑脊液和内耳外淋巴液中的一种糖蛋白，鼻腔分泌物、唾液和泪液中无分布。

4. β 微量蛋白检测

该方法简单、容易重复，但不适用于细菌性脑膜炎和肾小球滤过率降低的患者。β 微量蛋白在脑脊液中的含量仅次于白蛋白，主要由脑膜和脉络丛产生。

(二) 脑脊液漏的定位评估

明确漏出液为脑脊液后，治疗和护理策略的制定依赖于准确定位脑脊液的漏口。影像学检查可以为脑脊液漏的定位评估提供帮助。可根据具体情况选择高分辨率 CT 薄层扫描三维重建、CT 脑池造影和脊髓造影、头颅 MRI 以及示踪技术等。

1. 高分辨率 CT 薄层扫描三维重建

高分辨率 CT 薄层扫描三维重建可以显示颅骨的详细结构，有助于发现颅骨骨折或骨折缺损，确定漏口位置。

2. CT 脑池造影和脊髓造影

CT 脑池造影和脊髓造影可以确诊约 80% 的脑脊液漏，但不一定能确定实际漏口的位置。该方法有创，且可能会发生不良反应，对于年老体弱者，宜慎重选择。

3. 头颅 MRI

头颅 MRI 是目前临床脑脊液漏定位评估最重要的检查方法，具有较高的灵敏度和特异度。

4. 示踪技术

示踪技术在临床应用较少，应谨慎选用。放射性核素示踪技术有发生过敏反应及放射性损伤的风险。鞘内注射荧光素示踪技术的应用仍在探索研究中。

5. 鼻内镜检查

脑脊液持续外漏时，鼻内镜可直接发现脑脊液鼻漏的部位。脑脊液漏液量少或间断流出时，可以配合使用鞘内注射荧光素，以便发现漏口。检查时压迫双侧颈内静脉导致颅内压升高，有利于观察到漏口。

五、预防及护理

（一）病情观察

首先，应密切观察患者生命体征、意识及瞳孔的变化，及时发现和处理并发症等。如有原因不明的高热、头痛、呕吐伴颈项强直，应警惕颅内感染的可能；若患者头痛加重、视力模糊、面色苍白，可能为颅内低压；若患者出现一侧或双侧瞳孔进行性散大伴对光反射消失，应警惕气颅或脑疝。发生以上情况，均应立即通知医生，积极配合处理。其次，应密切观察患者脑脊液漏的情况。在外耳道口或鼻前庭放置疏松干棉球，棉球渗湿及时更换，并记录 24 h 浸湿的棉球数，观察脑脊液的颜色、性状并估计脑脊液的漏出量。脑脊液漏一般在 2 周内愈合，对经 2 周以上保守治疗脑脊液漏仍不消失的难治性脑脊液漏可行腰大池引流术，脑脊液漏 4 周未自行愈合者，需要行硬脑膜修补术。

（二）体位管理

患者应绝对卧床休息，神志清醒者取半坐卧位，昏迷者抬高床头 30°，枕上垫无菌垫巾，保持清洁、干燥。注意患者头偏向患侧，保持漏口低位，其目的是借助重力作用使脑组织移向颅底，使脑膜逐渐形成粘连而封闭脑膜破口并避免漏出的脑脊液回流入颅内，引起逆行性颅内感染。待脑脊液漏停止 3~5 d 后可改平卧位。脑脊液外漏多者可取平卧位，头部稍抬高，以防止颅内压过低。

（三）预防颅内感染

清洁、消毒鼻前庭或外耳道，每天 2 次，及时去除血迹及污垢，保持漏液的流出通畅，操作时应注意避免因棉球过湿液体逆流至颅内。禁忌堵塞、冲洗、滴药入鼻腔和耳道，对脑脊液鼻漏者，严禁经鼻腔置管（如胃管、吸痰管、鼻导管），禁忌行腰椎穿刺，以免颅内压骤然下降，使污染的血液、脑脊液逆流。做好健康指导，患者应避免用力咳嗽、打喷嚏和擤鼻涕，避免挖耳、抠鼻，避免屏气排便，以免鼻窦或者乳突气房内的空气被压入颅内，引起气颅或者颅内感染。遵医嘱应用破伤风抗毒素和能通过血脑屏障的抗生素等药物，并观察用药效果及药物的不良反应，适当进行营养支持，补充白蛋白、电解质，防止电解质紊乱。做好体温监测，如脑脊液漏停止3 d后患者体温仍异常，应及时查找原因，分析是否继发颅内感染。

（四）心理护理

有些脑脊液漏患者由于活动受限、治疗时间长、治疗花费大以及担心治疗效果等，会表现出焦虑、烦躁等不良情绪，特别是伤口漏的患者更加明显。患者往往会对自己的细微变化表现出极度的敏感、紧张，缺乏脑脊液漏的相关知识，不听护士的劝告，不能做到绝对卧床休息，甚至不配合治疗。因此，护理人员应对患者进行全面评估，实施心理、生理、社会全方位的护理，以亲切和蔼的态度取得患者信任，耐心细致地引导其倾诉内心的想法，用关心体贴的话语鼓励患者，以建议、商讨等方式充分调动患者及家属的主观能动性，以激发其获得相关知识和信息的欲望。在患者住院期间消除其思想顾虑，逐步稳定患者情绪，使其积极配合治疗、护理，主动参与疾病治疗，以早日获得康复。同时也应做好患者家属的思想工作，使其协助护理。

（五）出院指导

为防止颅骨骨折部位漏口受到力量的冲击而再次发生脑脊液漏，应告知患者半年内避免重体力劳动、突发用力、屏气、感冒、用力排便、剧烈咳嗽、激烈运动、快速下蹲等诱发因素。平日应进食高蛋白、高热量、多维生素、富含粗纤维易消化的食物，避免进食刺激性、坚硬、须用力咀嚼的食物，以促进切口愈合和骨质融合，增强抵抗力，保持大便通畅，避免用力排便时腹内压增高，致使颅内压升高。有颅内压增高体征出现时，应适当控制日常饮水量。如出现颅内低压综合征，可补充大量水分以缓解症状。嘱患者出院后如出现鼻出血、鼻内有透明液体流出、头痛、发热等表现应立即来院就诊，以排除假性动脉瘤、脑脊液漏复发、颅内迟发型积气等可能。

持续的脑脊液漏不仅会造成脑脊液循环动力紊乱，出现体位性头痛和头晕，给患者的日常生活带来影响，而且还可能会引起严重的并发症，如脑膜脑炎、颅内出血等，增加患者的死亡风险。因此，早期准确诊断并选择合适的治疗护理方式至关重要，这也是改善患者预后的关键。

第四节　尿崩症的预防及护理

尿崩症（diabetes inspidus，DI）是一种罕见的水稳态疾病，其特征是异常排泄大量低渗性尿液。神经外科中尿崩症（diabetes insipidus，DI）常见于鞍区及其附近病变的手术患者，如颅咽管瘤、垂体腺瘤、脑膜瘤等累及或手术损伤视上核，致使神经垂体的传导通道——视上垂体束损害，该症一般发生于术后4~6 d。其临床特征是与血清Na^+浓度和血浆渗透浓度升高有关的大量稀释性尿液。约20%的患者可能会在经蝶手术后1~2 d发生短暂的DI，并在2~5 d结束，手术一般不会导致持续的DI。DI也可见于20%创伤性颅脑损伤患者的急性期和15%蛛网膜下腔出血的患者。

一、概念

尿崩症是由下丘脑-神经垂体病变引起精氨酸加压素（arginine vasopressin，AVP）[又称抗利尿激素（antidiuretic hormone，ADH）]严重缺乏或部分缺乏，或肾脏病变引起远曲小管、集合管上皮细胞 AVP 受体和/或水孔蛋白（aquaporin，AQP）及受体后信息传递系统缺陷而对 AVP 不敏感，致肾小管重吸收水障碍，引起以多尿、烦渴、多饮、低渗尿为特点的一组临床综合征。中枢性尿崩是指下丘脑-神经垂体病变引起 ADH 分泌或释放不足，水不能被重吸收，大量的稀释性尿液（低比重尿）排出体外。肾性尿崩症（nephrogenic diabetes insipidus，NDI）是指肾脏病变引起肾远曲小管、集合管对 AVP 不敏感，致肾小管重吸收水障碍，引起多尿、烦渴、多饮、低比重尿和低渗尿。

二、病理生理

ADH 是由下丘脑视上核和室旁核神经元合成的、由 9 个氨基酸残基组成的肽激素。它在胞体中核糖体上先形成激素的前体物质（激素原），再裂解为神经垂体激素，并与运输蛋白 I 形成复合物，包装于囊泡中，沿下丘脑-垂体束运送到神经垂体贮存。在适宜刺激下，视上核和室旁核发生兴奋，神经冲动传至位于神经垂体的神经末梢，促使 ADH 释放入血，然后经血液循环到达其作用部位。ADH 的作用主要是提高远曲小管和集合管上皮细胞对水的通透性，促进水的重吸收，使尿液浓缩，尿量减少，发挥抗利尿作用。此外，ADH 也能增加髓袢升支粗段对 NaCl 的主动重吸收及髓部集合管对尿素的通透性，提高髓质组织间液的渗透浓度，为尿液浓缩创造条件。

中枢性尿崩症是由于 ADH 合成和分泌量的绝对减少，肾性尿崩症是由于 ADH 作用障碍，引起远端肾小管和集合管对水吸收的障碍，而溶质排出正常，因此两者均表现为多尿和低渗尿，以及血浆渗透压增高和高钠血症。另外，还有妊娠期尿崩症，但极少见，其兼具中枢性和肾性尿崩症的特点，血浆 ADH 水平降低，但对外源性 ADH 无反应，分娩后症状自然缓解。

三、临床表现

尿崩症患者大多烦渴、多饮、喜食冷饮，多尿（每日尿量>30 mL/kg，或 24 h 尿量≥4 000 mL，或连续 2 h 尿量>250 mL，或 1 h 尿量>500 mL），夜尿显著增多，呈持续低比重尿[尿渗透压<300 mmol/（kg·H_2O），尿比重<1.005]。长期多尿可导致膀胱容量增大，因此排尿次数相应有所减少。由于低渗性多尿，血浆渗透压常轻度升高，使口渴中枢兴奋，患者因烦渴而大量饮水，喜冷饮。如有足够的水分供应，患者健康一般可不受影响。多数患者除因饮水、小便次数多影响生活质量外，可正常生活、学习和工作。严重者可有电解质紊乱、视力下降，部分患者体型偏瘦。但当病变累及下丘脑口渴中枢时，口渴感消失，或由于手术、麻醉、颅脑外伤等，患者处于意识不清状态，如不及时补充大量水分，可出现严重失水，血浆渗透压与血清钠浓度明显升高，出现高钠血症，表现为极度软弱、发热、精神症状、谵妄，甚至死亡，这些多见于继发性尿崩症。

应注意尿崩症患者在饮水过多、过快时，可发生水中毒。患者失水过多、昏迷或口渴可以导致高钠血症、高渗状态，急性高渗性脑病多见于婴幼儿。

四、护理评估

（一）症状体征

患者表现为多尿、烦渴、多饮、乏力，起病常较急，一般起病日期明确。注意排除干扰病情的其他因素：脱水利尿剂药物、高血糖、大量进食甜食如西瓜、大量饮白开水。

（二）分类

1. 根据下丘脑和垂体损伤程度、抗利尿激素的缺乏程度分类

（1）暂时型尿崩：轻度损伤将导致暂时型尿崩，临床上最为常见，一般发生于鞍区术后 1~2 d，持续 4~10 d。垂体中度损伤与多尿和迟发性尿崩相关。

（2）三相型尿崩：表现为多尿—抗利尿—多尿三相变化，垂体受到较重损伤时将出现尿崩症的三相模式。在三相模式中，第一阶段是短暂中枢性尿崩阶段，表现为多尿，主要因为垂体后叶损伤引起神经元休克，不能释放 ADH；第二阶段为少尿阶段，表现为少尿和尿渗透压增高，可持续 2~14 d；第三阶段表现为永久性尿崩，其机制为超过 80% 的下丘脑分泌 ADH 的神经元细胞体退化。

2. 根据体内 AVP 是否分泌不足分类

（1）中枢性尿崩症：83% 发生于鞍区占位患者，病变在下丘脑—垂体，尤其是垂体后叶损伤，导致 ADH 合成转运、贮存和释放出现障碍，可分为继发性、特发性和遗传性尿崩症。中枢性尿崩症多急性起病，一般起病日期明确。继发性尿崩症常见于鞍区肿瘤如颅咽管瘤术后、重型颅脑损伤、脑死亡以及蛛网膜下腔出血，肺癌、乳腺癌等转移瘤。此外，脑炎、脑膜炎、肉芽肿性疾病、淋巴性垂体炎也可引起中枢性尿崩症。若病变破坏下丘脑正中隆起以上部位，则常引起永久性尿崩症，患者需要终身服药。若病变在下丘脑正中隆起以下，则为暂时性尿崩症。约 30% 的中枢性尿崩症为特发性，原因不明，遗传性中枢性尿崩症较少见。

（2）肾性尿崩症：病变在肾脏。多种原因导致肾脏集合管对 AVP 不敏感或无反应而致病，肾性尿崩症的病因有遗传性与继发性两种。遗传性肾性尿崩症在婴儿出生时就发病。继发性肾性尿崩症发病的主要原因包括：慢性肾小管损害性疾病，如慢性肾盂肾炎、阻塞性尿路疾病、肾小管性酸中毒、肾小管坏死、骨髓瘤、肾脏移植与氮质血症等；低钾血症、高钙血症引起的代谢紊乱；庆大霉素、头孢唑林、诺氟沙星、阿米卡星、链霉素、大剂量的地塞米松、碳酸锂等药物。

中枢性尿崩症和肾性尿崩症患者每日尿量基本稳定，变化不大。二者可通过禁水试验和加压素试验进行鉴别。尿崩症须与精神性烦渴相鉴别，精神性烦渴往往有精神病史和临床表现，每日的饮水量和排尿量变化较大。

（三）相关检查

1. 尿液检查

尿量多，可达 4~20 L/d，尿比重常低于 1.006，通常在 1.001~1.005。部分性尿崩症

患者的尿比重可达 1.010。若限制摄水，尿比重可上升达 1.010。

2. 尿渗透压

尿渗透压正常值为 600~800 mOsm/(kg·H$_2$O)，尿崩症患者多低于 300 mOsm/(kg·H$_2$O)，多为 50~200 mOsm/(kg·H$_2$O)，明显低于血浆渗透压。若限制摄水，尿渗透压可上升至 300 mOsm/(kg·H$_2$O)。

3. 血浆渗透压

正常或稍高，正常值为 290~310 mOsm/(kg·H$_2$O)。

4. 血浆 AVP 水平

尿崩症患者 AVP 水平降低，正常人血浆 AVP 为 1~5 mU/L，尿 AVP 为 10~60 mU/L。

5. 禁水加压素试验

比较禁水前后与使用血管升压素前后的尿渗透压变化。禁水一定时间后，当尿浓缩至最大渗透压而不能再上升时，注射加压素。正常人此时体内已有大量 AVP 释放，达到最高抗利尿状态，注射外源性 AVP 后，尿渗透压不再升高，而尿崩症患者体内 AVP 缺乏，注射外源性 AVP 后，尿渗透压进一步升高。

常用诊断垂体性尿崩症的功能试验如下。

(1) 禁水试验：患者自试验前一天晚上 7 至 8 时开始禁食，直至实验结束。试验当日晨 8 时开始禁饮，先排空膀胱，称体重，采血测血钠及渗透压，然后每小时排尿一次，测尿量、尿渗透压（或尿比重）直至相邻两次尿渗透压之差连续两次小于 30 mOsm/(kg·H$_2$O)，或体重下降达 5%，或尿渗透压≥800 mOsm/(kg·H$_2$O)，即再次采血测渗透压、血钠，一般需禁水 8~12 h 或以上。注意试验过程中如果出现严重脱水症状、体重下降超过 3 kg 或血压下降明显，须马上终止试验，并给予补液。正常人禁水后血渗透压升高、循环血量减少，二者均刺激 AVP 释放，使尿量减少，尿比重升高，超过 1.020，尿渗透压升高，超过 800 mOsm/(kg·H$_2$O)，不出现明显失水。中枢性尿崩症患者禁水后血容量减少，下丘脑 AVP 释放不足或缺乏，每小时尿量减少不明显，尿比重不超过 1.010，尿渗透压不升高，血渗透压可升高，体重下降。肾性尿崩症患者在试验中尿量、尿比重、尿渗透压变化不大，对加压素无反应。肾性尿崩症在禁水后尿液不能浓缩。

(2) 加压素试验：治疗性诊断方法，皮下注射垂体后叶激素 5 U，2 h 后测尿渗透压。注射加压素后，正常人尿渗透压一般不升高，仅少数人稍升高，但不超过 5%。尿崩症患者禁水后尿量仍多，尿比重一般不超过 1.010，尿渗透压常不超过血浆渗透压。尿崩症患者注射加压素后，尿渗透压进一步升高，AVP 缺乏程度越重，尿渗透压增加的百分比越多，如尿渗透压上升超过给药前 50%，则为完全性中枢性尿崩，在 9%~50% 之间为部分性尿崩症，肾性尿崩症<9%。中枢性尿崩症患者对加压素有反应，肾性尿崩症患者注射加压素后仍无反应。精神性多饮、多尿者接近或与正常人相似。尿崩症须与精神性烦渴相区别，精神性烦渴往往有精神病史和临床表现，每日的饮水量和排尿量变化较大（表 4-2）。

表 4-2 中枢性尿崩症、肾性尿崩症、精神性烦渴的鉴别要点

分类	中枢性尿崩症	肾性尿崩症	精神性烦渴
症状	多尿→多饮	多尿→多饮	多饮→多尿
病因	下丘脑-垂体柄损害	遗传或继发性	癔症、行为障碍
尿渗透压	降低	降低	降低
血浆渗透压	可升高	可升高	降低
血 AVP 测定	降低	正常或升高	降低
禁水后			
尿比重	<1.010	<1.010	<1.016
尿渗透压	不变	不变	升高
注射加压素后			
尿比重	升高	变化不大	升高
尿渗透压	升高,部分性(9%~50%)完全性(>50%)	不变或<9%	升高

6. MRI 检查

MRI 检查有助于明确病因。高分辨率 MRI 可能发现与中枢性尿崩症有关的病变,包括垂体容积小、垂体柄增粗、垂体柄中断、垂体饱满上缘轻凸。中枢性尿崩症的 MRI 及神经垂体高信号消失,神经垂体功能低下,后叶 ADH 分泌颗粒减少,有时可见垂体柄增粗,此时需要警惕肿瘤或全身性疾病浸润。

7. 基因检查

针对 X 染色体上肾性尿崩症基因的基因探针可用于遗传性肾性尿崩症孕妇妊娠后期胎儿的产前诊断,有 96% 的可靠性。

8. 水电解质检查

(1) 低钾:神经外科尿崩症患者多由于钾摄入不足,发生呕吐、腹泻、胃肠减压等致钾丧失过多,某些排钾利尿药物的使用也可导致低血钾,血清钾浓度低于 3.5 mmol/L,即为低血钾,临床症状体征:① 神经系统症状和体征,如肌无力、意识改变、嗜睡、淡漠等;② 心血管系统症状和体征,如 T 波变宽、双向或倒置,S-T 段降低,出现 U 波,心率加快及脉搏细弱等;③ 泌尿系统症状和体征,如酸性尿、尿液渗透压降低、夜尿症、多尿及剧渴等;④ 消化系统症状和体征,如厌食、恶心、呕吐、胃肠道痉挛、便秘及麻痹性肠阻塞等;⑤ 呼吸系统症状和体征,如换气减少、呼吸无力等,以及氧分压降低、呼吸肌疲劳等呼吸衰竭的症状和体征。

(2) 高渗性脱水:中枢性尿崩症患者由于 ADH 的产生和释放不足,肾性尿崩症患者由于肾远曲小管和集合管对 ADH 缺乏反应,肾小管重吸收水分减少,排出大量低渗尿液,特别是意识障碍患者,口渴感消失,没有及时补充水分,再加上呼吸道和皮肤的不感蒸发,就更容易造成高渗性脱水。患者失水多于失钠,细胞外液呈高渗状态,血清钠一般>150 mmol/L,尿比重升高。高渗性脱水一般可分为 3 度,临床表现因脱水程度不同而异。

① 轻度脱水：脱水量占体重的 2%~4%。患者最突出的表现是口渴，无其他临床表现。

② 中度脱水：脱水量占体重的 4%~6%。患者极度口渴、乏力、烦躁、唇干舌燥、皮肤弹性差、眼窝凹陷、尿少和尿比重增高。

③ 重度脱水：脱水量大于体重的 6%。除上述症状外，患者可出现功能障碍的表现，如躁狂、幻觉、谵妄，甚至昏迷。

（3）低渗性脱水：尿崩症患者由于多尿、烦渴，过多、过快、不恰当地饮用白开水，导致细胞外液渗透压低于细胞内液，细胞外液向细胞内转移，造成细胞内水肿低渗状态，脑组织对此改变非常敏感，患者可出现进行性加重的意识障碍。详见第四章第七节低钠血症患者的护理。

五、预防及护理

1. 病情观察

观察患者原发病情况；观察意识、瞳孔、生命体征、视力视野变化；观察出入量（尿量、尿色、补液量和饮水量）、体重情况；观察患者皮肤弹性、口渴等脱水症状，有无因烦渴饮水过多、过快导致的水中毒症状（头痛加剧、恶心呕吐、肌肉运动不协调、体温下降、精神错乱、惊厥、昏迷，甚至死亡）；观察有无低钾、水钠代谢紊乱症状。

2. 水电解质紊乱预防

密切观察尿量，特别是鞍区术后，记录每小时尿量、尿色，尿量连续 2 h 大于 250 mL，或 1 h 大于 500 mL，尿色淡，清醒患者主诉口渴，排除使用脱水利尿药物和高血糖，须立刻查尿比重，若低于 1.005，则须立即用药——垂体后叶激素或醋酸去氨加压素皮下或静脉注射，长期尿崩者须口服醋酸去氨加压素。密切监测出入量，早期发现尿崩、早期处理可以预防水电解质紊乱的发生。指导患者避免大量饮水和进食高糖食物，防止水利尿和渗透性利尿干扰病情。

3. 药物护理

遵医嘱用药，按时使用抗利尿药物、激素，观察药物不良反应。对于使用垂体后叶激素、醋酸去氨加压素等药物者，要注意观察用药后反应。醋酸去氨加压素用药须注意：小剂量开始，剂量要个体化。每日总量应分 2~3 次给予，切忌每日给予 1 次大剂量，以免造成难治性水中毒和低钠血症，要避免服药过量导致无尿。可以先在睡前服药，减少或消除夜尿，改善患者睡眠。用药期间特别注意观察记录每小时尿量、颜色，保证尿量大于 30 mL/h。

4. 水钠紊乱护理

维持正常的体液量，在治疗原发病的基础上，避免因摄入不足或丢失过多引起水钠代谢失调。及时补充水分，密切记录 24 h 出入量、体重，告知患者和家属脱水、低钠、高钠相关症状和治疗知识。

（1）补液量：补液量包括生理需要量、已经损失量和继续损失量三部分。

① 生理需要量：一般成人生理需要量为 2 000~2 500 mL/d。其简易计算方法为：体

重的第 1 个 10 kg×100 mL/(kg·d) +其余体重×20 mL/(kg·d)。

② 已经损失量：又称累积损失量，指在制订补液计划前已经损失的液体量。轻度脱水须补充的液体量为体重的 2%~4%，中度为 4%~6%，重度为 6% 以上。

③ 继续损失量：又称额外损失量，指治疗过程中继续丢失的体液量，包括内在性失液和外在性失液。内在性失液为丧失在第三腔隙的体液，如胸腔（腹腔）内积液、胃肠道积液等，虽然失液量多，症状重，但体重并不减轻，因此须根据病情变化估计补液量。外在性失液为因出汗、呕吐、腹泻、胃肠减压、体液引流、创面渗出等丧失的体液，应按不同部位消化液中所含电解质的特点，尽可能等量、等质地补充。体温每升高 1 ℃，以 3~5 mL/kg 标准补充液体；中度出汗者，按丢失 500~1 000 mL 体液计算（含钠 1.25~2.5 g）；大量出汗，湿透一套内衣裤，按丢失 1 000mL 体液计算；气管切开患者每日经呼吸道丢失的体液按 800~1 000 mL 计算。

纠正体液失调的关键在于第一天的处理，临床上补液一般遵循以下原则：

第一天补液量 = 生理需要量 + 1/2 累积损失量。

第二天补液量 = 生理需要量 + 剩余累积损失量 + 前一天继续损失量。

第三天补液量 = 生理需要量 + 前一天继续损失量。

（2）补液种类：补液的种类取决于水、钠代谢失调的类型。遵循"缺什么、补什么"的原则。

① 生理需要量：成人对盐、钾、糖的日需量是 NaCl 6 g，约为生理盐水 500 mL；氯化钾 3~4 g，约为质量分数 10% 氯化钾 30~40 mL；质量分数 5%~10% 葡萄糖溶液。

② 已经损失量：高渗性缺水以补充水分为主，等渗性缺水补充等渗盐溶液，低渗性缺水以补充钠盐为主。

③ 继续损失量：根据实际损失体液的成分进行补充。

（3）补液速度：补液速度取决于体液丧失的速度、药物性质及重要器官的功能状态，应遵循"先快后慢"的原则。补液期间注意观察并准确记录 24 h 出入液量，同时监测有无循环负荷过重，如呼吸水泡音、呼吸困难、中心静脉压升高、心搏过速等表现。

（4）补液原则：口服补液安全、便捷，应尽量采用此方法。如需静脉补液，应注意遵循"先盐后糖、先晶后胶、液种交替、尿畅补钾"的原则。若血钠浓度>160 mmol/L，静脉输液可用质量分数 0.45% NaCl 或质量分数 5% GS 溶液进行液体治疗，或用纯净水缓慢鼻饲，要注意高血钠的补液速度，避免过快。血钠浓度下降速度不超 0.5 mmol/(L·h) 为宜，否则会导致脑细胞渗透压不平衡从而引起脑水肿。

5. 补钾护理

低钾患者遵医嘱补钾，尽量选择中心静脉，合并代谢性酸中毒时先补钾后纠酸。补钾原则包括：① 补钾速度不宜过快，一般限制在 10~20 mmol/h。② 浓度不宜过高，一般不超过 40 mmol/L。③ 尿量在 30~40 mL/h 或 500 mL/d 以上才能补钾。④ 剂量不宜过大，一般限制在 80~100 mmol/d。避免摄入碱性物质，如静脉输注碳酸氢钠或口服制酸剂等。鼓励患者进食含钾丰富的食物，如马铃薯、南瓜、香蕉、橙子等。

6. 实验室检查

每日监测患者电解质、肝功能、肾功能及尿量、尿比重，发现异常及时对症处理，定期监测垂体激素。

7. 安全护理

落实跌倒、坠床等防护安全评估和防护措施。水电解质紊乱、视力视野缺损者下床活动时注意安全，防止跌倒；对意识障碍者备吸引器，防止呕吐、误吸；对躁动患者予保护性约束、床栏保护，安排家属陪伴，可适当使用镇静药物，防止外伤和意外拔管。

8. 饮食护理

对口渴患者应禁止大量饮用白开水，以防水利尿，鼓励饮淡盐水，以补充丢失的水、钠。对高钠血症患者要注意限制钠盐摄入，可消化道补充白开水，限制高糖食物、咖啡、浓茶、高渗饮料，以免产生渗透性利尿。适当补充蛋白质和多种维生素等，指导进食高钾、高钠食物，如橙汁、咸菜。

9. 出院护理

长期尿崩者出院后须口服醋酸去氨加压素治疗，每日记录尿量，喝水宜慢，少量多次，少摄入或不摄入影响尿量的食物或饮品，如咖啡、浓茶、西瓜等。若出现尿量增多、尿色变清、头痛、恶心、乏力、不思饮食等情况，要及时就医。

第五节 应激性高血糖的预防及护理

颅脑创伤或开颅手术后中枢神经系统受损，可引起神经内分泌系统明显改变，尤其是血中的儿茶酚胺、糖皮质激素、胰高血糖素和生长激素等的释放增加，蛋白质分解与糖异生增强，糖原分解，脂肪动员等，从而使血糖迅速升高。建议神经外科重症患者入院 48 h 内即启动肠内营养，但营养支持是高血糖的一个危险因素。应激性高血糖可使无氧糖酵解增加，引起脑组织乳酸堆积、免疫功能降低、电解质紊乱等，从而影响患者的预后。有研究表明非糖尿病患者急性脑梗死后可能出现应激性血糖升高，发生率可达 36% 以上。在 Van den Berghe 的研究中，12% 的危重症患者的基础血糖浓度在 11.1 mmol/L 以上。文献报道，非糖尿病型脑出血患者应激性糖尿病发生率高达 40.83%。

一、概念

应激性高血糖（stress hyperglycemia）指在严重创伤、感染等应激状况下，机体能量和物质代谢异常，表现为以高血糖为特征的糖代谢紊乱。目前临床普遍认可的标准为：在应激情况下，随机测定两次以上静脉血糖，空腹血糖 ≥ 7.0 mmol/L 或随机血糖 ≥ 11.1 mmol/L 者，即可诊断为应激性高血糖。这种应激性高血糖是继发的、一过性的，一般不会引起持久性高血糖，除非患者存在隐性糖尿病或糖耐量减低。

二、病理生理

葡萄糖及其代谢产物是机体细胞能量的主要来源，对脑细胞、白细胞、红细胞、单核细胞及吞噬细胞等来说是唯一的能量来源。人体每日葡萄糖需要量约为 100 g。颅脑创伤或开颅手术后中枢神经系统受损，使神经内分泌系统明显改变，尤其是血中的儿茶酚胺、糖皮质激素、胰高血糖素和生长激素等升糖激素的释放增加，蛋白质分解与糖异生增强、糖原分解、脂肪动员等，使血糖迅速升高。严重创伤的应激状态血糖升高最高可达正常血糖的 3~4 倍。有研究表明，应激时糖的生成速度由 2 mg/(kg·min) 增加到 5 mg/(kg·min)，伤后 24 h 达到高峰。高血糖持续的时间和程度与创伤严重程度有关，可持续数小时、数天或更长时间。

高血糖对已处在应激状态下的机体影响较大，可相继带来脂肪和蛋白质的代谢紊乱，促进脂肪分解加速，血中游离脂肪酸浓度增加，出现创伤性高脂血症。高血糖促使蛋白质分解，在创伤早期出现负氮平衡，机体合成抗体和球蛋白的原料不足，机体的防御能力下降。高血糖在促使蛋白质分解的同时，也使大量钾离子由细胞内向细胞外转移，每分解 1 g 蛋白质，释放出约 3 mmol/L 的钾，故创伤早期血清钾往往增高。但是，随着胰岛素分泌的回升，糖转运加速，过多的钾由细胞外进入细胞内又可导致血钾降低。高血糖本身尚有渗透性利尿的作用，使钾随尿而丢失，进一步加重低血钾的发生，这可导致心脏节律紊乱，乃至猝死。高血糖可使全血黏度、红细胞压积、红细胞聚集指数、血浆纤维蛋白原明显增加，使创伤后的微循环血液流变性发生明显的异常，使血流缓慢淤滞，循环阻力加大，组织缺血、缺氧、酸中毒，从而导致脑水肿等损伤性改变。颅脑损伤后的高血糖为无氧糖酵解代谢途径提供底物，产生丙酮酸和乳酸造成细胞内酸中毒，破坏血脑屏障，进一步加重脑水肿生理反应。神经外科危重患者血糖升高很普遍，与颅脑损伤的程度呈正相关。

三、临床表现

高血糖多表现为多尿、多饮、多食、体重减轻。血糖水平升高后因渗透性利尿引起尿量增多，继而口渴多饮，为补偿损失的糖、维持机体活动，患者常易饥、多食。由于外周组织对葡萄糖利用障碍，脂肪分解增多，蛋白质代谢负平衡，患者渐见乏力、消瘦、体重减轻，另外还有视物模糊、四肢酸痛、麻木、腰痛、月经失调、便秘等症状。意识障碍的应激性高血糖患者，多尿、多饮、多食等症状均不典型。高血糖还可以增加血液黏度引起弥漫性小血管病变，继而影响侧支循环，加重脑组织缺血缺氧。此外，高血糖还常损害机体的免疫功能，增加感染的发生概率。

四、护理评估

（1）神经外科危重患者治疗期间易出现高血糖，既往有糖尿病史者、老年患者、长期卧床患者、肥胖患者的严重感染、低温治疗、低氧血症易导致应激性高血糖的发生。输注某些会影响血糖的药物，如加替沙星、糖皮质激素，大量使用脱水剂、甘油果糖，高钠患者输注药物不得不使用葡萄糖作为溶媒，这些均可导致高血糖发生，严重应激状态下不恰当的营养支持也是导致高血糖的重要因素。

（2）空腹血糖≥7.0 mmol/L 或随机血糖≥11.1 mmol/L。

（3）评估患者血糖、血酮、尿糖、电解质。

五、预防及护理

1. 病情观察

观察患者意识情况，倾听患者主诉，注意观察有无口渴、多饮、多尿、乏力、易饿、恶心、呕吐、心跳加速、呼吸深缓、视物模糊等高血糖症状；观察患者有无心慌、脉速、出汗、饥饿、意识障碍加深等低血糖反应。

2. 血糖监测

危重患者尤其是循环衰竭患者的末梢血糖明显高于静脉血糖，末梢血糖值与静脉血糖值相差可达 3.3~4.3 mmol/L（正常人相差 0.8 mmol/L），这时即便把血糖下限设定在 4.4 mmol/L，有时也难以发现无症状性低血糖。同时，危重患者常伴随严重贫血，这时末梢血糖比静脉血糖高 5%~15%，少数情况可能出现血液浓缩，这时末梢血糖和静脉血糖相差可达-10%~30%。因此，对危重患者采用末梢血糖测定是相对不准确的。但是，由于生化实验室检测时间较长，静脉血糖检测不利于指导胰岛素剂量的调整。对有条件的科室如 ICU，推荐采用血气血测定血糖。对血液循环不良者，在静脉胰岛素输注过程中做到每小时测定 1 次血气血样或静脉血样，进行床边血糖检测。由于动脉血糖检测难以全面推广，对血液循环良好者，末梢血糖测定也可满足临床需要。通常血糖监测指标有：入院时血糖、早晨空腹血糖、最高血糖、平均血糖或三餐前、三餐后 2 h 及睡前血糖等。当胰岛素输注速度和血糖稳定后，可逐渐延长随机血糖的测定次数。度过疾病危险期及病情平稳后，改用皮下胰岛素注射，血糖监测改成每日 8 次或 5 次，直至每日 1 次或 2 次。

3. 胰岛素使用

应激状态下，由于外周血液循环障碍，皮下注射胰岛素往往不能有效地控制血糖。微量泵持续静脉胰岛素泵入，可实现胰岛素用量精准调节，是应激性高血糖最有效的治疗途径。连续 2 次随机血糖值>11.1 mmol/L，启动使用微量泵持续静脉泵入胰岛素控制血糖。常使用生理盐水 49 mL+胰岛素 50 U 配制成每毫升含胰岛素 1 U 的注射液。静脉输入胰岛素的初始剂量与患者的病情和血糖水平有关，一般情况下，初始剂量应<0.1 U/(kg·h)，很少需要超过 4~6 U/h，待血糖达到理想水平时，多数患者胰岛素的维持用量为 1~2 U/h。在使用胰岛素降糖治疗过程中，静脉输入含葡萄糖的溶液可按 3~6 g 糖加 1 U 胰岛素来配制以控制血糖。血糖下降过程要平稳，既不能太快，也不能降得太低。有研究发现血糖大幅度波动比持续的高血糖更能致使细胞形成氧化应激，内皮细胞加速凋亡，损伤各类靶器官，可能降低患者的生活质量，以及重症患者的生存率。每小时血糖下降速度为 3~5 mmol/L，要尽量减少低血糖的发生。随着机体逐渐恢复，创伤应激逐渐减小，血糖也逐渐易于控制，此时可根据血糖水平改为皮下注射胰岛素。如果

患者有糖尿病病史，此时也可加用口服降糖药。

4. 血糖控制目标

确定合理的血糖靶目标值、避免低血糖发生是胰岛素治疗的关键。有研究显示，颅脑损伤危重患者血糖控制在 7.8～10.0 mmol/L，不仅可以降低低血糖的发生，同时能减少炎症介质大量、持续释放所导致的全身炎症反应综合征及多脏器功能障碍综合征的发生。对于非危重患者，餐前血糖尽可能低于 7.8 mmol/L，随机血糖低于 10.0 mmol/L，避免血糖持续高于 11.2 mmol/L 或低于 3.9 mmol/L。

5. 营养护理

危重患者离不开营养支持，但在严重应激状态下不恰当的营养支持又常常是导致高血糖的重要因素。在创伤等应激初期，机体糖异生作用增强、葡萄糖氧化利用下降并存在胰岛素抵抗，过高热量和过多的营养底物，尤其是过多葡萄糖摄入可引起机体静息能量消耗增加，出现高血糖及高渗状态、二氧化碳产生过多、呼吸肌负荷加重、肝功能损害、应激激素释放增加等，并加重应激和蛋白质分解。营养支持分为肠内营养和肠外营养，由于肠内营养更符合人体生理功能，所以优先采用肠内营养。留置胃管鼻饲肠内营养液患者按照肠内营养所含碳水化合物(g)∶胰岛素(U) = (4～5)∶1 给予相应胰岛素进行对抗，可以减少由肠内营养所导致的血糖波动。在胃肠外营养支持时，应避免葡萄糖的输注，适当提供脂肪乳剂、氨基酸、白蛋白等对血糖影响较小的营养制剂。若患者因疾病或某些药物只能选用葡萄糖液体作为溶媒输注时，每 3～4 g 葡萄糖给予胰岛素 1 U 进行中和。在胰岛素输注后须严密监测血钾浓度，谨防低钾血症。对于颅脑损伤较轻的患者，其血糖常在受伤两周内逐渐下降。可停止静脉胰岛素泵控，对于进行规律胃肠营养的患者可以考虑在胃肠营养前予以胰岛素皮下注射。

6. 低血糖的预防及处理

成人非糖尿病患者血浆血糖浓度低于 2.8 mmol/L，糖尿病患者血糖浓度低于 3.9 mmol/L，出现心慌、焦虑、出冷汗、发抖、饥饿、情绪不稳、头痛等症状便定义为低血糖。

（1）低血糖的常见原因包括：① 高颅压导致的呕吐、禁食或进食过少导致热量摄入不足。长期应用要素饮食而突然停止者，此类患者肠道已经适应吸收大量高浓度的糖，突然停止，再加上其他形式补充的糖不够充分，容易发生低血糖。② 不正确服用降糖药，注射过量胰岛素。重症患者的高血糖难以控制，大剂量胰岛素使用以及在血糖相对稳定后胰岛素未及时减量都可能发生低血糖反应。

（2）低血糖对机体的影响以神经系统为主，尤其是交感神经和脑部。

① 低血糖对交感神经的影响：低血糖刺激交感神经受体后，儿茶酚胺分泌增多，可刺激胰高血糖素的分泌导致血糖水平增高，又可作用于肾上腺素受体而影响心血管系统。患者表现出烦躁不安、面色苍白、大汗淋漓、心动过速和血压升高等交感神经兴奋的症状，伴冠心病者常因低血糖发作而诱发心绞痛甚至心肌梗死。

② 低血糖对中枢神经系统的影响：中枢神经系统对低血糖最为敏感，最初仅表现为心智、精神活动轻度受损，继之出现大脑皮质受抑制的症状，随后皮质下中枢和脑干相

继受累，最终将累及延髓而致呼吸循环功能障碍。其机制为：神经细胞本身无能量贮备，其所需能量几乎完全依赖于血糖提供，低血糖症时脑细胞能量来源减少，很快出现神经症状，称为神经性低血糖。颅脑损伤发生低血糖超过 6 h，会加重脑缺血、缺氧、脑水肿恶性循环的进程，即发生不可逆的脑组织损害。

（3）低血糖预防：反复严重低血糖发作且持续时间较长，易引起不可恢复的脑损害，故应及早识别和防治。神经外科患者中由意识障碍、吞咽障碍、禁食、呕吐、腹泻等导致营养摄入不足的患者易发生低血糖，条件一旦允许，首选肠内营养，肠内营养不能耐受者可行肠外营养。使用降糖药物时应特别注意胰岛素和半衰期较长的口服降糖药的用量。另外要密切监测血糖，防止低血糖的发生。

（4）低血糖处理：注意观察有无饥饿、面色苍白、心慌、出汗、呼吸浅快、血压下降、脉搏快而弱等症状；观察有无低血糖诱发的心律失常、认知障碍、抽搐、意识改变等并发症。护士应该根据患者的临床表现迅速判断出患者的病情，及时监测血糖。若血糖低于 3.9 mmol/L，立即按低血糖抢救流程处置，泵控胰岛素者立即停止胰岛素泵控。如果患者神志清醒、吞咽功能良好，立刻进食 15 g 含糖食物，如 5~6 片苏打饼干、3~4 颗糖果、一盒牛奶或半杯橙汁等。昏迷患者有胃管的可经胃管鼻饲，或建立静脉通路，静脉注射 50% 葡萄糖 20~30 mL，或胰高血糖素 0.5~1 mg 皮下注射。15 min 后复测血糖，如血糖仍低于 3.9 mmol/L，再给予 15 g 葡萄糖口服或静脉注射。15~30 min 后复查血糖，直至血糖恢复正常或达到安全水平。后期更应该加强监测血糖，让血糖维持在正常范围内。及时分析发生低血糖的原因，调整用药，预防低血糖再次发生，告知患者和家属低血糖的相关临床表现及处理方法，加强巡视。

一次严重的低血糖可抵消数年血糖达标带来的好处，在高血糖的治疗中，要牢牢把握一个"度"，尽量避免低血糖事件的发生。

第六节　中枢性高热的预防及护理

发热是指机体在致热源的作用下或各种原因引起体温调节中枢功能障碍时，体温升高超出正常范围。正常人的体温受体温调节中枢所调控，并通过神经、体液因素使产热和散热过程呈动态平衡，保持体温在相对恒定的范围。高热常见于各种危急重症，是各种神经内外科疾病的常见临床表现。中枢性高热在发热的各种病因中较为少见，这是由于原发性脑损伤，如蛛网膜下腔出血、脑再灌注损伤、缺血缺氧等，启动神经炎症级联反应，导致 PGE2 合成，下丘脑温度控制部分调定到较高温度。下丘脑的直接损伤及中脑抑制通路的破坏也对发热起了一定作用。

一、概念

中枢性高热是由于下丘脑下部体温调节中枢受损，导致下丘脑过度兴奋及发作性自主神经功能紊乱，使体温调定点上移后发出调节冲动，造成产热大于散热，乃至体温升高。高热可使颅内压增高、脑水肿加剧、脑细胞受损加重，从而进一步加重体温调节中枢受损程度，形成恶性循环，严重影响患者预后。

二、病理生理

引起中枢性发热的疾病以脑血管病、脑外伤及脑部手术侵袭较常见，也可见于脑部肿瘤、癫痫、酒精戒断和急性高颅内压等。

（一）脑血管病

脑血管病包括以下两类疾病。① 出血性疾病（多见）：以内侧型出血破入侧脑室及第三脑室、原发性脑室出血、脑桥出血和蛛网膜下腔出血较常见。出血性疾病引起中枢性高热是由于出血和周围水肿直接影响体温调节中枢，以及蛛网膜下腔和脑室内的血小板释放 5-羟色胺等物质刺激下丘脑体温调节中枢。前交通动脉瘤破裂损害下丘脑前区也易引起中枢性高热。② 脑梗死（少见）：大面积脑梗死和脑桥梗死患者发热，可能为大面积梗死灶周围水肿影响下丘脑或脑桥病灶影响下丘脑的传出径路所致。

（二）脑外伤和脑手术

严重脑外伤和颅脑手术累及垂体窝、第三脑室、后颅窝等部位可引起发热。手术侵袭引起的中枢性高热多发生于术后数天内。

（三）其他

1. 癫痫

强直—阵挛发作的癫痫可引起发作后体温升高，可能是因为肌肉持续性收缩使产热增加，以及癫痫发作使神经元过度兴奋放电，引起下丘脑体温调节中枢短暂性功能紊乱，导致发热。

2. 急性脑积水

急性脑积水发热可能由神经肽释放、中枢多巴胺介质紊乱或下丘脑受压所致。

3. 酒精戒断

有报道称，长期酗酒者在戒断后可产生中枢性发热。

4. 颈段或上胸段病变

颈段或上胸段病变可损伤中间外侧柱并使体温调节反射传出障碍，引起发热。但颈段横贯性损伤一般不引起发热。

三、临床表现

（1）突然高热，体温可直线上升，达 40~41 ℃，持续高热数小时至数天直至死亡，或体温突然下降至正常。

（2）躯干温度高，肢体温度次之，双侧温度可不对称，相差超过 0.5 ℃。

（3）虽然高热，但中毒症状不明显，不伴发抖。

（4）无颜面及躯体皮肤潮红等反应，相反可表现为全身皮肤干燥、发汗减少、四肢发凉。

（5）一般不伴有随体温升高而出现的脉搏和呼吸增快。无感染证据，一般不伴有白细胞增高，或白细胞总数虽高，但分类无变化。

（6）因体温整合功能障碍，体温易随外界温度变化而波动。

（7）高热时因体温调节中枢受损，应用抗生素及解热药一般无效，但用氯丙嗪及冷敷可有效。物理降温有一定疗效。

（8）常伴有其他丘脑下部损害情况，如胃肠应激性溃疡、血糖升高、蛋白尿等。

四、护理评估

（1）观察患者意识、瞳孔、生命体征、肢体活动情况，有无明显感染症状，如颅内感染、肺部感染、泌尿系统感染。患者体温突然升高，达40~41 ℃，躯干温度高于肢体温度，四肢发凉，无明显寒战，全身皮肤干燥、发汗减少，无明显的因体温升高导致的脉搏和呼吸增快。因体温整合功能障碍，故体温易随外界温度变化而波动。

（2）监测脑温，可分为直接测量法及间接测量法。

① 直接测量法：通过颅骨钻孔或开颅将颅内压-脑温探头置于中枢性高热患者脑组织内，通过传感器与颅内压-脑温监护仪相连接，实现脑内温度的连续监控，可准确地体现中枢性高热患者的脑温。

② 间接测量法：包括腋下温度、口腔温度、鼻腔温度、耳温（直接反映脑内温度，较理想）、直肠温度（机体深部体温，与脑温接近）、膀胱温度（留置导尿管患者适用，接近脑温，临床使用最为广泛）、血管内温度（侵袭性、价格昂贵、并发症多）、颈静脉血流温度。

（3）实验室检查，无感染证据，一般不伴有白细胞增高，或白细胞总数虽高，但分类无变化。

（4）高热时因体温调节中枢受损，应用抗生素及解热药一般无效，但用氯丙嗪及冷敷可有效。

（5）评估患者有无其他丘脑下部损害情况，如胃肠应激性溃疡、血糖升高、蛋白尿等。

五、预防及护理

（一）病情观察

观察体温变化和体温下降速度。使用冰毯和人工冬眠降温时，一般应在2~4 h降到理想温度，持续时间根据病情需要维持2~14 d。使用人工冬眠药物降温时要密切观察心律、心率、血压变化，特别是有心脏病史者，观察有无心律失常、房颤、血压过高或过低。观察患者呼吸、血氧饱和度、呼吸音、有无痰鸣音，防止肺部感染。观察患者意识、瞳孔、肢体活动，体温低于35 ℃时，容易出现躁动，预防颅内症状。观察皮肤颜色、末梢血运、有无冻伤。观察患者出入量、电解质变化，防止电解质紊乱，保持出入量平衡。观察降温过程中的不良反应，如患者出现寒战、面色苍白甚至脉搏和呼吸紊乱，应停用冰毯或提高毯面温度，或选择其他方式降温。

（二）中枢性高热预防

脑血管病、蛛网膜下腔出血、脑室出血、脑缺血、脑缺氧、脑实质损害、脑灌注再损伤、脑部手术侵袭、脑部肿瘤、癫痫、酒精戒断和急性高颅内压等疾病，遵医嘱给予脱水、抗炎、神经营养、电解质、营养支持、激素等药物治疗原发病。降低环境温度，保持室温18~22℃。给予床头抬高30°卧位，以利于颅内静脉回流，降低颅内压。早期给予亚低温治疗。

（三）降温治疗

实验表明，温度每降低1℃，脑血流量平均减少6.7%，脑氧代谢率可降低5.5%。首先治疗原发病，常规使用解热镇痛剂无效，宜用物理和药物方法降温。

1. 降温时机

中枢性高热后4~6 h内行头部低温治疗，不但能有效降低体温，还能使脑细胞处于半冬眠或冬眠状态，使脑细胞代谢率和耗氧量降低，减少脑细胞自溶坏死，有效保护脑细胞功能，而高热超过7 h应用头部低温治疗效果不显著。降温过程中脑温一般控制在32~35℃的范围比较安全，并发症少。但当中枢性高热患者处于寒战期时，不应进行降温，以防止机体产生对抗性刺激，导致体温继续上升，此时应适当予以保暖。

2. 降温目标

将体温控制在正常范围，尽量不低于35℃，但不推荐长时间运用亚低温治疗。降温速度一般应在2~4 h降到理想温度，持续时间根据病情需要维持2~14 d。

3. 降温措施

（1）物理降温：酒精擦浴、温水擦浴，冰袋或冰帽降温、冰水灌肠、冰水静脉滴注、亚低温治疗、中医治疗。

（2）药物降温：可以用多巴胺受体激动剂如溴隐亭或硝苯海因；对于肌张力增高引起的发热可试用氯硝西泮（氯硝安定）或盐酸乙哌立松片。

（3）人工冬眠疗法。常用的冬眠药有：① 氯丙嗪，属强效安定药，可用于抑制体温调节中枢，改善微循环；② 异丙嗪，可用于中枢催眠及镇痛；③ 哌替啶，可用于中枢镇痛；④ 氢化麦角碱，可用于中枢镇痛，能强化哌替啶及异丙嗪的作用，有中枢性减慢心率的作用，能降低心肌的应激性，有良好的保护心脏的作用。⑤ 常用的冬眠药还有普鲁卡因或利多卡因、乙酰丙嗪、金雀花碱。若使用小剂量冬眠药物效果不佳可行亚低温冬眠治疗。

（4）亚低温治疗：指用人工方法，将患者中心体温控制在32~35℃，在临床上又称为冬眠疗法。亚低温治疗可降低脑及全身能量代谢，降低脑细胞耗氧量，减少脑组织乳酸堆积，维持正常脑血流和能量代谢；减轻血脑屏障的破坏，减轻脑水肿及降低颅内压；抑制有害物质释放，减轻对脑组织的继发损害；促进脑细胞结构和功能修复；在一定程度上降低患者的致死率、病死率。其方法为：在使用呼吸机的基础上将氯丙嗪50 mg、异丙嗪50 mg、哌替啶50~100 mg加入生理盐水中稀释到50 mL，用微量泵先以5 mL/h速度静脉泵入；维库溴铵先静脉稀释缓慢推注4~8 mg，再将40 mg维库溴铵稀释至50 mL静脉泵入，开始剂量为5 mL/h，后根据患者情况调整剂量，一般为3 mL/h持续给药；将冰毯机的降温毯或血管内降温机温度控制在目标温度。

（5）中医：中医可用药物包括安宫牛黄丸、白虎汤、安脑丸、清解合剂等；针刺降温常用穴位为曲池、合谷、大椎、少商、十宣等。

4. 降温治疗中并发症的预防护理

降温治疗中并发症的预防护理包括冻伤、压力性损伤、腹泻、寒战、心血管并发症、呼吸道并发症、电解质紊乱、复温并发症。

（1）冻伤和压力性损伤：中枢性高热患者常因原发病而需长期卧床，这易引起压力性损伤的发生。在治疗中枢性高热的过程中须采取物理及药物降温，甚至使患者处于冬眠状态。这不仅会使皮肤血液循环减慢，细胞活性降低，还会使患者抵抗力下降，从而增加冻伤和压力性损伤发生的危险性。在实施降温治疗中，冰帽、冰袋、冰毯不可直接接触皮肤，可加隔一层治疗巾或毛巾。用冰袋降温时，每隔 30 min 更换一次部位；用冰帽降温时，耳郭要用纱布保护；用冰毯降温时，至少 60 min 翻身一次，观察局部皮肤，加强翻身和拍背。若发现局部皮肤苍白、淤青或出现皮下硬结，应即刻去除降温装置，并予温水复温、局部添加衣物。中枢性高热患者应睡防压力性损伤床垫或气垫床。

（2）腹泻：腹泻是降温治疗时一个较常发生的并发症。应用酒精、温水擦浴时，大量热量蒸发散失，而应用冰袋、冰毯或冰帽时，热传导亦带走大量热量，因此很容易造成胃肠功能紊乱，如肠蠕动亢进以及肠道吸收功能下降。同时，低温还可导致钾、氯等离子转运障碍，加之患者抵抗力下降而诱发的肠道感染，都可成为腹泻的原因。预防腹泻的关键在于降温时注意给患者保暖。擦浴时，减少暴露部位，擦浴过的部位及时盖好衣物；禁止在腹部及脚心擦浴，禁止将冰块直接放于腹部和脚心；降温时可在脚底部放置热水袋，既可增加患者舒适度，又可防止腹泻，还可防止反射性心搏骤停。

（3）寒战：寒战可使机体代谢率增高、耗氧量增加、无氧代谢加剧及体温升高，导致颅内压升高，影响患者的恢复与预后。发生寒战的原因包括：擦浴及冰敷时未注意采取保暖措施，应用亚低温治疗时体温下降过快，未辅助应用冬眠及肌松药物。擦浴或冰敷应注意保暖，及时加盖衣被，不可将风扇、空调等直对患者。应用亚低温治疗时，须严格控制降温速度，一般以下降 1~1.5 ℃/h 为宜。在实施亚低温时，辅助应用冬眠药物，一方面有利于患者达到亚低温状态，另一方面也可减少寒战的发生。在冬眠药物的基础上增加肌松药物，应用效果更好。但必须注意的是，有不少中枢性高温患者，由于颅脑血管意外、颅脑损伤或高位颈髓损伤等会出现呼吸、循环功能受损。因而应用肌松药物时应严格把握适应证，必须使用时，应减小剂量，并准备好呼吸机等抢救设备。

（4）心血管并发症：低温对循环系统的影响主要体现在心律失常和循环障碍，这两者是治疗时最严重的并发症。发生机制包括：低温对迷走神经的刺激，冬眠制剂对交感神经系统的拮抗，使心血管平滑肌张力下降，引起代偿性心动过速或过缓，严重者可能产生室颤等致命性心律失常；复温过程过快，导致机体血管扩张，回心血量骤降，前负荷降低，严重者可能诱发休克；中枢性发热患者大多病情较重，治疗前常可能已经合并心律失常或循环障碍等症状。为预防心血管并发症，在降温治疗时禁止在后颈部及心前区擦浴，避免冰毯与颈部直接接触，以免刺激自主神经。亚低温治疗时温度设定不宜过低，据观察体温控制在32~35℃较为合适，既能达到治疗效果，又能降低并发症的发生。亚低温疗法须适量使用冬眠制剂，不可过量，尽可能采用微量泵输注，以将患者刚好控制在不烦躁的状态为佳。积极治疗原发病，充分补液和供给能量。

（5）呼吸道并发症：在降温治疗过程中，气道平滑肌收缩，顺应性下降，浆液腺分泌增多，可能阻塞气道，影响通气、换气功能。低温治疗还可降低抵抗力，诱发呼吸道感染。治疗过程中应保持呼吸道畅通，定时翻身、叩背、雾化吸入，促进痰液排出。清醒患者鼓励其深呼吸，有效咳嗽，预防肺部炎症及肺不张等。意识障碍、排痰困难者及时清除口腔及呼吸道分泌物、呕吐物，发生呼吸衰竭时积极进行辅助通气，必要时行气管切开。

（6）电解质紊乱：低温治疗期间，钾离子向细胞内转移，引起低钾血症；而在复温期间，钾离子向细胞外转移，造成高钾血症。无论是低钾还是高钾，均可能诱发严重心律失常，甚至心搏骤停。应在治疗护理过程中，定期、连续监测电解质，注意观察尿的颜色及量的改变，精确统计出入量，及时发现并处理电解质紊乱。

（7）复温并发症：复温并发症指复温过程中由于复温过快而引发的机体不良反应，包括高血钾、复温性脑水肿、复温性休克等。升温过快时，短时间内周围血管扩张，引起有效循环血量不足，血压下降，导致复温性休克，并且引起组织缺氧水肿，导致颅内压反跳性增高。复温过程中应严密监测体温、心率、血压，同时监测血气、电解质、血糖，必要时监测颅内压。采用控制性复温法，可先撤冰毯，后撤冰帽，以免外周血管收缩，脑血管扩张而加重脑水肿。复温速度不能快于每2h 1℃（复温时间要在8h以上），复温的温度上限为36℃，复温后再停用肌松剂（或冬眠合剂）。复温时还应考虑钾离子的反向转移，及时减少或渐停补钾。

（四）心理护理

向患者及家属介绍中枢性高热相关知识、降温过程注意事项、可能出现的并发症，使患者更好地配合治疗。

第七节　低钠血症患者的护理

低钠血症（hyponatremia）是人体最常见的水电解质失衡之一，其患病率在住院患者中达到15%~20%，在重症监护病房则高达40%，在神经外科多种常见疾病中更加高发，如在蛛网膜下腔出血（subarachnoid hemorrhage，SAH）、脑实质内出血（intraparenchymal hemorrhage，IPH）、颅内肿瘤和创伤性脑损伤（traumatic brain injury，TBI）等疾病中的发生率甚至达到50%。中枢性低钠血症是重型颅脑损伤患者发生水钠失衡时最为常见的类型之一。低钠血症可引起神经元细胞水中毒，导致细胞功能活动障碍，甚至造成细胞死亡，患者发生脑水肿、精神异常、癫痫、血管痉挛等并发症。若意识障碍加深，病情进一步发展，则有可能发生脑疝，甚至出现呼吸、心跳骤停，对患者预后有直接影响。

一、概念

低钠血症是指血浆中的钠离子浓度低于 135 mmol/L，患者住院期间有一次测得血清钠离子浓度小于 135 mmol/L，即判定为低钠血症。低钠血症根据血钠降低的程度，可分为轻度低钠血症（131~135 mmol/L）、中度低钠血症（121~130 mmol/L）、重度低钠血症（<120 mmol/L）；根据发病的急缓，可分为急性低钠血症和慢性低钠血症；按渗出性（血清中活性渗透压以张力来表示），可分为低渗性低钠血症（图4-3）和非低渗性低钠血症；根据症状的表现形式，可分为重度、中度及轻度低钠血症。

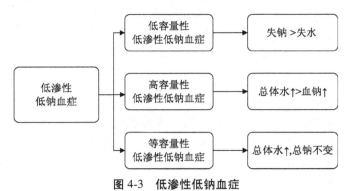

图 4-3 低渗性低钠血症

二、病理生理

引起低钠血症的原因为抗利尿激素分泌异常综合征（syndrome of inappropriate ADH secretion，SIADH）、脑性盐耗综合征（cerebral salt wasting syndrome，CSWS）、垂体疾病和其他因素。

（一）SIADH

1. ADH 分泌异常

SIADH 在神经外科临床常见于 TBI、SAH、IPH、炎症等，上述疾病可导致下丘脑功能受到抑制或损害、下丘脑水肿、血管痉挛等，从而使 ADH 异常分泌。垂体柄或垂体后叶的机械性操作可导致轴突变性、ADH 释放，但大部分为短暂性的，待释放耗竭之后就出现 ADH 不足的症状。神经外科疾病中糖皮质激素急性缺乏也是 SIADH 发生的机制之一，低钠血症可能是肾上腺皮质功能不全的主要特征，促肾上腺皮质激素的缺乏刺激了 ADH 的释放，进而导致低钠血症。对于脑外伤及开颅手术患者，则是下丘脑渗透压调节细胞受刺激导致 ADH 的释放。

2. 药源性 SIADH

药源性 SIADH 在临床上容易被忽略，但却是低钠血症重要的致病原因。相关药物包括加压素及其衍生物、催产素、噻嗪类利尿剂、氯磺丙脲、抗癫痫药、抗精神病药、抗肿瘤药、非甾体抗炎药、血管紧张素转换酶抑制剂、镇痛药（吗啡和其他阿片类药物）等。药物主要通过 3 个途径导致药源性 SIADH：① 直接或间接刺激下丘脑—垂体的 ADH 分泌和释放；② 提高肾脏对 ADH 的敏感性；③ 重置 ADH 分泌的渗透压调定点。高龄、女性、合并使用利尿剂（尤其保钾利尿剂）和过量摄取低渗液是患者发生药源性SIADH常见的危险因素。

（二）CSWS

CSWS多见于颅内感染（如脑膜炎、脑炎）、继发性出血（瘤床出血、SAH）、垂体瘤手术、中枢神经系统（central nervous system，CNS）损伤等。其最早于1950年由Peters提出，CSWS的发病机制目前尚不清楚，推测与钠尿肽如心房钠尿肽（ANP）、脑利钠肽、C型钠尿肽密切相关，其中与脑利钠肽的关系最为密切。目前，多数学者认为：① 钠尿肽释放增加导致尿排钠增多与血容量减少；② 持续的交感神经兴奋导致总血容量下降，肾血流量和肾小球滤过率的增加引起肾素分泌减少和肾小管对钠重吸收减少，导致尿钠排泄增加和多尿。术中操作损伤下丘脑—垂体轴时，升高的ANP、脑利钠肽等可抑制ADH、醛固酮的释放，促进肾脏排水、排钠，从而使血容量下降，严重者可出现休克。

（三）垂体疾病

在神经外科疾病中，导致低钠血症的原因除了SIADH和CSWS之外，对于不明原因的低钠血症者，还应考虑是否合并垂体疾病。垂体腺瘤：术后1~3 d内发生低钠血症往往为液体超负荷所致，其他原因包括CSWS、药物、甲状腺功能减退、肾上腺功能低下等，而最常见的则是SIADH。对于经鼻蝶入路垂体手术而言，最有说服力的解释是对垂体柄或垂体后叶的机械性操作导致轴突变性、ADH释放，但应为短暂性的，待ADH释放耗竭后则出现ADH不足的症状。另一个解释是糖皮质激素急性缺乏，刺激了ADH的释放。

（四）其他因素

对于昏迷、躁动状态、精神异常患者，应注意考虑补钠不足、饮食不佳等因素。反复呕吐或长期胃肠减压引流导致胃肠道消化液持续性丢失，应用排钠利尿剂而未补充钠盐，输入过多不含钠盐成分的液体等，也均可导致低钠血症，应视具体情况分析。

三、临床表现

颅脑损伤患者治疗过程中出现精神异常、意识改变或恶心、呕吐、腹胀、腹泻、乏力及四肢抽搐等症状，以及临床表现与颅脑CT改变不相符时，均应警惕低钠血症。

SIADH初期患者出现乏力、倦怠、恶心呕吐，血钠进一步降低至125 mmol/L以下，患者出现神志模糊、嗜睡，血钠降至110 mmol/L以下时，延髓麻痹、木僵、锥体束征阳性，甚至昏迷、抽搐，严重时可致患者死亡。

CSWS表现为低钠血症继发水中毒而产生精神及意识改变和胃肠道症状，往往被重型颅脑损伤原有症状所掩盖，临床上无良好的提示作用。往往在原发病或颅脑手术后2~14 d，患者再度出现嗜睡、昏迷、意识障碍加重等改变，尿量多达3 000~6 000 mL，并出现呕吐、全身脱水、血压下降，甚至抽搐、癫痫大发作。

下丘脑核团、垂体柄和垂体后叶受损，致ADH合成和释放不足时，患者会出现中枢性尿崩的症状，表现为高钠血症，或高钠、低钠血症交替出现，患者多尿、烦渴、多饮，尿量>300 mL/h，并持续超过2 h，24 h尿量>3 000 mL，尿比重<1.005。饮水充足患者健康状况可不受影响，饮水不足患者会出现头晕、头痛、疲乏、肌肉疼痛，甚至精神失常

及休克。饮水过多则表现为头痛、恶心呕吐、烦躁不安、精神错乱，严重时可发生痉挛或昏迷。详见第四章第四节尿崩症的预防及护理。

四、护理评估

CSWS 与 SIADH 的治疗原则完全不同，一旦治疗方法错误，会加重病情。因此，要对患者进行充分评估，加强观察与监测，根据其病理生理机制和临床表现，早期鉴别 CSWS 与 SIADH（表 4-3）。具体鉴别方法如下。

（1）评估有效循环血容量：SIADH 是因血浆 ADH 浓度增高，水重吸收增加，血容量增加，CVP 增高，而出现稀释性低钠血症，患者总钠量不缺，钠代谢为正平衡。而 CSWS 为肾脏对钠的吸收减少所致，其主要特征是细胞外液的减少和钠的负平衡。两者都有低钠血症和高尿钠，血容量不同是关键。此方法需要患者放置中心静脉导管，临床操作起来相对受限。

（2）补液试验：在密切观察病情下采用等渗盐水静脉输注，如患者症状出现改善，则为 CSWS，如无改善，则为 SIADH。有研究证实，CSWS 补钠与尿量呈直线回归关系，即：补钠＝尿钠。钠补得越多，排出的尿钠也越多，由此带出的液体越多，更易导致血容量不足。临床处理策略：在脑神经修复基础上，治疗目标由纠正低钠血症改为少量补钠、改善症状、帮助患者度过低钠血症期。每天根据 CVP 测定结果补足血容量，并应用皮质激素减少肾小管排钠。

（3）限水试验：限制液体至 700~1 000 mL/d，如血浆渗透压增加，尿钠排出减少，则为 SIADH，如患者症状加重，则为 CSWS。CSWS 患者行限水试验时，本来已减少的循环血容量会进一步下降，加重组织低灌注，同时血压及脑灌注压下降，引起脑灌注不足，导致脑缺血甚至脑梗死，造成神经系统不可逆损伤。因此，对难以确诊的低钠血症患者行试验性治疗时可先行补液试验。

表 4-3　CSWS 与 SIADH 鉴别要点

	CSWS	SIADH
血钠	<135 mmol/L	<135 mmol/L
尿钠	>40 mmol/L	>40 mmol/L
尿量	>2 500 mL/24 h	正常
血浆渗透压	<280 mmol/L	<280 mmol/L
尿渗透压	尿液渗透区/血浆渗透压>1	尿液渗透压/血浆渗透压>1
中心静脉压	<6 cmH$_2$O	>10 cmH$_2$O
血红细胞压积	>0.45	<0.45
血红蛋白	>13.5 g/L	<13.5 g/L
血浆 ADH 浓度	不升高	>1.5 ng/L
全身脱水表现	皮肤干燥、眼窝下陷及血压下降	无
治疗	补钠，补水	补钠，限水，必要时予呋塞米排水

五、预防及护理

临床工作中，低钠血症的诊断主要依靠血清钠离子浓度的监测，很难通过临床症状或体征判断患者是否已发生低钠血症，而当患者的临床症状或体征已经十分明显时，其往往已发展成为中、重度低钠血症。低钠血症一旦发生，持续时间较长且难以纠正，不仅加重患者病情，增加患者及家属的心理负担，而且长期使用质量分数为 3% NaCl 溶液对血管刺激性较大，容易引起局部组织肿胀、坏死、静脉炎等并发症，增加患者穿刺次数，延长静脉置管时间，增加感染概率，延长患者住院时间，增加患者住院费用。因此，对此类患者应重点观察并采取针对性的护理措施，积极预防和治疗，对于降低患者低钠血症的发生率，改善患者预后，减轻患者负担意义重大。

（一）严密观察病情变化

严密观察患者的生命体征、精神状态、排尿量、24 h 尿钠值、血电解质水平、血浆渗透压、皮肤弹性及 CVP 等指标，并注意观察其有无腹胀、恶心、呕吐等临床表现。伤后 3~5 d，颅脑损伤脑水肿反应达到高峰期，而 SIADH 因尿排钠增多、血钠降低加重脑水肿，两者相互影响，如不及时处理可使病情加重，甚至导致死亡。由于颅脑损伤后患者多表现为烦躁、嗜睡、失语、幻觉、定向障碍等神经系统症状，严重者发生昏迷，而低钠血症早期可表现为头痛、躁动、抑郁、抽搐，继而表现为表情淡漠、昏睡，甚至昏迷，临床症状无特异性，故极易被原发症状掩盖或混淆。因此，护理工作中对低钠血症的早期判断与观察极为重要，颅脑损伤患者经过手术、脱水、利尿、营养支持等治疗后，意识状态逐渐好转，如存在中枢性低钠血症则表现为意识状态再次加深，在排除脑损伤本身原因如出血量增多、脑水肿加重、脑疝形成等情况下，应考虑为颅脑损伤后并发低钠血症。术后发热患者如不能有效降温，也会并发低钠血症，尤其体温>37.5 ℃ 的患者临床中应重点关注。如出现中枢性高热，药物治疗的同时应以物理降温为主，如酒精擦浴、冰袋、冰枕、冰毯等，同时补充水电解质、热量和氨基酸等以补偿高热时的消耗，调节室温及减少盖被，及时更换衣裤，擦干皮肤，保持床单位清洁干燥。

（二）定时监测生化指标

患者入院后即做常规生化检验，以后每天检验一次，如有低钠血症可疑临床症状立即检验生化指标和行 CT 或 MRI 检查。由利尿剂治疗所引起的肾脏失钠所致的低钠血症常有脱水表现，且血尿素氮常升高，而 SIADH 患者血容量常增高，血尿素氮常降低。

（三）准确采集标本，保证结果的真实性

于清晨空腹抽血行生化检验（急查除外），勿从输液、输血或测量 CVP 处直接抽血，以免干扰结果的真实性，影响治疗。测定尿比重和尿钠时，应收集 24 h 尿量。由于尿液中的葡萄糖、蛋白质、肌酐、电解质等在不同时间内排泄浓度不同，因此收集 24 h 全程尿标本是尿定量检测的关键。

（四）纠正水电解质紊乱

每小时测量尿量，每日测尿比重及尿钠。口服补液补钠虽然安全，但只适合个别病情转轻的患者。对意识无障碍能进食的患者，鼓励其口服补盐、补液，并注意变换饮料

的品种，以调节饮料的口味。意识障碍者，应鼻饲足够的水，常规输液量成人 1 500～2 000 mL/d。同时警惕 SIADH，因水分过度潴留，血液稀释形成低氯、低钠、低血浆渗透压、高尿钠的状态，即水中毒。对此类患者必须严格限制水的摄入（补液量<1 000 mL/d）。

（五）精准补钠

具体补钠量应以公式计算的缺钠量为依据，遵循以下原则。

（1）补钠量：（血钠正常值-血钠测得值）×体重（kg）×0.6（女性 0.5）。

（2）17 mmol Na = 1 g NaCl。

（3）首次补充总量的 1/3～1/2，同时补充生理需要量 4.5 g/d。

（4）补钠速度不应超过 0.5～1.0 mmol/h，严重患者最初几小时可适当加快，先将血钠提高到 120～125 mmol/L。

（5）补钠超过 12 mmol/(L·d)，可发生渗透性脱髓鞘综合征（osmotic demyelization syndrome，ODS），这是一种严重的并发症，是由慢性低钠血症患者血 Na^+ 过度纠正或纠正过快所导致的。当应用大剂量高渗盐水，或大剂量高渗盐水应用超过一次，患者初始治疗 24 h 后血 Na^+ 上升约 6 mmol/L 时，就可能发生此并发症。其表现为截瘫、四肢瘫痪、失语、假性球麻痹等。如同时有缺钾应及时纠正。

（六）静脉及导管护理

治疗中反复抽取血标本、输注质量分数为 10%高渗盐水，对血管损伤较大，应保护好静脉，正确掌握药物给药的方法、浓度和输注速度，可按静脉走行湿热敷质量分数为 50%硫酸镁、外涂欧莱凝胶或喜疗妥、覆盖水胶体敷料，定时巡视，询问患者主诉，观察评估穿刺部位皮肤状况。对颈内静脉或锁骨下静脉置管者，每日做好深静脉置管的护理，防止发生医源性感染。注意保持鼻胃管通畅，防止堵塞或被患者抓脱。加强尿管护理，定时行膀胱冲洗，预防泌尿系统感染。

（七）健康教育

（1）指导患者及家属了解低钠血症的相关知识。

（2）指导患者及家属了解抽血实验室检查、留取尿液标本及详细记录出入量的必要性。

（3）在患者饮食方面给予指导，对清醒患者行低钠饮食宣教，嘱多进含钠丰富食品（如咸菜、咸蛋、话梅等）或温盐水，将生理需要量合理安排在一日膳食中。对于依从性低、因口服盐口感差而拒绝服药患者，可给予口服盐胶囊，以减轻患者口感上的不适，取得治疗上的配合，达到治疗目的。对神志不清者，及早留置胃管。

血 Na^+ 浓度降低是脑损伤患者发病和死亡的重要因素，临床上 CSWS 与 SIADH 易混淆，须认真分析，明确诊断，采用正确的方法预防和护理，改善患者预后。

第八节　神经外科静脉血栓栓塞症的预防及护理

全球范围内静脉血栓栓塞症均有较高发病率，平均发病率约为 1.17‰，发病患者中约 34%表现为突发致死性肺动脉血栓。静脉血栓栓塞症是全球主要的致死、致残病因，也是医院内患者非预期死亡的重要原因,居世界上最常见心血管疾病第三位,仅次于缺血性心脏病和脑卒中。神经外科患者因接受不同的手术治疗,如择期脊柱手术、脑肿瘤切除术、微创介入手术等,病程不一,所以静脉血栓栓塞症的发生率不尽相同。有文献报道单纯创伤性颅内出血者VTE的发生率为44.2%。许多因素导致了静脉血栓栓塞症风险,主要是瘫痪导致的静脉血液淤滞和长时间的昏迷状态,尚有脑肿瘤、炎症性疾病通过影响中枢和周围神经系统引起内皮活化,导致血栓形成。因此,准确评估静脉血栓栓塞症的风险,做到早预防、早发现、早治疗处理是关键。

一、概念

(一) 静脉血栓栓塞症

静脉血栓栓塞症(venous thromboembolism,VTE)指血液在静脉内不正常的凝结,使血管完全或不完全阻塞,属静脉回流障碍性疾病。VTE包括两种:深静脉血栓形成和肺动脉血栓栓塞症。两者相互关联,是VTE在不同部位和不同阶段的两种临床表现形式。

(二) 深静脉血栓形成

深静脉血栓形成(deep vein thrombosis,DVT)是血液在深静脉内不正常凝结引起的静脉回流障碍性疾病,常发生于下肢,在下肢的深静脉血栓形成中以左侧多见,可能与左髂静脉行径较长,右髂动脉跨越其上,使左髂静脉受到不同程度的压迫有关。DVT发病率占周围血管疾病的40%。流行病学调查表明,人群年发病率为0.10%~0.18%。DVT按下肢血栓形成的解剖部位分类,分为中央型、周围型、混合型血栓。中央型DVT指近端的髂-股静脉血栓形成,包括腘静脉及以上的血栓;周围型DVT指远端DVT,为腘静脉以下的血栓,包括小腿肌肉静脉丛和小腿深静脉;混合型DVT即周围型和中央型DVT同时存在血栓(图4-4)。

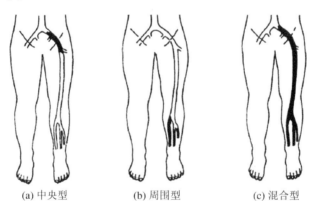

图 4-4 下肢深静脉血栓的类型

(三) 肺血栓栓塞症

肺血栓栓塞症(pulmonary thromboembolism,PTE)是最常见的急性肺栓塞类型,由来自静脉系统或右心的血栓阻塞肺动脉或其分支所致,以肺循环和呼吸功能障碍为主要病理生理特征和临床表现,占急性肺栓塞的绝大多数,故PTE即通常所称的急性肺栓塞。

文献报道 80%~90% 的 PTE 栓子来源于下肢 DVT。

（四）孤立性小腿肌间静脉丛血栓

孤立性小腿肌间静脉丛血栓（isolated mascular calf vein thrombosis，IMCVT）是指一类原发性且局限在小腿腓肠肌、比目鱼肌静脉丛的静脉血栓。

二、病理生理

静脉血栓形成机制包括三方面因素：静脉内膜损伤、静脉血流淤滞以及高凝状态（图4-5）。凡涉及以上因素的临床情况均可增加静脉血栓形成风险，而昏迷、偏瘫与制动、感染、下肢中心静脉置管是神经外科患者深静脉血栓形成独立的危险因素。

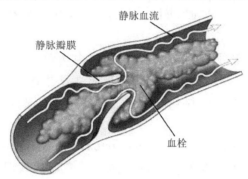

图 4-5　静脉血栓的形成

（1）静脉内膜损伤因素：创伤、手术、化学性损伤、感染性损伤、侵入性操作，如气管切开、气管插管、股深静脉置管、机械通气等导致血管内膜损坏等。

（2）静脉血流淤滞：既往 VTE 病史、下肢静脉曲张、术中应用止血带，瘫痪、意识及肢体功能障碍致长期卧床、制动、脱水利尿用药等。

（3）高凝状态：高龄合并高血压、高血脂、糖尿病、冠心病；肥胖、肿瘤、全身麻醉、中心静脉插管、长时间手术、手术中大量输血或失血时血容量不足；遗传性高凝因素，如抗凝血酶缺乏、高同型半胱氨酸血症、蛋白 C 缺乏、蛋白 S 缺乏等。DVT 是 PTE 的主要原因，约 90% 的 PTE 来自下肢 DVT。神经外科患者包括既往的 VTE 病史、年龄>40 岁、吸烟、肥胖、制动超过 72 h、感染、留置中心静脉导管、开颅手术、意识障碍致长期卧床，以及合并糖尿病、高血压、高血脂，加之脱水利尿血管刺激性药物的使用等在内的因素，导致 DVT 发生率高。

三、临床表现

（一）患肢肿胀

患肢肿胀是下肢 DVT 形成后最常见的症状，患肢软组织张力高，呈非凹陷性水肿，皮肤温度升高。肿胀严重时，皮肤可出现水疱。随血栓部位的不同，肿胀部位也有差异。髂-股静脉血栓患者整个患侧肢体肿胀明显，而小腿静脉丛血栓患者的肿胀仅局限在小腿。

（二）疼痛和压痛

小腿后侧和/或大腿内侧、股三角区及患侧髂窝有压痛，血栓位于小腿肌肉静脉丛时，Homans 征和 Neuhof 征呈阳性。

（1）Homans 征：患肢伸直，足被动背屈时，引起小腿后侧肌群疼痛，为阳性。

（2）Neuhof 征：压迫小腿后侧肌群，引起局部疼痛，为阳性。

（三）浅静脉曲张

发病 1~2 周后，患肢可出现浅静脉显露或扩张。

（四）股青肿

股青肿是下肢 DVT 中最为严重的情况，由于髂-股静脉及其属支被血栓阻塞，静脉回流严重受阻，组织张力极高，导致下肢动脉受压和痉挛，乃至肢体缺血。其临床表现为下肢极度肿胀、剧痛，皮肤发亮呈青紫色，皮温低伴有水疱，足背动脉搏动减弱或消失，全身反应剧烈，体温升高。如处理不及时，患者可发生休克和静脉性坏疽。

（五）股白肿

当下肢深静脉急性栓塞时，下肢水肿在数小时内达到最高程度，肿胀呈可凹陷性及高张力，阻塞主要发生在股静脉系统内。DVT 形成并合并感染时，感染刺激会导致动脉持续痉挛，全肢体肿胀、皮肤苍白、皮下网状小静脉扩张，又称为疼痛性股白肿。

（六）血栓后综合征

慢性期 DVT 可发展为血栓后综合征（post thrombotic syndrome，PTS），一般是指急性下肢 DVT 发生 6 个月后，出现慢性下肢静脉功能不全的临床表现，包括患肢沉重、胀痛、静脉曲张、皮肤瘙痒、色素沉着、湿疹等，严重者出现下肢高度肿胀、脂性硬皮病、经久不愈的溃疡。

（七）肺栓塞

血栓脱落可引起肺栓塞（pulmonary embolism，PE）的表现。急性 PTE 临床表现常因肺动脉血栓栓塞的部位不同而明显不同。

（1）小面积 PTE（栓塞面积小于 20%）患者可无明显症状，或仅有发热、短暂气急、胸背疼痛、咳嗽、咯血、心悸、多汗或血压下降等不典型症状。

（2）大块或多发性 PTE（栓塞面积大于 50%）患者可出现典型的呼吸困难、胸痛、咯血和/或循环衰竭三联症。

（3）猝死型肺栓塞，术后短期内发生大面积 PTE，常发生猝死。

四、护理评估

VTE 有效预防建立在正确风险分层的基础上，因此，医护人员选择并应用科学、有效的风险评估工具对神经外科患者进行 VTE 风险评估，并根据患者个体的特异性选择合适的预防措施，对 VTE 风险管理具有重要意义。

（一）Caprini 风险评估模型

Caprini 风险评估模型（表 4-4），将 VTE 发生风险分为低危（0~1 分）、高危（2 分）、中危（3~4 分）、极高危（≥5 分）。Caprini 风险评估的 VTE 危险因素评分分为 1、2、3、5 分项，每分项评分可累加，标 "*" 号的手术因素只能选择一项。

表 4-4 Caprini 风险评估模型

高危评分	病史	实验室检查	手术
1 分/项	□ 年龄 41~60(岁) □ 肥胖(BMI≥25 kg/m²) □ 异常妊娠 □ 妊娠期或产后(1 个月) □ 口服避孕药或激素替代治疗 □ 卧床的内科患者 □ 炎症性肠病史 □ 下肢水肿 □ 静脉曲张 □ 严重的肺部疾病,含肺炎(1 个月内) □ 肺功能异常,COPD □ 急性心肌梗死 □ 充血性心力衰竭(1 个月内) □ 败血症(1 个月内) □ 大手术(1 个月内) □ 其他高危因素		□ 计划小手术
2 分/项	□ 年龄 61~74(岁) □ 石膏固定(1 个月内) □ 患者需要卧床超过 72 h □ 恶性肿瘤(既往或现患)		□ 中心静脉置管 □ 腹腔镜手术(>45 min) □ 大手术(>45 min) □ 关节镜手术
3 分/项	□ 年龄≥75(岁) □ VTE 或肺栓塞病史 □ 血栓家族史 □ 肝素引起的血小板减少 HIT □ 未列出的先天或后天血栓形成	□ 抗心磷脂抗体阳性 □ 凝血酶原基因 G20210 A 阳性 □ 因子 Vleiden 阳性 □ 狼疮抗凝物阳性 □ 血清同型半胱氨酸酶升高	
5 分/项	□ 脑卒中(1 个月内) □ 急性脊髓损伤(瘫痪)(1 个月内)		□ 选择性下肢关节置换术 □ 髋关节、骨盆或下肢骨折 □ 多发性创伤(1 个月内)

(二) 出血风险评估

对神经外科患者中 VTE 风险评估中高风险以上的患者,由医生进一步进行出血风险评估,确定是否使用药物预防措施。鉴于药物抗凝预防 VTE 本身存在潜在的出血并发症风险,因此,对所有需要药物预防的神经外科患者均应进行出血风险和其他可能影响预防的因素评估,并记录评估结果。对存在出血风险的患者,应禁用或慎用抗凝药物、抗血小板药物或溶栓药物等,如肝素、低分子量肝素、利伐沙班、阿司匹林、氯吡格雷等。

(三) 风险评估时机

住院患者在 24 h 内进行首次评估,在手术后、病情变化和转科等情况下进行再次评估。

五、预防及护理

专科 VTE 规范化防治落实:首先,组建专科防治团队;其次,修订专科防治制度;最后,提升防治的执行力,如系统化风险评估,按不同风险分层落实预防措施等。

(一) 基础预防

(1) 对患者进行预防静脉血栓知识宣教。

(2) 改善生活方式：指导患者戒烟酒，控制血糖、血脂。

(3) 手术操作应轻巧，避免静脉内膜损伤。

(4) 规范下肢止血带的应用。

(5) 术后抬高患肢，防止深静脉回流障碍。

(6) 勤翻身、早期功能锻炼（踝泵运动），多做深呼吸和咳嗽动作。踝泵运动方法：患者躺在或者坐在床上不动，大腿放松，然后缓慢、用力地在没有疼痛或者只是微微疼痛的限度之内，以最大角度勾脚尖（向上勾脚，让脚尖朝向自己）之后再向下踩（让脚尖向下），注意要最大位置保持3~5 s，目的是让肌肉能够持续收缩。如此反复地屈伸踝关节，最好每小时练习20次，每日200次。

(7) 术中和术后补液，避免脱水而增加血液黏度，但神经外科患者在脑水肿高峰期需要限制水分摄入（由医生结合24 h出入量、CT检查、颅内压监测结果等调整补液量），因此，必须在评估颅内情况稳定的条件下，方允许进行充足的水化。

(二) 物理预防与药物预防

物理预防包括间歇充气加压装置、抗血栓压力袜和足底静脉泵。物理预防是有高危出血风险患者的首选预防措施，也可与抗凝药物联合应用以提高疗效。

1. 抗血栓压力袜

(1) 原理：在脚踝部建立最高支撑压力，压力顺着腿部向上逐渐递减，在小腿处减到最大压力值的70%~90%，在大腿处减到最大压力值的25%~45%。压力的这种递减变化可使下肢静脉血回流，有效缓解或改善下肢静脉和静脉瓣膜所承受压力，减少腿部静脉逆流和淤血，积极预防和治疗静脉曲张，从而有助于防止出现深静脉血栓和肺部栓塞（DVT或PTE）。

(2) 适应证。

① 高风险手术患者：活动性出血及评估高危出血风险而行手术治疗患者，因使用维生素K拮抗剂或低分子量肝素等药物而增加出血风险的手术患者，近期中枢神经系统出血需要手术的患者等。

② 存在发生DVT风险而无禁忌证的患者。

③ 对抗凝治疗有禁忌证的患者（如神经外科手术、头部创伤的患者等）。

(3) 禁忌证。

① 有下列腿部疾患：皮炎、静脉结扎、坏疽、近期皮肤移植。

② 严重的动脉硬化（失去弹性）引起的腿部血液循环不良。

③ 由充血性心衰引起的下肢大面积水肿及肺水肿。

④ 下肢严重变形。

(4) 压力分级。

① 一级低压预防保健型（15~20 mmHg）：适用于静脉曲张、血栓高发人群的保健预防。

② 一级中压初期治疗型（20~30 mmHg）：适用于静脉曲张初期患者。

③ 二级高压中度治疗型（30~40 mmHg）：适用于下肢已经有明显静脉曲张（站立时静脉血管凸出皮肤表面）并伴有腿部不适感的患者（如下肢酸乏肿胀、湿疹瘙痒、抽筋发麻、色素沉着等），静脉炎、怀孕期间严重静脉曲张、静脉曲张手术后（大小隐静脉剥脱术）患者，DVT 形成后综合征患者。

④ 三级高压重度治疗型（40~50 mmHg）：适用于下肢高度肿胀、溃疡、皮肤变黑变硬、高度淋巴水肿、整形抽脂术后恢复期等患者。

(5) 养护要点。

① 要勤剪指甲，避免首饰或指甲刮伤弹力袜。

② 更换及穿脱弹力袜间隔时间不超过 30 min。

③ 洗涤时要用中性洗涤剂在 40~60 ℃ 温水中洗，不要拧干，用干毛巾吸附多余水分，在阴凉处自然风干，不要在阳光下暴晒，不要使用羊毛脂软膏。

(6) 评估及观察要点。

① 评估患者的精神状况及配合度。

② 评估观察患肢的伤口渗血渗液情况，以及双下肢的肿胀、疼痛、末梢血运等情况。

③ 以上要点每班均须评估。

(7) 健康宣教要点。

① 告知患者使用抗血栓压力袜的作用及意义。

② 协助并指导患者按要求穿脱抗血栓压力袜。

2. 药物预防

(1) 常用药物。

① 凝血酶抑制剂：如达比加群酯减少纤维蛋白原转变为纤维蛋白，减少血栓形成。

② 血小板聚集抑制剂：如拜阿司匹林、波立维。

③ 抗凝剂：如依诺肝素钠、抗凝血酶活性药。

④ 维生素 K 拮抗剂：如华法林，对抗维生素 K，抑制肝细胞凝血因子合成。

(2) 用药护理。

① 遵医嘱按时准确给予抗凝治疗。

② 用药前后观察患者用药反应：是否存在出血（倾向），包括意识变化（颅内出血），伤口出血，引流液量和性质，注射区域、皮肤、黏膜有无出血点，牙龈出血，大小便色泽。

③ 指导患者自我监测：用药疗程较长，出院后继续服用，出院前评估患者自我监测能力。

神经外科患者一旦发生 DVT 和 PTE，应邀请血管外科、呼吸科，甚至重症监护室等相关科室进行联合诊治，结合病情评估转入相关科室进一步治疗，根据不同治疗方案实施护理，但若采用保守治疗，一般会继续在专科科室住院，执行相关内容的护理。

(三) 下肢 DVT 保守治疗的护理

1. 护理要点

（1）按医嘱监测生命体征，观察有无胸痛、胸闷、呼吸困难、咳嗽、发绀、咯血、血压下降、晕厥等肺栓塞症状。

（2）观察患肢肿胀、疼痛程度和血运情况，有无浅静脉曲张。测量患者双下肢的大腿周径和小腿周径（图 4-6）。

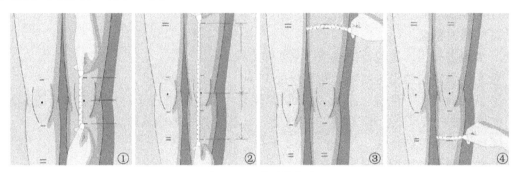

图 4-6　下肢测量方法

（3）遵医嘱正确给予抗凝溶栓药物，并观察药物不良反应（特别是抗凝剂导致的出血）。

（4）协助完善血管彩超、静脉造影等检查。

（5）动态评估患者 VTE 风险，并落实相关防治措施。

（6）根据患者不同疼痛程度给予相应的止痛措施，如有缺氧症状者吸氧、心电指脉氧监护、患肢抬高至高于心脏水平 20~30 cm 等对症处理。

（7）指导进食粗纤维低脂肪饮食，保持大便通畅。

（8）发病 5~7 d 安置患者绝对卧床休息（或遵医嘱），抬高患肢高于心脏水平 20~30 cm。10~14 d 后可下床活动，穿弹力袜或用弹力绷带，增加静脉回流，阻止下肢水肿发展。

（9）健康与心理指导。

① 强调急性期绝对卧床的原因及重要性，患肢忌按摩、热敷、挤压。向患者讲解患肢肿胀的原因、治疗方法、配合要点及既往同类患者治疗效果，消除患者焦虑及恐惧情绪。

② 行为指导：吸烟者要绝对禁烟，避免久站久坐。

③ 饮食指导：进低脂、富含粗纤维食物，保持大便通畅，多饮水。

④ 用药指导：严格遵医嘱口服抗凝药物，用药期间观察有无出血倾向。服用华法林者开始一月内每周检查一次血常规及凝血系列，以后每两周检查一次，避免食用维生素 K 丰富的食物，如绿叶苋菜、菠菜、韭菜、芹菜叶、油菜、动物内脏等。

⑤ 复查指导：嘱患者出院后 1 个月到门诊复查，若出现下肢肿胀、疼痛，平卧或抬高患肢仍没有明显消退，应及时就诊，指导患者出院继续口服抗凝药。

2. 下肢测量方法

(1) 测量下肢周径时，嘱患者下肢平放，放松勿用力。

(2) 测量步骤。

① 标记髌骨上缘和髌骨下缘，量取髌骨中点并标记（图 4-6①）；

② 标记髌骨中点向上 15 cm 和髌骨中点向下 10 cm（图 4-6②）；

③ 将皮尺上缘置于髌骨中点向上 15 cm 处，测量肢体周径并标记皮尺下缘（图 4-6③）；

④ 将皮尺下缘置于髌骨中点向下 10 cm 处，测量肢体周径并标记皮尺上缘（图 4-6④）；

⑤ 用同样方法测量对侧下肢并记录测量结果；

⑥ 测量时操作者沿标记线平放皮尺，皮尺紧贴皮肤，松紧度以皮肤不产生夹挤皱褶为度。

(3) 测量结束后用垫抬高患肢，要求患肢高于心脏水平 20~30 cm。

(4) 注意事项。

① 首次测量须同时测量患肢和健肢周径，进行对比观察，以便于判断肢体肿胀程度，后续重点关注患肢周径，计算患肢周径差并记录。测量时须同时记录患肢皮肤颜色、温度、足背动脉搏动，并倾听患者主诉。

② 定皮尺、定部位、定时间监测，用油性笔画出皮尺宽度的双线标记，以便于固定皮尺摆放位置，严格按照标记位置测量。

③ 告知患者平卧位并垫高患肢，以有利于肿胀消退。

（四）PTE 的护理

1. 密切观察临床症状

密切观察 PTE 临床症状和体征的发生，一旦发现，立刻进行急救护理。

(1) 主要症状：呼吸困难和气促、胸痛、咳嗽、咯血、晕厥、心悸。

(2) 主要体征：呼吸急促（≥20 次/min）、心动过速，严重时出现血压下降甚至休克、发绀、发热；颈静脉充盈或搏动，肺部可闻及哮鸣音或细湿啰音，肺动脉瓣区第二心音亢进和奔马律。

2. 急救护理

(1) 立刻通知医生，制动和绝对卧床休息；对突发呼吸、心搏骤停的患者，立刻实施心肺复苏、胸外心脏按压。

(2) 给予心电脉氧监护，监测呼吸、脉搏、心率、心电图、血压的变化，特别注意血氧饱和度变化，保持95%以上。观察尿量变化，记录 24 h 出入量。

(3) 持续高流量吸氧。对缺氧明显伴有低碳酸血症者，给予面罩给氧 6~8 L/min，必要时气管插管，使用人工呼吸机辅助通气。

(4) 建立两路静脉通道，保障抗凝、溶栓、镇静、解痉等急救药品输注。根据医嘱使用止痛、解痉用药；剧烈胸痛患者按医嘱给予吗啡、杜冷丁等镇痛；支气管、肺动脉痉挛患者使用阿托品等。

(5) 备齐各种急救用品，常规备吸引装置。

3. 心理护理

急性肺栓塞患者发病突然、呼吸困难、有濒死感,容易产生恐惧和焦虑心理,宜及时给予患者精神安慰和心理支持。

4. 休息和活动

指导患者绝对卧床休息,床上大小便,抬高患肢,禁忌热敷、按摩患肢。

5. 药物护理

溶栓抗凝用药同上述的用药护理内容。

神经外科患者发生VTE高危因素多,加之治疗的特殊性,如脱水利尿药会进一步增加血液黏滞性,从而增加VTE的发生率。因此,早期规范评估风险,根据不同风险分层落实针对性预防措施,可有效预防此并发症的发生,促进患者早日康复。

第九节　失禁性皮炎的预防及护理

神经外科患者病情危重,部分存在意识障碍,无法自主排尿排便,失禁性皮炎(incontinence associated dermatitis,IAD)发生率高。IAD的患病率为5.6%~50%,发病率为3.4%~25%,住院患者中IAD的发病率为14%,同时5.5%并发压力性损伤,11.3%并发真菌性皮炎。IAD不仅给患者带来生理、心理上的痛苦,延长住院时间,加重经济负担,也增加了患者发生压力性损伤的风险。

一、概念

失禁性皮炎是指暴露于尿液或粪便所造成的皮肤损伤,是一种发生在大小便失禁患者身上的接触性刺激性皮炎,任何年龄阶段均可发生,其影响的皮肤范围不限于会阴部位。

二、病理生理

患者失禁时,很多因素可能造成患者皮肤损伤,如尿液和/或粪便会使角质层细胞肿胀及角质层结构受到破坏、加重皮肤炎症,尿素转化成氨、皮肤的pH升高、粪便中的酶会破坏角质层等,抗生素的使用、不恰当的失禁处理等也会导致IAD的发生。

三、临床表现

IAD的临床表现主要包括皮肤红斑、皮温升高、皮肤破损、继发感染、局部不适等。皮肤红斑通常呈镜面效应,左右对称,不是所有的IAD都会出现皮肤破损。真菌感染的皮疹通常从中心部位向四周扩散,呈亮红色,点状丘疹或脓疱一般出现在延伸进正常皮肤的皮疹边缘。IAD影响的皮肤范围不仅仅限于会阴(肛门与外阴或阴囊之间的部位),尿失禁会影响女性大阴唇或男性阴囊的褶皱,以及腹股沟褶皱。大便失禁首先会影响肛周部位的皮肤,如臀裂和臀部,进而可向上延伸至骶尾部和背部,以及向下延伸至大腿后部。

四、护理评估

IAD 的主要危险因素包括失禁、失禁频繁发作、使用封闭性护理产品、皮肤状况差、移动能力受限、认知能力降低、个人卫生无法自理、疼痛、体温升高、药物、营养状况差、严重疾病。年龄并不是 IAD 的独立危险因素。

（一）会阴部评估

会阴部皮肤状况评估工具（perineal assessment tool，PAT）（表 4-5）由 Nix 等在 2002 年制定，最早用于评估住院患者发生会阴部皮肤损伤的风险。其由 4 个测量条目组成：刺激物的类型和强度（成形粪便、液体样粪便、尿液等），皮肤受刺激的持续时间，会阴部皮肤的状况，增加腹泻风险的相关因素（低蛋白血症、抗生素的使用、管饲营养或其他）。每个条目计分为 1~3 分，总分 4~12 分，评分越高表示发生 IAD 风险越大。评分在 4~6 分为低风险，7~12 分是高风险。PAT 的评定者间信度、重测信度、结构效度、预测效度总体良好，可以作为 IAD 发生风险的初筛工具。在尿失禁或大便失禁存在的情况下，即使没有其他危险因素，也应该启动 IAD 预防措施，以减少皮肤在尿液和粪便中的暴露，进而保护皮肤。

表 4-5 会阴部皮肤状况评估工具（PAT）

评估项目	1 分	2 分	3 分
刺激物的类型和强度	成形的粪便或尿液	软便混合或未混合尿液	水样便和/或尿液
皮肤受刺激的持续时间	床单或尿布至少每 8 h 更换	床单或尿布至少每 4 h 更换	床单或尿布至少每 2 h 更换
会阴部皮肤的状况	皮肤干净、完整	红斑、皮炎合并或不合并念珠菌感染	皮肤剥落、糜烂合并或不合并皮炎
增加腹泻风险的相关因素（低蛋白血症、抗生素的使用、管饲营养或其他）	0~1 个影响因素	2 个影响因素	3 个（含）以上影响因素

（二）IAD 评估

所有大小便失禁的患者均应进行皮肤评估并建议选择合适的 IAD 评估工具。患者应每天至少进行一次皮肤评估，或可根据失禁的发生频率及患者的情况进行调整。评估部位包括会阴、臀部、大腿、下背部、下腹部和皮肤褶皱（腹股沟、大腹部血管下方等），主要评估皮肤有无 IAD 的临床表现。

1. IAD 皮肤状态评估工具（IAD skin condition assessment tool，SCAT）

SCAT（表 4-6）由 Kennedy 等于 1996 年制定，用于测量 IAD 的严重程度。该量表包括 3 个测量条目。

① 受影响皮肤的范围：无（0分）、<20 cm²（1分）、20~50 cm²（2分）、>50 cm²（3分）。

② 皮肤发红的程度：无发红（0分）、轻度发红（1分）、中度发红（2分）、重度发红（3分）。

③ 侵蚀的深度：无（0分）、仅表皮的轻度侵蚀（1分）、中度的表皮和真皮侵蚀且几乎无渗液（2分）、重度的表皮侵蚀伴重度的真皮侵蚀且伴或不伴少量渗液（3分）、极重度的表皮和真皮损伤伴中等量或可见的渗液（4分）。上述3项评分相加，累计得分0~10分，评分越高表示IAD越严重。

表4-6　IAD皮肤状态评估工具（SCAT）

评估工具	0分	1分	2分	3分	4分
受影响皮肤的范围	无	<20 cm²	20~50 cm²	>50 cm²	—
皮肤发红的程度	无发红	轻度发红	中度发红	重度发红	—
侵蚀的深度	无	仅表皮的轻度侵蚀	中度的表皮和真皮侵蚀且几乎无渗液	重度的表皮侵蚀伴重度的真皮侵蚀且伴或不伴少量渗液	极重度的表皮和真皮损伤伴中等量或可见的渗液

2. IAD严重度评估工具（incontinence associated dermatitis and its severity instrument，IADS）

IADS（图4-7）由Borchert等在2010年制定，用于鉴别IAD及评估IAD的严重程度。评估针对IAD好发的13个部位，即会阴部、左右大腿内侧及左右大腿后侧皮肤、左下臀部、右下臀部、左上臀部、右上臀部、外阴、下腹部、左右大腿与外阴交界的皮肤褶皱处、左大腿内侧、右大腿内侧、左大腿后侧、右大腿后侧。根据发红情况、有无皮疹、皮肤缺损情况等3个方面进行评分，并记为无问题（0分）、皮肤呈粉红色（1分）、皮肤红色完整且不伴皮疹（2分）、真菌皮疹（3分）、任何程度的皮肤缺损（4分）等。评估时先分别对13个部位进行评分再将分数相加，总分0~52分，评分越高表示损伤越严重。

3. IAD分类工具（IAD categorization tool）

全球IAD专家小组在共识中建议对于IAD的评估应在皮肤损伤程度和严重性的基础上，采取比较简单的IAD分类工具（图4-8）：0级（无IAD），皮肤完好、无发红；1级（轻度IAD），皮肤完整、发红，红斑、水肿；2级（中重度IAD），皮肤破损、发红，水肿、水疱、糜烂、感染。

LOCATION
The 13 body locations of IAD
1. Perianal skin
2. Crease between buttocks
3. Left lower buttock
4. Right lower buttock
5. Left upper buttock
6. Right upper buttock
7. Genitalia (labia/scrotum)
8. Lower abdomen/suprapubic
9. Crease between genitalia and thigh
10. Left inner thigh
11. Right inner thigh
12. Left Posterior thigh
13. Right posterior thigh

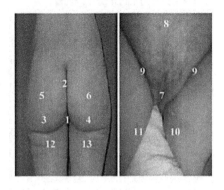

REDNESS
The options are none, pink, red, and bright red. Incontinence-associated dermatitis in darker pigmented skin may actually have a purplish hue to the bright red skin damage.

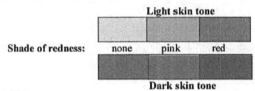

SKIN LOSS
Skin is moist, as the top layer is missing (eroded).
Yes or No   Pressure Ulcer **NOT** IAD

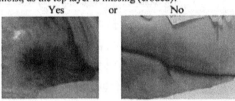

RASH
An area of redness with an irregular edge and pinpoint red dots trailing off from edge.
Yes or No

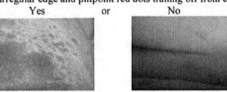

图 4-7 IAD 严重度评估工具（IADS）

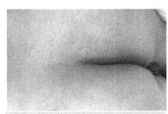 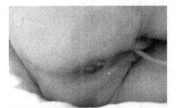 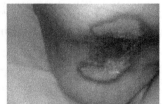

0 级：无 IAD
① 皮肤完好、无发红
② 与其他身体部位皮肤比较无差别

1 级：轻度 IAD
① 皮肤完整、发红
② 红斑、水肿

2 级：中重度 IAD
① 皮肤受损、发红
② 水肿、水疱、糜烂、感染

注意：肤色较深的患者，局部受损皮肤可能变白、变深、变紫或变为深红色或黄色；如果患者没有失禁，则不属于 IAD。

图 4-8 IAD 分类工具

(三) IAD 与压力性损伤的鉴别

IAD 是由潮湿和摩擦引起的"自上而下"的损伤，而压力性损伤是由压力或压力联合剪切力引起的"自下而上"的损伤；IAD 通常发生在会阴部，压力性损伤的常见部位是骨隆突处；IAD 比较表浅，颜色由浅红到深红，而压力性损伤由浅到深，可能是红色、黄色或黑色；IAD 的形状是弥散的，边界模糊不规则，压力性损伤的形状是局限的，边界清楚。

五、预防及护理

(一) 基本护理措施

专家共识均特别强调发现并治疗失禁的病因是预防 IAD 的关键环节，而清洗和保护皮肤是预防和处理 IAD 的重要措施。

1. 处理失禁

首先要对患者进行全面评估，明确失禁发生的原因，与医生沟通，针对病因采取措施，中断尿液和粪便对皮肤的刺激并制订护理计划。同时采取营养、液体摄入管理，训练如厕技巧等行为，应用成人纸尿裤之类的吸收型失禁产品等护理措施。

2. 局部清洗

局部清洗的目的是清除尿液或粪便。为避免皮肤长期受大小便持续刺激，须尽早进行皮肤的清洁，减少危险因素。会阴皮肤清洁主要包括清洁剂、清洗工具的选择和清洁力度。传统方法是在每次失禁之后使用普通肥皂、水和普通毛巾来清洗皮肤以清除尿液和粪便及其他污物，但是普通肥皂会改变皮肤 pH，损害皮肤屏障功能。会阴皮肤清洗剂应与皮肤 pH 相近。目前国外使用的皮肤清洗剂均是弱酸性的，相对于碱性肥皂，弱酸性清洁剂能维持皮肤屏障功能，减少皮肤损伤。有不少文献推荐使用皮肤清洁剂，研究结果证实其较普通的水和肥皂更能减少 IAD 的发生。在清洁工具选择方面，普通毛巾的纹理结构可摩擦损伤皮肤，国外尽量使用一次性用具，以避免院内感染。"免冲洗"的皮肤清洗剂使用后皮肤待干速度快，从而减少由擦拭皮肤使其干燥等措施造成的皮肤损伤，也能节约护理人员时间从而提高效率。失禁护理湿巾由软滑的材料制成，可以减少摩擦造成的损伤，也可减轻护理负担，提高护理人员的满意度。另外，在清洁时，要避免用力过度，以蘸拭为主。而理想的清洗频率尚未确定，应依据失禁的程度而定，建议至少每日一次或每次大便失禁之后清洗皮肤。国外有研究发现对 IAD 患者每 6 h 实施一次皮肤清洗和保护的效果优于每 12 h 一次。

3. 保护皮肤

保护皮肤的方法是避免或尽量减少皮肤暴露于尿液或粪便和摩擦。清洗之后，可用皮肤保护剂涂抹皮肤以达到预防和治疗 IAD 的效果。对于皮肤干燥的患者而言，皮肤保湿能提高皮肤含水量，增加皮肤的保湿屏障，降低撕脱伤的发生率。皮肤保护剂的作用是在皮肤上形成一层密闭或半透性的保护膜，为皮肤提供一层保护屏障。目前国外皮肤保护剂主要有凡士林油膏、二甲基硅油膏、氧化锌软膏和液体敷料；国内皮肤保护剂主要分为粉剂类、油剂类、膏剂类、液体类、抗生素类及无痛皮肤保护膜。对于不同失禁类型，需要考虑选择不同的产品。目前，对于不同产品效果没有统一的评价工具，因此在构建 IAD 管理方案时，对于产品的选择需要综合考虑其在抵御刺激、保湿、保护皮肤功能及避免过多浸渍影响方面的作用。若出现 IAD，皮肤保护剂的使用可在角质层与潮湿或刺激物之间形成保护层，还能加快皮肤修复。实施适当的皮肤护理方案 1~2 d 后，皮肤状况应有明显的改善，一般在 1~2 周内得以恢复。对于 3~5 d 没有改善或怀疑有皮肤感染时，应及时向相关领域专家进行咨询。关于使用保护剂涂抹皮肤的频率，国内有研究显示每 8 h 1 次与每 12 h 1 次的效果无差别。

4. 辅助器具的使用

辅助器具主要包括吸收型产品、收集型产品和引流收集装置，主要避免皮肤长时间接触刺激物。吸收型产品主要指一次性尿垫、布类、纸尿裤、卫生棉条等，目前临床已经不提倡使用尿垫。收集型产品指一次性肛门造口袋，对于大便失禁患者效果明显，不仅能保护皮肤，且有利于破损皮肤愈合，效果良好。引流收集装置主要指各类导管型装置的运用，包括导尿管、肛管等。但是由于使用引流装置可能会增加导管相关性感染的风险，临床应用需要慎重。无论是产品还是辅助器具的选择，都要根据患者实际情况来选择干预措施。

（二）IAD 分级预防措施

PAT 评分 4~6 分者，采用温水或免冲洗皮肤清洗剂清洗局部皮肤，用无纺布将残余水分轻轻拭干或自然晾干，涂抹鞣酸软膏以隔离尿液和粪便的刺激，并针对病因、营养、液体摄入等问题采取针对性护理干预。PAT 评分 7~12 分、皮肤完整、无红斑破溃者，采用"清洁—滋润—保护"综合性防治措施：采用免冲洗皮肤清洗剂清洗皮肤后，用无纺布将残余水分轻轻拭干或自然晾干，喷涂皮肤保护剂，如液体敷料、二甲硅油等，每次清洁皮肤后使用，间隔 4~6 h 使用一次，喷涂范围超过尿液或粪便污染皮肤边缘 1 cm，喷涂时手持皮肤保护剂距离会阴皮肤 10 cm，每次喷涂后皮肤至少悬空 30 s 后再放下，以形成稳固的保护层。必要时使用隔离措施，如大便失禁患者使用肛门造口袋、大便引流装置；小便失禁患者使用留置导尿管，男性失禁患者可使用接尿器。在落实上述措施的基础上，制定和实施营养支持方案，改善全身营养状况，增强抵抗力。积极查找导致腹泻的原因，采取针对性的治疗方案减少腹泻次数、改善粪便性状，避免肛周受到持续潮湿刺激。

（三）IAD 分级护理措施

针对皮肤发红但完好的轻度 IAD 患者，在清洁皮肤的基础上，采用皮肤保护剂对受损皮肤部位进行均匀喷涂，3 次/d。针对发红且皮肤破裂的中重度 IAD 患者，在轻度处理措施基础上于受损皮肤处均匀涂抹适量造口粉后，喷涂皮肤保护剂，最后再均匀涂抹适量造口粉；皮肤破损处使用银离子凝胶外涂，3~5 次/d，必要时使用藻酸盐联合水胶体敷料隔离破损皮肤，严禁使用带黏性的敷料。在病情允许、管床医生同意的前提下，协助患者采取侧卧位且床头抬高<30°，悬空会阴部、臀部皮肤，2 次/d，每次 30 min。对于存在真菌感染的患者，将抗真菌粉剂或软膏均匀涂抹于受损部位表面，然后使用液体保护膜覆盖以防止抗真菌粉末结块。在此过程中，责任护士每班采用 IADS 动态评估皮肤情

况,当皮损加重时,报告护理组长和管床医生,及时调整医疗和护理计划。

神经外科患者是失禁性皮炎的高危人群,临床护理人员应提高对 IAD 的认知,准确鉴别失禁性皮炎,筛选 IAD 高风险患者,及早实施 IAD 预防方案,包括积极寻找并处理失禁病因、实施结构化护理等,为 IAD 患者制订个性化的皮肤护理方案,以提高患者生活质量,提升护理品质。

第十节 肠内营养常见并发症的预防及护理

肠内营养(enteral nutrition,EN)在危重症患者营养治疗中发挥着不可替代的作用,具有操作简便、安全有效、价廉、易于推广等优点。但在临床实施过程中,EN 也易引起一系列的并发症,轻则导致 EN 输注中断、喂养不足,重则危及患者的生命。这些并发症有些是可以预防的,或经及时处理可减轻危害性。因此,医护人员必须了解 EN 的常见并发症,并掌握其预防和处理方法。

一、概念

临床上常将 EN 的并发症分为五大类:胃肠道并发症、感染性并发症、代谢性并发症、机械性并发症及精神性并发症。

二、临床表现

胃肠道并发症包括胃潴留、恶心、呕吐、腹泻、腹胀、便秘等;感染性并发症包括吸入性肺炎、胃肠营养液及输注系统污染等;代谢性并发症包括电解质紊乱、血糖紊乱、肝功能损害等;机械性并发症包括堵管、管路移位等;精神性并发症主要表现为患者各种不适、饥饿感、悲观感。

三、护理评估

(一)胃肠道并发症

1. 腹泻

腹泻作为胃肠道并发症的一种,在神经重症患者使用 EN 过程中最常发生。腹泻会导致患者营养吸收障碍、维生素缺乏、贫血、免疫功能低下、肠道菌群异常、压力性损伤、失禁性皮炎等,严重腹泻还会引起水电解质平衡失调、脱水等问题。腹泻判断标准:排便次数增多(>3 次/d),粪便量增多(200 g/d),粪质稀薄(含水量 85%)。临床工作中,首先要明确区分患者大便的形态及分类,判断是否为腹泻,再进一步处理治疗。腹泻风险因素主要与患者、药物、营养液三方面有关。① 患者方面:住院时间、高龄、高血糖、EN 持续时间、低蛋白血症、APACHE Ⅱ 是重症患者 EN 发生腹泻的风险因素。② 药物方面:抗生素、质子泵抑制剂、钾制剂、山梨糖醇等药物是 EN 患者发生腹泻的主要因素,其中广谱抗生素的作用尤为明显。③ 营养液方面:单糖、双糖、寡聚糖及多聚醇的使用，营养液输注速度过快、剂量过大（营养液输注量>1 000 mL/d），营养液污染是患者发生 EN 相关性腹泻的风险因素。

2. 胃潴留

EN 支持 1 周内为重症患者胃潴留（gastric retention，GR）的高发时间，GR 的发生不仅影响 EN 效果，还使误吸、吸入性肺炎等并发症的发生率显著增加。GR 判断标准：胃内容物积聚而未及时排空的异常状态，呕吐出 4~6 h 前的食物或空腹 8 h 以上，胃内残留食物仍>200 mL，表明存在 GR。胃残留量（gastric residual volumes，GRV）是指胃内未排空的内容物的体积，组成成分包括唾液、胃液、十二指肠反流液和肠内营养液。监测方法：回抽法、γ-闪烁扫描法、对乙酰氨基酚吸收试验、折射法、^{13}C-辛酸酯呼吸试验、胃阻抗监测等。目前临床上主要的监测方法仍然是简便的回抽法，使用≥50 mL 的营养液注射器评估 GRV。胃潴留风险因素包括：① 疾病相关的因素，如意识障碍、低血压或休克史、低血钾、肠鸣音减弱。② 药物和治疗方式对患者肠功能的影响，如止痛药、镇静药和儿茶酚胺等，机械通气、亚低温治疗等，破坏上消化道动力，减慢胃排空，均为重症患者 EN 发生胃潴留的风险因素。

3. 腹胀与肠痉挛

患者表现为肠鸣音减弱、腹部膨隆、胃瘫、叩诊为鼓音等，可通过腹部平片了解有无明确的胃肠胀气所致的腹胀。发生腹胀与颅脑损伤后，各神经肽的合成和分泌发生明显的变化，迷走神经的活性受到抑制，进而抑制胃肠蠕动，腹胀与肠痉挛还与快速输注营养液、配方制剂温度过低、营养制剂类型选择不当、高渗透压、吸收不良等因素有关。

4. 恶心、呕吐

在接受 EN 支持的患者中，恶心、呕吐的发生率为 10%~20%。其发生与快速输注高渗配方、营养液气味难闻、配方脂肪含量过高、输注量过大、不耐受乳糖等原因有关，其中胃排空延迟是导致恶心、呕吐的最主要原因。

（二）代谢性并发症

临床上 EN 的代谢性并发症与 PN 相似，但发生率及严重程度较低。

1. 糖代谢紊乱

EN 患者中，有 10%~30% 的患者会出现高血糖，其发生与手术应激状态、过快输注营养液、高热量喂养有关。另外，EN 期间的高血糖还见于对葡萄糖耐受力减退的老年患者。在对患者进行 EN 护理时，应注意监测患者血糖，随时观察其反应。低糖血症多见于营养液滴注过少、过快，或突然停止长期鼻饲饮食者。

2. 水代谢异常

高渗性脱水在水代谢异常中发生率最高，占 5%~10%，其多见于昏迷、气管切开患者，年幼的患儿及虚弱的老年患者也较容易发生，因为这些患者常有肾衰竭的情况。

3. 电解质和微量元素异常

患者在营养摄入不足、水液丢失过多或摄入过量钠时会出现高钠血症。腹泻、水分摄入过多或丢失过多消化液，可引起低钠血症。高钾血症见于肾功能不全、营养液中钾含量偏高、代谢性酸中毒等情况。低钾血症可见于心、肾、肝功能不全而限制钾摄入者。

若应用胰岛素时未考虑钾转移等，患者可有无力、头晕、呕吐、躁动等表现。

4. 酸碱平衡紊乱

酸碱平衡紊乱主要与原发疾病及EN制剂应用不当有关，其发生率较低。高碳酸血症见于摄入糖类和/或热量过多，特别是有呼吸功能损害的患者或刚停止机械辅助通气、二氧化碳排出比较困难的患者。

5. 肝功能异常

少数患者长期EN时，由于营养液中的氨基酸进入肝内分解后的毒性作用，也可能由于大量营养液吸收入肝，肝内酶系统被激活、增强，导致转氨酶升高。但该种变化是非特异性的，一旦患者停用EN，肝功能各项指标便可恢复正常。

6. 再喂养综合征

再喂养综合征是严重营养不良患者过快过量地摄入食物而导致的一种危险结果。它常发生于重度营养不良或长期禁食患者，在恢复饮食前几日较易发生，其发生率为19~28%，在PN或EN支持过程中均可发生以严重低磷血症为主要病理生理学特征的电解质紊乱，严重者可致死。

（三）感染性并发症

1. 误吸、吸入性肺炎

误吸是指进食或非进食时，在吞咽过程中有数量不等的液体或固体的食物、分泌物、血液等进入声门以下的呼吸道的过程。在EN并发症中，吸入性肺炎最严重，其是指误吸发生后，患者出现的呼吸功能障碍或衰竭，发生率为1%~4%。轻者临床症状不明显，不易被发现，有时仅伴有低热、乏力症状，一般表现为烦躁、心率加快、呼吸急促并伴有泡沫样痰，患者X线胸片显示其有实质性炎症浸润，多表现为肺下叶斑点状阴影。严重者可在短时间（几分钟）内发生急性肺水肿，表现为低血压、发绀、呼吸困难及气促，治疗不及时可导致患者死亡。误吸诊断标准：① 胃内容物从口鼻腔涌出伴呼吸困难、气促、肺部湿啰音增多；② 气道中吸出胃内容物或痰培养中存在胃内容物；③ 无明显症状引起的误吸，经影像学检查确诊为吸入性肺炎。满足上述一项标准则可诊断为误吸。误吸的风险因素有：高龄（>70岁）、鼻胃管EN喂养、机械通气、吞咽功能障碍、意识丧失或下降、声门或贲门关闭功能不全、合并神经系统或精神类疾病、使用镇静或肌松药物、院内外转运等。神经外科重症患者存在多重误吸的高风险因素，是误吸高风险人群，需要进行误吸风险的评估（表4-7）。

表4-7 神经外科重症患者EN治疗期间误吸风险评估表

评价内容	评价计分标准		
	1分	2分	3分
年龄/岁	10~49	50~80	>80或<10
神志	清醒	清醒+镇静	昏迷
痰液性状及量	少	多+稠	多+稀薄

续表

评价内容	评价计分标准		
	1分	2分	3分
合并老年痴呆、脑血管意外、重症肌无力、帕金森病	无	1种	1种以上
饮食	禁食	普食	流质或半流质
体位	半卧≥30°	半卧<30°	平卧
饮水试验	1级	2级	3级及以上
人工气道、机械通气	无	有	—

注：得分10~12分为低度风险，13~18分为中度风险，19~23分为重度风险。

2. 营养液污染

配液或EN插管操作不规范、输液器械不清洁、储存温度过高、储存时间过长等情况，都可能引起营养液污染。

（四）机械性并发症

1. 鼻、咽及食管损伤

主要原因在于EN时，选择的喂养管粗且质硬，长期留置后压迫鼻、咽及食管壁，导致黏膜糜烂、出血及坏死。

2. 喂养管堵塞

喂养管口径过小，管道扭曲折叠，EN输注速度过慢，EN支持过程中或输注结束时未能及时冲管，药物与EN制剂配伍不佳，营养液过度黏稠、温度过低，经喂养管给予不适当的药物，黏附或混合物凝固，管道留置时间过长是引起堵管最常见的原因。

3. 喂养管移位和脱出

患者意识障碍、喂养管固定不牢或缝线松脱，可引起喂养管移位脱出。另外，该并发症也可由患者翻身不慎或患者躁动不安将喂养管自行拔出而引起。

4. 造口并发症

造口并发症包括胃造口并发症和空肠造口并发症。胃造口并发症的发生常与胃管和腹前壁之间未严密固定有关，表现为胃内容物的溢出及造口出血。空肠造口并发症可由操作人员操作或肠管异常蠕动导致，表现为造口出血、喂养管脱出、造口管周围渗漏、造口周围皮肤感染或糜烂。

（五）精神性并发症

由于对EN相关知识缺乏了解、使用喂养管后感觉不适、长期营养支持增加医疗费用等因素，患者在接受EN支持治疗时，容易产生焦虑不安、恐惧甚至抑郁的消极心理。

四、预防和处理

（一）常规喂养护理

1. 操作前评估

评估患者的合作程度，有无腹部不适、腹泻、胃潴留等情况；评估患者目前EN支持的途径、喂养管位置及喂养管路通畅情况。

2. 准备 EN 制剂

EN 制剂应现配现用，配制过程中应避免污染。配制的 EN 制剂常温保存不宜超过 4 h，超过 4 h 应置于冰箱冷藏，24 h 内未用完应丢弃。成品 EN 制剂应根据产品说明保存，EN 制剂应与其他药物分开存放。

3. 实施

实施喂养时，应置患者于坐位、半坐位，抬高床头 30°~45°；输注温度保持在 37~40 ℃，使用加温器；使用重力性滴注、泵滴注、鼻饲针筒间断推注。采用间断推注和间歇重力滴注时，每次喂养前应检查 GRV，泵输注时每隔 4~6 h 检查 GRV，每 4~6 h 评估患者 EN 耐受性情况。

4. 喂养管的维护

应遵循在位、固定、通畅的原则，对于胃或空肠造瘘管的维护，特别提出术后管道的固定及"包埋"综合征的预防方式。

（1）经鼻喂养管：采用弹性胶布固定喂养管，每天检查管道及其固定装置是否在位、管道是否通畅、喂养管固定处皮肤和黏膜受压情况。长期置管时，应每隔 4~6 周更换导管至另一侧鼻腔。

（2）胃或空肠造瘘管：对造瘘周围皮肤定期进行消毒和更换敷料，保持周围皮肤清洁干燥。置管后 48 h，轻柔旋转导管 90° 再回位，1 次/d，逐步旋转增加 180°~360° 再回位，外固定装置应与腹壁皮肤保持 0.5 cm 间距。

5. 冲管

间歇重力滴注或分次推注时，每次喂养前后用 20~30 mL 温开水脉冲式冲管；持续经泵输注时，每 4 h 用 20~30 mL 温开水脉冲式冲管；给药前后和 GRV 检测后，用 20~30 mL 温开水脉冲式冲管；对免疫功能受损或危重患者，宜用灭菌注射用水冲管。应避免将 pH≤5 的液体药物与营养液混合。

6. 健康宣教

向患者及其家属宣教以下知识，EN 的重要性以及喂养管路的维护方法，EN 制剂的主要成分、作用和营养支持中可能造成的不适反应，营养制剂的保存方法及使用方法，EN 液输注过程中的注意事项及配合要点，喂养管路固定及造瘘口皮肤保护的方法，并发症的预防方法及处理措施。

（二）胃肠道并发症

1. 腹泻

（1）喂养技术：EN 制剂或输注管道污染、EN 输注方式不正确、输注速度过快、EN 液温度过低等喂养技术因素会显著增加腹泻的发生率。因而，采用 EN 泵持续输注及严格执行无菌技术操作至关重要。

（2）EN 的输注速度：临床护理人员应加强巡视，注意观察患者 EN 的耐受情况，按照患者的耐受程度及时调整输注速度，确保 EN 的实际输注量达标，在满足患者营养需求的同时减少腹泻的发生。

(3) EN 液温度：密封的成品营养制剂在室温为 23~26 ℃ 时可不使用加热器进行加热，当室温低于 22 ℃ 时，常规使用加热器进行加温，营养液易加温至接近体温，通常控制在 38~40 ℃。

(4) 营养制剂：EN 制剂浓度过高，会导致患者肠腔渗透压增加，阻碍水和电解质的吸收而致腹泻，因此营养制剂的浓度应由低到高，循序渐进。使用可溶性纤维有助于减轻腹泻，含益生菌、小肽类及整蛋白的 EN 制剂也能预防腹泻发生。当患者腹泻发生后，无法查找原因时可适当减慢输注速度或使用无短链碳水化合物配方的 EN 制剂，以减轻胃肠道消化负担，并及时评估腹泻发展情况，调整处理方案。

(5) EN 制剂的保存方面：应注意保存温度、有效期限及开启时间的记录，且避免将其置于患者床边过久，防止被污染。

(6) 疾病、药物方面：对于乳糖不耐受的患者，可使用无乳糖配方的 EN 制剂。广谱抗生素及山梨糖醇的长期使用也易诱发腹泻的发生。腹泻可以通过预案流程（包括辨明腹泻的原因并恰当治疗，选择性使用肠道去污染的方法治疗细菌过度繁殖，使用膳食纤维、半要素膳或消化酶等）有效解决而不是立即停止 EN，腹泻的量与持续时间也不能作为停止 EN 的依据。

2. 胃潴留

神经疾病患者胃肠动力不全（GRV>100 mL）时，加用胃动力药物，每 4 h 监测一次胃潴留，结合观察总量、性状、颜色等，疑为消化道出血时，即刻送检。24 h 症状仍不能改善须给予鼻肠管应用，经鼻肠管幽门后喂养的患者出现 GR 时，可经胃肠管进行胃肠减压继续给予 EN，同时监测出入量、电解质，以早期发现内环境的紊乱。

3. 腹胀与肠痉挛

(1) 营养液应现配现用，按照营养液浓度由低到高、剂量由少到多、速度由慢到快原则使用，循序渐进。

(2) 如在 EN 过程中，患者出现腹痛、腹胀、肠痉挛，首先鉴别患者是否存在肠梗阻。对于肠梗阻患者应及时停止 EN；对于由其他原因引起以上不适症状的患者，通过减慢输注速度、降低营养液浓度、更换营养液配方等进行调整，也可进行腹部按摩或热敷。

(3) 必要时遵医嘱应用胃肠动力药物，也可采取开塞露或灌肠、肛管排气等方法清除腹胀。严重时禁食，给予胃肠减压。

4. 恶心、呕吐

(1) 若怀疑 EN 患者出现的恶心、呕吐是由胃排空延迟所致，抬高床头，减慢输注速度，加用胃动力药，改变喂养途径应减慢输液速度，遵医嘱给予促胃动力药物。

(2) 如果条件允许，在进行 EN 时，选用等渗配方或调制等渗、低脂、不含乳糖的制剂，并采用营养泵均匀、缓慢、恒温（38~40 ℃）输入。建议成人选用 14 号聚氨酯或硅胶胃管，因其对患者的胃肠黏膜刺激小，发生恶心呕吐的概率低。

（三）代谢性并发症

1. 糖代谢紊乱

EN 开始后至少每 4 h 测一次血糖，一般为前 2 d；当血糖水平超过 10 mmol/L 时，危重患者持续静脉胰岛素治疗优于皮下给药，控制目标血糖在 7.8~10.0 mmol/L，胰岛素用量以血糖监测结果为据。EN 制剂的选择至关重要，应尽量选择糖尿病专用配方制剂以控制能量及外源性葡萄糖的摄入，也可使用含纤维素的 EN 制剂。行机械通气的患者可选择使用糖尿病专用高蛋白配方 EN 制剂。非酮性高渗性高血糖较少见，大多见于过去有过糖尿病急性并发症的患者，主要与胰岛素相对缺乏有关。若对患者加强监测，非酮性高渗性高血糖多可以预防。其一旦发生，立即停用原营养液，给予外源性胰岛素。待血糖调整稳定后，再重新进行 EN 支持治疗。同样需要注意的是，对于高血糖患者，降糖的速度严格控制在每小时 3~5 mmol/L，防止低血糖的发生。临床一旦发生了低血糖，按照《低血糖处置流程》进行急救处理。低血糖症患者在停用要素饮食时，缓慢停止 EN 或过渡性减停，其间注意观察患者是否出现心慌、乏力、头晕、出冷汗等低血糖反应，同时补充其他形式的葡萄糖，防止低血糖的发生。

2. 水代谢异常

患者使用高渗和高蛋白配方进行 EN 治疗时，脱水情况更常见，若患者能自觉感到口渴，护士应在进行 EN 支持时，预先适当添加一些水分，并严密监测患者的体重、血电解质情况及每日出入量，使患者适当增加摄水量。对于心、肾及肝功能不全的患者，特别是老年患者，进行 EN 支持治疗时应严格控制入水量，防止发生水潴留。

3. 电解质和微量元素异常

（1）对于高钠血症患者，EN 支持治疗前应纠正患者水电解质紊乱，治疗期间做好患者体重、出入量、血电解质的监测，观察其有无脱水表现，并保证患者水分的摄入。对于低钠血症患者，应每天监测其体重，限制液体摄入，必要时可进行利尿治疗。

（2）对于高钾血症患者，可更换其营养液配方，减少钾的摄入，并监测其血钾浓度，评估患者有无乏力、神志淡漠、腹泻等高钾血症的情况出现。

（3）对于低钾血症患者，除了积极寻找腹泻原因外，还应监测血钾浓度，纠正患者钾离子的缺乏，同时还应考虑在患者出现低钾血症的同时是否合并有低镁血症的存在。

（4）一般接受 EN 的患者每日接受 1 500~2 000 mL 的营养液便可满足其对热量、维生素、矿物质及某些微量元素的需求。除非未能及时监测长期进行 EN 患者的情况，微量元素如铜、锌等的缺乏一般不常见。轻度微量元素缺乏患者可自行调整，严重情况通过补充患者日常需要量便可缓解。当患者体内微量元素缺乏时，可出现伤口愈合缓慢、生长发育障碍、抽搐等表现，在对患者进行 EN 支持时应评估观察有无以上不良反应，及时处理。

4. 酸碱平衡紊乱

选择合适的肺部疾病专用 EN 制剂（低糖、高脂肪比例营养剂），避免过度通气，监测肺功能，注意呼吸商的变化。

5. 肝功能异常

对长期接受 EN 的患者可进行定期肝肾功能的复查，防止肝功能异常的发生。

6. 再喂养综合征

对高危人群实施营养支持时从低剂量开始，循序渐进，同时密切监测水电解质及代谢反应。

（四）感染性并发症

1. 误吸、吸入性肺炎

（1）选择合适的喂养管和喂养途径：通过鼻胃管进行营养支持的患者发生吸入性肺炎的概率高于经胃或空肠造口者，选择以鼻肠管替代胃管，鼻肠管末端位于幽门或屈氏韧带后，有利于营养液顺利到达十二指肠降部及空肠、结肠。

（2）体位管理：宜采取左侧卧位，EN 期间保持床头抬高 30°～45°，有禁忌证者除外。EN 结束后保持半卧位 30～60 min，若患者必须降低床头进行其他操作，操作结束后尽快恢复床头高度。

（3）气道管理：采用声门下吸引，气囊内压维持在 25～30 cmH$_2$O。

（4）尽可能使用等渗营养液：因其与高渗液体相比可较少引起胃的延迟排空。

（5）检查 GRV：每 4 h 抽吸一次，GRV>200 mL 时，患者如有不适，减慢或暂停喂养；GRV >500 mL，结合患者主诉和体征考虑暂停喂养。

（6）检查喂养管：妥善固定喂养管，推荐在喂养前通过 X 线检查确认管道在位，但该证据在临床上并非都能有效实施，因此建议仍使用传统确认管道在位的方法辅以 X 线检查。

（7）喂养方式：分次推注喂养会增加误吸的风险，因此不推荐使用分次推注法，分次喂养时单次喂养量不超过 400 mL。

（8）营养液输注温度、方式：输注的营养液温度过低或营养液输注速度过快，均有可能导致患者胃部痉挛，从而导致误吸的发生。营养液温度接近或略高于人体温度，可减少胃肠道刺激，以减少反流、误吸等并发症的发生。

（9）对 EN 支持的危重症患者，用氯己定含漱液口腔护理，每日 2 次。

（10）误吸处理：立刻停止 EN 营养液的输注，并将胃内容物吸尽。行气管内吸引，吸出营养液颗粒或液体。如患者意识清醒，鼓励其咳嗽，咳出气管内液体。如营养液颗粒进入气管，立刻进行气管镜检查，并将所有食物颗粒清除。若有需要，进行机械通气支持。遵医嘱适当使用抗生素预防感染。

2. 营养液污染

（1）在配制营养液和 EN 插管时，严格执行操作规程。

（2）营养液现配现用，配制后保存得当。如条件允许，尽可能使用现成的无菌配方产品。

（3）每瓶营养液悬挂时间应少于 8 h，因 EN 液富含营养物质，使用时间较长容易导致细菌繁殖。若营养液打开后暂时不用，加盖后放于 4 ℃冰箱中保存。

（五）机械性并发症

1. 鼻、咽及食管损伤

（1）改置较细、质软的喂养管。

（2）插管前，喂养管前端应充分润滑。

（3）操作动作应轻柔，不可用力过猛。插管时如遇阻力，应先查明原因，不可硬插。

(4) 喂养管应妥善固定，防止扭曲、受压。经常检查局部，做好口鼻部护理。

(5) 如患者需长时间置管，考虑胃或空肠造口方式。

2. 喂养管堵塞

(1) 堵管预防。

① 护理人员对患者进行 EN 操作时，为保证输注通畅，选择合适的喂养管，使用输注泵，恒温、匀速输入稳定浓度的营养液；逐步增加输注液量，维持速度>50 mL/h 输注 EN 制剂，输注前后可用 30 mL 温生理盐水或温水冲管。采用持续 EN 时，每 4 h 使用 20~30 mL 温水脉冲式冲管一次，若营养液的泵速较慢，可以适当增加冲管的次数。采用间歇性或分次 EN 时，每次喂养前后使用 20~30 mL 温水脉冲式冲管；对于长期采用 EN 的老年患者，推荐使用米曲菌胰酶片 2 片碾碎后加 15 mL 温水脉冲式封管。冲洗时，注意压力勿过高。

② 在给患者进行鼻饲给药前应仔细阅读药物制造商的使用说明书，液体类药物须按要求进行稀释，固体或胶囊类药物须先研磨后稀释，每次给药前后用 10~30 mL 温水冲洗管道，给药时暂停营养液供给。

③ 同时输入多种药物时，注意药物之间是否有配伍禁忌。如发生堵塞，用温水不断冲洗管道，条件允许时可使用胰酶或碳酸氢钠，其能将堵管物质有效转化为糖和脂肪，促进堵管物质排出。根据患者的病情及患者对管道的耐受度，选择合适型号的鼻胃管和营养制剂。由于经皮内镜下胃造瘘术（percutaneous endoscopic gastrostomy，PEG）比鼻胃管更有效和安全，不容易出现喂养中断、堵管、漏出等状况，对于需要 EN 治疗时间超过 4~6 周的患者，推荐使用 PEG 代替鼻胃管。

(2) 堵管处理。

① 用注射器装满温水以抽吸和推注的方式冲洗喂养管。

② 若①中方法无效，使用质量分数为 8.4%碳酸氢钠溶液代替温水。操作如下：鼻肠管堵塞可采用 5 mL 注射器进行再通，即用 5 mL 注射器抽取质量分数为 8.4%碳酸氢钠溶液连接三通，三通另一开口连接 20 mL 空注射器，抽吸空气—关闭三通，可重复 2~3 次，管内产生负压。三通管接碳酸氢钠一端利用负压使碳酸氢钠被吸进鼻肠管，浸泡 0.5~1 h 后检查是否通畅。

③ 若②中方法仍无效，用稀释的胰酶加上碳酸氢钠溶液充满导管管腔并夹闭 5~10 min，将堵管物质有效转化为糖和脂肪，等到堵塞物溶解再反复用温开水冲洗管道。

④ 如果上述方法都无效，可使用刷子机械性地刷出阻塞物。不建议使用苏打水，因其可能加重堵塞。如果堵塞是由于真菌感染，必须更换导管。

3. 喂养管移位和脱出

(1) 选择管径合适、患者耐受性较好的喂养管。

(2) 将喂养管妥善固定。

(3) 每日检查固定喂养管的胶布有无潮湿、脱落，如有及时更换。

(4) 对躁动不安的患者，适当约束，必要时遵医嘱给予镇静剂。

4. 造口并发症

除将胃、空肠造口管完好固定外，注意皮肤消毒及护理。如有造口并发症的出现，及时查明原因，决定是否需要再次进行手术处理。

（六）精神性并发症

在实施 EN 支持前，向患者及家属做好健康宣教，告知其 EN 相关步骤、意义及需要配合的要点，消除其不安心理。在管道的选择上偏向柔软、管腔细、润滑的管道，进行 EN 插管时，规范操作，减少患者不适感。营养支持期间，增加患者口鼻腔舒适感，涂液状石蜡、进行口腔护理、加强雾化等。注意做好患者心理护理，多与患者沟通，指导其通过听音乐等方式转移注意力，消除负性情绪。鼓励患者进行咀嚼活动，满足其心理要求，确保 EN 安全实施。条件允许时，尽早拔管。

针对 EN 相关并发症的预防及护理至关重要，营养支持过程中须加强原发疾病和并发症的监测，以确保患者营养支持的安全、有效。条件允许时，尽早拔管。

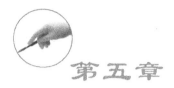

第五章 神经外科康复护理

康复护理（rehabilitation nursing）是指根据总的康复治疗计划，围绕全面康复（躯体的、心理的、职业的和社会的）的目标，运用护理专业知识与技能以及相关的康复技术，与其他康复专业人员共同协作，对致残性疾病或残疾者进行护理工作和功能训练，以预防继发性残疾。神经系统疾病的康复目的是减轻甚至消除由疾病所导致的功能障碍，帮助患者根据实际需要和身体潜力，最大限度地恢复生理、心理、职业和社会生活上的功能，帮助其恢复独立生活、学习和工作的能力，从而最终改善生活质量。本章主要介绍高压氧治疗及护理、早期康复护理，以及吞咽、肢体、认知、语言功能康复及护理。

第一节 高压氧治疗及护理

高压氧作为神经外科疾病的重要辅助治疗方法，对改善患者的预后、提高治愈率、降低致残率具有重要意义。高压氧舱属大型特种设备，结构特殊，患者入舱前、后及出舱后的护理质量，将直接影响其治疗效果，甚至关乎生命。

一、概念

高压氧是指大于1个大气压（ATA）的纯氧。高压氧治疗是一种将患者置于一个特殊的、耐高压和密封的设备内（高压氧舱），通过让患者吸入高压氧达到治疗各类缺氧性疾病的疗法，也可作为临床综合性治疗措施之一。高压氧治疗有其独特及肯定的作用，已使众多危重患者挽回生命。

二、治疗原理

1. 血中溶解氧量显著增加，血氧张力显著升高

在常压条件下，血液携氧从肺到组织，绝大部分是以血红蛋白结合方式进行，很少量是由物理溶解方式所完成。在高压氧条件下，物理溶解氧量显著增多，因而机体很少需要血红蛋白结合氧的解离，从而改变了供氧方式，这是高压氧治疗的生理基础因素，

即机体代谢所需要的氧，无须依赖氧合血红蛋白中的氧解离，仅靠物理溶解氧供应即可基本满足基础代谢，维持生命活动的需要。

2. 增加组织的氧储量

机体暴露于0.2 MPa的高压氧环境下，体内每千克组织的氧储量就能从原来的13 mL增加到53 mL，此刻再加上低温麻醉，组织的氧耗量大大降低，因而循环安全阻断的时间可延长到27~30 min。如果同时再加上深低温及在纯氧中加上约2% CO_2（相当于常压下），循环安全阻断的时间将延长到75~80 min。

3. 提高血氧有效扩散距离

人脑灰质毛细血管静脉端，于常压空气条件下氧的有效弥散半径约为30 μm，通常脑细胞距毛细血管最远处亦约为30 μm，毛细血管间间距约为60 μm。在3 ATA氧压下氧的弥散半径可达100 μm左右，这就使得在一般常压下无法深达的组织细胞，可获得足够的氧的供应，从而增加组织储氧量，纠正缺氧。因此，如果不是同一区域内相邻的血管同时栓塞，那么未栓塞的血管就会起到代偿供血（氧）的作用，这也是高压氧治疗脑血栓、脑梗死或其他脑部疾病的理论基础之一。

4. 促进血管收缩，加速侧支循环的建立

高压氧有α-肾上腺素样的作用使血管收缩，减少局部的血容量。虽然局部的供血减少，但通过血液带入组织的氧量却是增加的。血管收缩会使血管壁通透性下降、渗出减少，利于减轻脑水肿、烧伤或挤压伤后的水肿。高压氧能促进成纤维细胞的生长、分裂及胶原纤维的形成（这是血管形成的基础），从而促进侧支循环的重新建立。

5. 促进体内气泡的缩小和消失

气泡随压力增高而体积缩小并逐步溶解到体液中直至完全消失，Boyle-Mariotte定律指出气体的体积与绝对压强成反比。当体内的气泡缩小到一定的临界值以下（不足以引起临床症状和体征）时，临床症状和体征完全消失，这就是加压治疗或高压氧治疗的即时效应。

6. 改善脑代谢，恢复脑功能

虽然高压氧下自由基产生增加，但自由基清除剂如超氧化物歧化酶活性增加更多，并且线粒体及细胞器中酶合成功能增强，可改善脑代谢，恢复脑功能。

7. 其他

高压氧还有抗感染、促醒、修复和再生受损神经以及放化疗增敏等作用。

三、适应证与禁忌证

（一）适应证

高压氧治疗的临床适应证分为Ⅰ类适应证和Ⅱ类适应证。Ⅰ类适应证为依据现有临床证据认为实施高压氧治疗具有医学必要性的适应证。Ⅱ类适应证为依据现有临床证据认为高压氧治疗显著优于传统疗法仍存在一定争议的适应证。中华医学会高压氧医学分会2018年推荐的Ⅰ类适应证为31种，Ⅱ类适应证为49种。

【Ⅰ类适应证】

1. 气泡导致的疾病

（1）减压病；（2）气栓症（潜水、医源性、意外等）。

2. 中毒

（1）急性一氧化碳中毒。有该种并发症的高危人群包括：① 失去意识；② 伴有神经、心血管、呼吸等系统症状；③ 妊娠妇女；④ 任何时间测得 HbCO 水平高于 25%；⑤ 高龄（>60 岁）或有糖尿病等基础疾病。（2）氰化物中毒。

3. 急性缺血状态

（1）危兆皮瓣；（2）骨筋膜间室综合征；（3）挤压伤；（4）断肢（指、趾）术后血运障碍；（5）不能用输血解决的失血性休克，如无血液供应或宗教不允许输血。

4. 感染性疾病

（1）坏死性软组织感染；（2）气性坏疽；（3）难治性骨髓炎；（4）颅内脓肿；（5）难治性真菌感染；（6）肠壁囊样积气症；（7）坏死性外耳道炎。

5. 放射性组织损伤

（1）放射性骨坏死；（2）软组织放射性坏死；（3）放射性出血性膀胱炎；（4）放射性直肠炎；（5）放射性下颌损伤的口腔科术前、术后预防性治疗。

6. 创面

（1）糖尿病感染性溃疡；（2）坏疽性脓皮病；（3）压力性损伤；（4）烧伤；（5）慢性静脉溃疡。

7. 其他

（1）突发性耳聋；（2）视网膜中央动脉阻塞；（3）脑外伤；（4）声损性、噪声性耳聋；（5）急性中心性视网膜脉络膜炎；（6）急性眼底供血障碍。

【Ⅱ类适应证】

1. 神经系统

（1）缺氧性脑损害；（2）急、慢性脑供血不足；（3）脑卒中恢复期；（4）精神发育迟滞；（5）脑膜炎；（6）脑水肿；（7）急性感染性多发性神经根炎；（8）病毒性脑炎；（9）多发性硬化；（10）脊髓损伤；（11）周围神经损伤；（12）孤独症；（13）非血管因素的慢性脑病（如阿尔茨海默病、Korsakoff 综合征或 Wernicke 脑病、尼曼-匹克氏病或鞘磷脂沉积病）；（14）认知功能障碍（如老年性痴呆）；（15）其他因素（中毒、缺血等）导致的神经脱髓鞘疾病，如一氧化碳中毒迟发性脑病。

2. 心脏

（1）急性冠脉综合征；（2）心肌梗死；（3）心源性休克。

3. 血管系统

（1）慢性外周血管功能不全；（2）无菌性股骨头坏死；（3）肝动脉血栓。

4. 创面

（1）直肠阴道瘘；（2）外科创面开裂；（3）蜘蛛咬伤；（4）冻伤；（5）复发性口腔溃疡；（6）化学皮肤损害；（7）常规整形术后、移植术后。

5. 中毒

（1）四氯化碳、硫化氢、氨气、农药中毒（百草枯中毒禁用高压氧治疗）；（2）中毒性脑病；（3）急性热、化学性因素造成的肺损伤，吸入性烟雾造成的肺损伤。

6. 其他

（1）高原适应不全症；（2）牙周病；（3）消化性溃疡；（4）溃疡性结肠炎；（5）克罗恩氏病；（6）肝坏死；（7）运动性损伤及训练恢复；（8）疲劳综合征；（9）骨质疏松；（10）骨折后骨愈合不良；（11）偏头痛或丛集性头痛；（12）恶性肿瘤辅助治疗（与放疗或化疗并用）；（13）麻痹性肠梗阻；（14）破伤风；（15）耳鸣；（16）糖尿病视网膜病变、青光眼、视网膜脱离术后；（17）翼状胬肉眼科手术后；（18）银屑病、玫瑰糠疹。

（二）禁忌证

（1）未处理的气胸；（2）同时服用双硫仑；（3）同时服用抗肿瘤药物，如博来霉素、顺铂、阿霉素；（4）早产和/或低体质量的新生儿。

（三）相对禁忌证

（1）胸部外科手术围手术期；（2）呼吸道传染性病毒感染；（3）中耳手术围手术期；（4）未控制的癫痫；（5）高热；（6）先天球形红细胞症；（7）幽闭恐惧症；（8）颅底骨折伴脑脊液漏；（9）妊娠3个月以内不建议多次使用高压氧治疗；（10）未控制的高血压；（11）糖尿病患者，如果血糖控制不稳定，高压氧治疗时要警惕发生低血糖；（12）青光眼（闭角型）；（13）肺大疱；（14）心动过缓（小于50次/min）；（15）未处理的活动性出血；（16）结核空洞；（17）严重肺气肿；（18）新生儿支气管或肺发育不良。

四、并发症

高压氧治疗分为加压、稳压、减压三个阶段。如果舱压、吸氧时间及各种理化因素未能有效控制，患者进舱后会出现并发症。常见并发症有气压伤、减压病、氧中毒。

（一）气压伤

气压伤是指人体不同部位或体内外受压不均匀出现压力差，压差大于1/16个大气压力，即会引起组织充血、水肿、变形等改变，造成疼痛和损伤。气压伤一般为中耳气压伤、鼻窦气压伤及肺气压伤。

1. 中耳气压伤

中耳气压伤又称气压损伤性中耳炎，是最常见的并发症。

（1）病因。

造成咽鼓管口不能开启、鼓室内外压差过大的原因，可分为病理性和非病理性两种。

① 病理性：a. 由于感冒、咽炎、鼻炎上呼吸道感染等鼻咽部的急慢性炎症引起咽鼓管黏膜充血、水肿及分泌物增多，咽鼓管发生堵塞。b. 鼻息肉、下鼻甲后端肥大、肥厚性鼻炎、慢性鼻窦炎、咽部及咽鼓管口周围淋巴组织增生等堵塞了咽鼓管。c. 咽隐窝粘连、瘢痕、腭肌麻痹、腭裂畸形等均可造成慢性阻塞，限制咽鼓管口的开放。

② 非病理性：在升压和减压过程中，患者不配合（如精神病患者、婴幼儿等）或不能配合（如昏睡、昏迷患者等）做吞咽、张口、咀嚼、捏鼻鼓气等中耳调压动作以开启咽鼓管。加压速度过快，患者尚未来得及做调压动作，外界压力已将咽鼓管口的"活瓣"压紧，导致咽鼓管不能开放。若压力差过大，还会把"活瓣"压入管口内。当压力差大于 12 kPa（90 mmHg）时，即使做捏鼻鼓气动作，也难将咽鼓管打开。

（2）发病机制。

在加压过程中，外界压力不断升高，因为咽鼓管不通畅，外界气体不能通过咽鼓管进入鼓室（中耳），导致鼓室内外压力不平衡，鼓室内压力低于鼓室外压力，鼓室处于相对负压状态，软组织更贴紧软骨壁，使管腔闭锁，咽鼓管难以开启；负压更大时，鼓膜内陷，导致鼓膜内膜充血、水肿、渗出液体等改变，造成中耳气压伤。中耳气压伤在加压时最多见。而减压时，鼓室（中耳）外气压降低，鼓室（中耳）内的气体一时又不能从咽鼓管排出，鼓室（中耳）内呈相对正压。当其内压达到 2 kPa 时，咽鼓管闭合的内、外壁即被推开，排出气体，使鼓室（中耳）内、外压力达到新的平衡，所以在减压阶段，中耳气压伤较少见。

（3）临床表现。

中耳气压伤多发生于第一次做高压氧治疗的患者，在加压时常见，而且症状较减压时明显。绝大多数患者均发生在升压初期。

① 开始升压时，鼓室内外压差较小，在 1.3~4.0 kPa（10~30 mmHg）之间。此时，鼓室黏膜毛细血管内压大于鼓室内压，发生充血、渗液甚至出血，鼓膜内陷。鼓膜松弛部及锤骨柄附近内层充血，患者有耳胀闷感和堵塞感，或同时有耳鸣、听力下降等症状。

② 当继续加压，鼓室内外压差增大至 7.8 kPa（60 mmHg）时，除鼓膜内陷外，鼓膜和鼓室黏膜血管逐渐扩张，充血、渗出加重，患者会感到由轻到重的耳痛、耳胀闷感和堵塞感，耳鸣、听力下降等症状逐渐加剧。

③ 当鼓室内外压差增大至 10.4 kPa（80 mmHg）以上时，鼓膜广泛充血，中耳腔内可有渗出积液。此时，患者耳痛剧烈，难以忍受。疼痛可放射至额、腮、面颊部，有时伴有眩晕、恶心，听力严重减退。

④ 当鼓室内外压差增至 13~65 kPa（100~500 mmHg）时，鼓膜即可破裂穿孔。此时，由于血液流入中耳腔及乳突小房，患者耳内有一股温热感觉（血液亦可从外耳道流出），同时剧烈耳痛随即缓解，但轻度疼痛持续 12~18 h，甚至 24 h。在 6~24 h 期间，尚可出现头晕、恶心。

⑤ 即使鼓膜未破，耳痛也可持续 2~3 d。气导性听觉障碍则可持续几小时，甚至 1~2 d，可有头晕、恶心，有时伴有耳鸣。

（4）治疗。

① 鼓膜未破者：若仅有充血，一般不必特殊治疗，休息 3~5 d 可自行恢复。若伴有耳痛，可用止痛药或局部热疗，如热敷、超短波及透热疗法等，既可缓解疼痛，又促进康复。局部应用血管收缩剂，如 1% 麻黄素滴鼻，可使鼻黏膜血管收缩，利于咽鼓管口开放引流，缩短不适过程。若中耳腔内有明显渗出液或出血，可考虑做鼓膜穿刺，以促进

痊愈，并防止鼓室黏膜组织增生及纤维化。

② 鼓膜已破者：保持干燥，避免局部用药及冲洗，禁止游泳及潜水。适当使用抗生素防治感染，促使鼓膜自然愈合。清除外耳道的血块后，可在外耳道松松地塞一消毒棉球，外面再覆盖一块纱布。不论鼓膜是否破裂，在鼓膜愈合前或充血消退、渗液和出血停止前暂停再加压治疗。如病情亟需继续治疗，则一定要缓慢加、减压。

（5）预防。

① 有上呼吸道感染及慢性鼻咽部疾患导致咽鼓管闭塞时不要进舱治疗。如患者病情亟需治疗，可在患者进舱前使用血管收缩剂（1%麻黄素）滴鼻，必要时可预先做鼓膜穿刺或切开。

② 向患者讲清楚进舱注意事项，指导患者在加压、减压时咀嚼食物（如口香糖）或少量饮水，不断做吞咽、打呵欠、张口动作且让下颌在水平位左右运动，或做捏鼻鼓气等调压动作，以不断促使鼓室内外压力平衡。

③ 将新患者安排在老患者旁边，请老患者协助指导新患者做调压动作。

④ 对小儿及因意识、智能、精神障碍等不能配合或无法配合做调压动作的患者，可在加、减压过程中喂食水果、饮料等或令其咀嚼口香糖，让患者吞咽。但对有吞咽功能障碍的患者不能采用此法。

⑤ 认真控制加压速度，缓慢升压，尤其是在开始升压时的 0.01~0.03 MPa 阶段，一定要慢，不宜快。

⑥ 如患者耳痛不止，应立即停止加压，必要时还应降低压力 0.01~0.02 MPa，直至疼痛消失、压力平衡后再继续加压。

⑦ 如患者仍耳痛难忍、不能坚持，则应马上减压出舱，绝不可强行加压。

2. 鼻窦气压伤

鼻窦内外气压失衡（窦内压过高或过低）造成的鼻窦损伤，称为鼻窦气压伤。

（1）病因及发病机制。

若由于某种情况，如上呼吸道感染等急性炎症，鼻窦开口处黏膜充血、水肿，或由于鼻甲肥大、鼻息肉等，鼻窦开口处阻塞，则窦内外通气障碍，在加压或减压时均可造成鼻窦损伤。

① 加压时外界压力大于鼻窦腔内压，若无相应体积的气体进入腔室，窦腔内呈相对负压状态，窦腔内黏膜充血、渗液、肿胀，甚至出血。

② 减压时因肿胀的黏膜或息肉等的单向活瓣作用，窦内气体难以排出，窦内相对高压，气体膨胀压迫黏膜及窦壁，造成损伤。鼻窦气压伤多在加压时发生，可在加压期间或加压结束时出现症状。

（2）临床表现。

受累部位疼痛是鼻窦气压伤最主要的症状，由于解剖学的特点，额窦最易受损，上颌窦次之，筛窦少见（表5-1）。前额部疼痛居多，也可在面颊部及上颌第一尖牙至第一、二磨牙处有疼痛、麻木感。重者可头痛，疼痛为针刺样或刀割样，剧烈时可流泪，视力模糊。剧痛多发生在加压阶段，患者自身可听到鼻内有通气不畅的"吱吱"声。咽部和鼻腔分泌物或痰内可见血迹,严重者可有鼻出血。

表 5-1 鼻窦气压伤疼痛部位

鼻旁窦	疼痛及压痛部位
额窦	前额部
上颌窦	面额部
筛窦	鼻梁部及两侧内眦部
蝶窦	枕部及眼后

(3) 治疗。

用麻黄素等血管收缩剂滴鼻,以使黏膜血管收缩,恢复鼻窦与鼻腔的通气,利于引流。局部热敷、理疗,以改善血液循环,增强局部抵抗力,促进炎性分泌物的吸收。如有变态反应,可用抗组胺类药物。防治感染,病情重者可使用抗生素。止痛,对疼痛剧烈者,可适当使用镇静剂或止痛剂。有鼻窦疾患及急性上呼吸道炎症的患者,一般不宜进舱治疗,应在专科积极诊治。

3. 肺气压伤

肺气压伤是指肺内压过高或过低,导致肺组织损伤而引发的一系列病症。

(1) 病因。

在减压过程中屏气是引起肺内压过高的主要原因。减压速度过快及排气不畅是造成肺内压过高的另一常见原因。减压时速度过快,而呼气又不畅时,肺内膨胀的气体来不及经呼吸道排出,可损伤肺组织和肺血管。

(2) 发病机制。

肺气压伤的主要病理变化是肺破裂后气体栓塞或气体进入纵隔、胸腔等部位而导致神经、循环和呼吸功能严重障碍。

(3) 临床表现。

起病比较急,大部分患者在出舱后即刻至 10 min 内发病,少数患者甚至在减压过程中即发生。症状和体征初可不明显,但进行体力活动时即显露和加重。以血性泡沫痰、皮下气肿并可伴有神经、循环系统症状为特征。

① 呼吸系统症状。

a. 肺出血和咯血:肺气压伤的特征性症状之一,通常在出舱后立即或稍后出现。患者口鼻流出泡沫状血液。流血量有时可达 100~200 mL。咯血可持续 1~3 d,也可更长时间。轻症者只有少许血痰或无肺出血症状。听诊常可发现散在性湿啰音和呼吸音减弱,叩诊呈浊音。

b. 胸痛、咳嗽、呼吸浅速。一般胸痛出现早,多发于患侧胸部,也可发生在全胸骨后。有的表现轻微,有的刺激难忍,深吸气时可加重。患者呼吸浅速,如出现严重呼吸困难,则大多数并发动脉气泡栓塞。肺出血及分泌物由于刺激呼吸道,常引起咳嗽,这既给患者带来很大痛苦,又可能导致肺内压升高而使病情进一步恶化。

② 神经系统症状:昏迷是最常见的症状之一,可在出舱后立即出现,有的甚至在减

压过程中即发生。其可能由脑血管栓塞所致，也可能由肺部损伤刺激反射引起。轻者可仅表现为神志模糊或烦躁不安。

③ 循环功能障碍：患者口唇黏膜发绀，脉搏细数，心律不齐，偶尔有右心扩大，心前区有"车水样"杂音（由气泡聚集在心室所致），皮下静脉怒张，严重者心力衰竭。

④ 皮下及纵隔气肿：肺根部胸膜破裂时，大量气体进入皮下和纵隔，形成皮下和纵隔气肿。皮下气肿主要在颈胸部，可见局部肿胀，触诊有握雪感和捻发音，通常在出舱后 2~4 h 发生，也有少于 15 min 的情况。纵隔气肿症状与积气量、压力高低以及发生速度有关。积气量多时，患者常感胸闷、咽部梗阻、胸骨后疼痛并向双肩部放射，上腔静脉受压时则更严重，呼吸困难，颈静脉怒张，心尖搏动不能触及，心浊音界缩小或消失，心音遥远。X 线透视时可见纵隔两旁有以索条状阴影为界的透亮带。如有气胸发生，呼吸更加困难，气急、发绀明显。

（4）治疗。

加压治疗是最有效的治疗方法，无论病情轻重，均应及早安排。加压治疗的原理同"减压病"的治疗原理。

（5）预防。

① 减压过程中严禁屏气：应让进舱人员了解气体在体内运动的基本知识，减压过程中保持正常呼吸节律，防止无意或故意屏气，保持正常呼吸和呼吸道通畅。

② 避免减压速度过快：减压时，应严格按规定方案逐渐减压。

③ 保持舱内外压力平衡：如有气管插管、胸腔引流管、胃肠减压管或导尿管，均应保持管道通畅，使内外压力平衡。

④ 肺部有潜在性病变者不宜进舱：所有入舱人员（包括陪护人员）入舱前必须接受胸片检查，如有肺气肿、肺大疱或空洞型肺结核等病史者，要认真检查，不得轻易进舱。对怀疑肺部有问题的患者，须做 CT 检查，排除肺大疱后方可入舱治疗。

⑤ 有严重肺气肿、肺大疱患者禁止入高压氧舱进行高压氧治疗，有高压氧治疗适应证而有肺大疱患者可接受常压氧治疗。

（二）减压病

减压病是指因环境压力降低幅度过大、速度过快，机体组织和血液内形成气泡而引起的疾病。

1. 病因

减压病的病因有呼吸足够长时间的高压气体，经历足够大的压差和足够快的减压速度。

（1）潜水作业时因事故或其他情况而出水过快。

（2）潜艇上浮出水过快。

（3）加压舱内人员，特别是加压舱内不吸氧的人员（如高压氧治疗护理及陪舱人员）在减压过快时较易发生减压病。

（4）沉箱、隧道作业人员减压不规范（减压过快）。

（5）飞行器高空失事，机舱破损漏气，压力突然降低。

2. 发病机制

减压病主要由体内气泡（主要是氮气）及栓塞所致。在高压环境下呼吸时，大量氧气和氮气溶解于全身的体液中。氧气不断被组织所利用，氮气却不断急剧增加。压力越高、停留时间越长，溶解在组织中的氮气就越多。减压时如速度过快，超过了过饱和安全系数所允许的速率，氮气就不能再以溶解状态存在于体液中而形成气泡。原来的压力越高、停留的时间越长、减压的速度越快、减压幅度越大，形成气泡的速度也就越快，量也越多。气泡可积聚在血管、淋巴管、细胞及组织内。

3. 临床表现

（1）症状及体征。

减压过程越快，症状出现越早，病情越重。80%的患者在减压后 3 h 内发病，最迟一般不超过 36 h 发病。

① 疼痛：大部分患者会出现疼痛，可累及全身任何部位，但多见于四肢及大关节。在大关节部位，最初仅表现为定位清楚的发酸感觉，逐渐转为刺痛、麻木、剧痛，定位不确切。肢体活动时疼痛加重，由于肢体及关节剧烈疼痛，肢体常被迫采取极度屈曲的保护性姿势，故此病又被称为屈肢症。一般药物难以止痛，局部热敷、按摩可暂时缓解疼痛。体检时大多无红、肿、热，无明显压痛，反射、肌张力均正常存在。及时进行适当的单纯加压处理，症状可立即完全消失，各项反应良好。

② 皮肤症状：皮肤瘙痒是减压病常见的早期症状。痒的感觉在皮肤深层，抓挠时犹如隔靴搔痒，伴有灼热感、蚁爬感、出汗。在脂肪较多部位，皮肤呈苍白、发绀和典型的大理石样斑块，还可出现皮肤感觉异常、皮疹、淤血斑。这些症状主要是由气泡压迫神经末梢和毛细血管所致。

③ 中枢神经系统症状。

a. 脊髓损伤：表现为不同程度的截瘫、单瘫或肢体感觉、运动障碍。

b. 脑损伤：表现为疲乏、嗜睡、头痛、头晕、共济失调、听力丧失、全身抽搐、昏迷等，部分患者可有眩晕、恶心、呕吐等，类似耳性眩晕，故有潜水眩晕症之称。

④ 呼吸系统症状：表现为咳嗽、胸痛、呼吸窘迫、泡沫血痰等症状。胸部憋闷，胸骨后灼痛，深吸气时加重，吸气时出现突然哽咽，面色苍白，称为气哽。

⑤ 循环系统症状：可出现心绞痛、心律失常、心功能不全等，严重者可出现中枢性虚脱、低血容量性休克或 DIC。

⑥ 淋巴管阻塞：局部组织水肿，皮肤泛红，皮温增高，加压后体征立即消失。

⑦ 内脏器官：有少量气泡时，无任何临床症状。大网膜、肠系膜及胃的血管有大量气泡时，机体出现恶心、呕吐、上腹绞痛或腹泻。

⑧ 其他：全身出现极度疲劳感，可能是严重症状的警告。具体表现是症状交错复杂，随时都可恶化。

（2）临床分型。

① 按症状分型。Ⅰ型以肢体疼痛为主，病情较轻，占减压病的 75%～95%。Ⅱ型病情严重，主要表现为神经、呼吸、循环系统损害的症状，占本病的 5%～25%。

② 按病情分型。轻型：临床表现为皮肤瘙痒、肌肉和关节轻度疼痛。中型：除轻型具有的症状外，还可有头痛、头晕、无力、恶心、呕吐、耳鸣、腹痛等神经及消化系统症状。重型：有神经、呼吸或循环系统损害的症状，如昏迷、瘫痪、呼吸困难、休克等。

③ 按病程分型。急性减压病：病程在两周内者称为急性减压病，应尽量抓紧在急性期进行加压治疗。慢性减压病：病程超过两周者称为慢性减压病，加压治疗的疗效明显降低。

4. 治疗

（1）加压治疗：加压治疗是减压病的首选疗法，也是本病唯一有效的病因治疗方法。一经确诊，不分轻重均应立即进行加压治疗，疗效与加压治疗是否及时密切相关。急性减压病如能在 2 h 内进行正确的加压治疗，治愈率可达 98%～100%。一旦形成慢性减压病，治疗将十分困难。辅助急救治疗措施与加压治疗同时进行，如补充血容量、人工呼吸气管插管、机械辅助呼吸等，在没有任何辅助呼吸措施的情况下，没有自主呼吸的患者不能马上进行加压治疗。在加压治疗期间，同时进行综合辅助治疗和有关检查，如热敷、给予止痛剂、中西医结合治疗。辅助治疗方法不能代替加压治疗。治疗期间要注意患者饮食，给予热饮料，即少量高热量、高维生素食物。

（2）高压氧治疗：高压氧治疗仅适用于轻型减压病或作为重型减压病的过渡性处理，而不能替代加压治疗。

（3）内科治疗：应积极进行内科治疗，但不能替代加压治疗。支持治疗，如补充体液、纠正水电解质失衡、补充营养等。药物治疗，如低分子右旋糖酐可扩充血容量、改善微循环，抗凝剂肝素可预防血栓和脂肪栓的形成，抗组织胺药物用于改善毛细血管通透性。对症治疗，如止痛、抗心律失常等。

（三）氧中毒

机体较长时间在高压氧或高分压氧下致组织器官的功能与结构发生病变，称为氧中毒。脑、肺及眼是氧中毒高发部位。按中毒发生部位，氧中毒可分为脑型、肺型和眼型。但事实上氧中毒时，机体各系统同时受影响，只是程度不同。例如，脑型氧中毒，同时可有肺功能损害，反之亦然。氧中毒的发生受多种因素影响，存在较大的个体差异和时间差异。

导致氧中毒的主要原因是氧的压力时间效应量超过机体的可耐受能力。中毒的发生率与中毒深度与氧分压时间（治疗压力与吸入高浓度氧的时间）成正比。脑型氧中毒多为氧分压过高（在 25 ATA 以上的压力环境中吸纯氧），而肺氧中毒多为高氧分压下的时间过长，即随吸氧时间的延长，中毒逐渐加重。

目前，多数研究认为氧中毒发生的机制可能是高压氧可收缩血管，使血管通透性降低，高压氧过量则导致血管痉挛，使毛细血管壁通透性增加，发生组织水肿，如眼氧中毒时发生视网膜脱离（为视网膜下水肿过度所致）。还有学者认为氧中毒的根本原因是高压氧下体内氧自由基、超氧化自由基增多、肺表面活性物质减少，以及神经体液因素、酶受抑制等。

1. 脑型氧中毒

脑型氧中毒主要表现为惊厥发作,故又称氧惊厥。其发生主要与压力时程相关。脑型氧中毒一般发生在 25 ATA 氧压以上。氧压越高,持续吸氧时间越长,越易发生,但也可在较低的压强及较短的时限下发生。脑型氧中毒一般发生在吸氧阶段,并且多发生在吸氧 20~40 min 时,但也可发生在停止吸氧后的减压阶段,这种现象称为撤氧性效应。

(1) 临床表现。

脑型氧中毒表现为癫痫样大发作,一般分为前驱期、惊厥期和终末期。

① 前驱期:面色苍白、出冷汗、恶心、眩晕、胸骨后疼痛、视力减退、幻听。可突然有欣快感或烦躁不安、面部肌肉痉挛,常有脉搏、呼吸增快,血压升高。脑电图显示多个稳定的超同步活动灶,数量持续增多,振幅持续增高。若在此阶段及时终止吸氧,有可能避免癫痫样大发作的发生。

② 惊厥期:突然出现癫痫样大发作,全身呈强直性、阵挛性抽搐持续 10~60 s,知觉丧失,脑电图出现非特异性惊厥大发作波型。在惊厥发作时,若不马上停止吸氧,随着惊厥发作时间越来越长,患者血氧含量急剧下降,甚至死亡。

③ 终末期:惊厥发作停止,患者昏迷持续 10~20 min 后逐渐清醒,有头痛、恶心、呕吐、疲劳等表现。

(2) 治疗。

立即停止吸氧,改吸空气,通常惊厥很快停止。出现抽搐时应注意预防跌伤、舌咬伤,同时可适当应用解痉剂,如肌内注射苯巴比妥 0.1~0.2 g 等。在抽搐期间,由于喉痉挛,咽部软组织阻塞,胸廓活动不协调,故绝对不能减压。只有待节律性呼吸恢复,呼吸通畅后才能按规定进行减压。

(3) 预防。

氧惊厥的氧压阈值一般为 2.2~2.3 ATA,在低于此阈值的条件下即使吸氧时间较长,一般也不会发生氧惊厥。因此,一般采用常规高压氧治疗时,最好将治疗压力限定在 2.3 ATA 以下。

① 对于醉酒、过度疲劳、不明原因高热、急性重症缺氧和处于中毒的损伤期的患者应用较低压力 (1.8~2 ATA) 进行治疗。

② 间歇吸氧:脑型氧中毒多发生在吸氧 20~40 min 时,氧中毒的发生与持续吸氧的时间有关,缩短在高压环境下持续吸氧的时间,使用空气加压舱治疗时采用间歇吸氧法,可以明显减少氧中毒的发生。

③ 药物预防:补充含巯基的物质、支路氧化底物、抗氧化剂、降低中枢神经系统兴奋性药物等。

2. 肺型氧中毒

单纯的肺型氧中毒一般有较长时间的氧疗史,故称为慢性氧中毒。已有肺部损害基础者容易发生氧中毒。

(1) 临床表现。

肺型氧中毒的临床表现类似支气管炎,可出现胸骨后不适或刺激感、烧灼感,深吸气时可有疼痛、干咳、咽部不适、呼吸困难等。

(2) 治疗。

立即停止吸氧，改吸空气。减压出舱。不能立即停止吸氧的患者应改吸 21%~23% 的氧气。如降低吸氧浓度时出现缺氧症状，应使用人工呼吸机。对症治疗的同时应用抗生素抗感染。

(3) 预防。

控制高压氧暴露的压强和时程。

3. 眼型氧中毒

高压氧对眼的毒副作用比较复杂，既包括眼型氧中毒，又有因高压氧的收缩血管作用，使血流减少导致的不良后果。

(1) 临床表现。

① 长期进行高压氧治疗（连续 150 次以上），可引起近视、白内障和视力下降。

② 视力和视野变化：高压氧治疗可引起视网膜等血管的过度收缩或痉挛，造成急性眼底缺血，使眼的营养物质不足，导致视野缩小、视力下降等。

③ 晶状体变化：长期高浓度的氧对未成熟胎儿组织的生长和发育有干扰，会引起畸形。若发生晶状体后纤维化，则可能导致失明。

④ 对眼压的影响：以往临床上将青光眼作为高压氧治疗的禁忌证，担心高压氧会进一步增高眼压，引起青光眼恶化。近期许多研究表明，高压氧不会引起眼压增高，而且国内外均有高压氧能降低眼压的报告。

(2) 预防。

① 高度近视或白内障患者应避免过长疗程的高压氧治疗。

② 青光眼患者行高压氧治疗应取慎重态度。因为高压氧治疗一般要并用扩血管药才能有较好的效果，而闭角型青光眼不能使用扩血管药。如行高压氧治疗应密切观察，对眼压进行监测。

③ 若高压氧治疗中发生视力下降、视力丧失等情况，应立即停止吸氧并进行眼科检查。必要时可给予血管扩张剂。

五、入舱前护理

(一) 生命体征评估

评估患者生命体征情况，血压不稳定、过高或过低，有出血倾向，感冒、发热、腹泻，心率过快或过慢时暂不行高压氧治疗，待病情稳定后再行治疗。

(二) 饮食评估

在病情允许的情况下，及早给予鼻饲饮食有利于患者增加营养的摄入，同时也促进胃肠功能的恢复，减少并发症的发生。进舱治疗前 1~2 h 不吃产气多的食物，如豆制品、薯类、牛奶等，给予 150~200 mL 的流质饮食或营养餐，减少因饥饿而造成的躁动不安，不宜喂食太多或过饱，一般在治疗前 30 min 不再进餐，以免在搬动患者时引起反流造成窒息，发生意外。

(三) 管路评估

1. 妥善处理好各种导管

在离开病房前夹闭鼻胃管、引流管、导尿管等，并做适当固定，注意避免滑脱、扭曲、折压，待进舱治疗时再打开各开放式引流袋，减压时再关闭各引流管。

2. 气管套管

固定松紧度以放入 1 根手指为宜；气管套管的气囊内注入生理盐水，保证气囊与气管壁附着严密（也可注入空气，但减压时须开放）；气管套管开口处用一块盐水纱布覆盖。

3. 静脉管路

将静脉留置针的接口夹紧，以防空气进入体内。尽可能地不将补液带入高压氧舱内，以免发生意外。

对于剧烈躁动者，使用保护性约束带，预防非计划性拔管、抓伤自己或破坏氧舱内各种设施，必要时给予适量镇静剂。

(四) 呼吸道评估

呼吸道分泌物增多者入舱前须吸尽痰液，避免舱内高压下频繁吸痰，为保证有效氧疗做好前瞻性的准备。气管切开患者在进行高压氧治疗前 30 min 进行雾化吸入、翻身叩背；也可通过刺激患者气道引起咳嗽，以便其将深部痰液咳出，并使用负压吸引器吸净分泌物，吸痰后给予口腔护理。

(五) 健康宣教

（1）向患者、家属讲解高压氧治疗的目的、方法、配合要点、不良反应及并发症等，消除紧张、恐惧心理，杜绝"幽禁恐怖反应"的发生。

（2）入舱前教会患者预防各种气压伤的基本知识，了解耳咽管通气方法。首次进舱者用质量分数为 1% 盐酸麻黄素滴鼻液滴鼻，以收缩黏膜血管，减轻水肿，使咽鼓管通畅。教会患者开放咽鼓管的动作要领，如捏鼻鼓气法、张口、吞咽等调压动作，必要时可嘱患者在升压时饮水、嚼糖果，并嘱患者在减压时不要屏气。

（3）入舱人员必须遵守高压氧舱医疗安全规则，因在高压、高浓度氧环境中火灾极容易发生，严禁带入火种及其他易燃易爆物品（如火柴、打火机、香烟、汽油、酒精、爆竹、清凉油、电动或闪光玩具等）。禁止穿易产生静电火花的衣物（如尼龙、腈纶、丙纶、毛织品等）入舱，特别是纯氧舱和不能控制舱内氧气浓度的高压氧舱，只能穿全棉材质的服装。同时，钢笔、手表、真空保温杯、助听器或电子产品等也不宜带入，以免损坏。

六、入舱后护理

操作人员在开始加压或进行每项操作步骤之前，都应明确告知舱内人员，如"开始加压、稳压、减压，如有不舒服及时告知医护人员"等。

(一) 加压期护理

1. 加压速度宜慢

加压宜慢，以 0.003~0.004 MPa/min 的速度升压。

2. 促进咽鼓管张开

做耳部调压，如喝水、打哈欠等促进咽鼓管张开的动作，对昏迷者采用抬高下颌的方法，使其做被动的吞咽动作。

3. 严密观察病情变化

观察昏迷患者的面部表情，如有躁动、皱眉、鼻出血等情况，应减慢加压速度，避免发生中耳气压伤。观察高血压患者有无头痛、头昏，以及原有肺功能障碍或呼吸浅弱的患者呼吸频度和幅度的改变。加压阶段因空气密度增加、呼吸阻力增大，一些气管切开患者出现呼吸急促、呛咳，以及痰液从气管套管中喷出等现象，此时立即停止加压，观察患者面色和呼吸情况，待患者完全适应症状自行缓解后，可继续缓慢加压。痰液污染外套管下纱布时，应及时清理更换。

4. 温度上升

在加压阶段气体压缩放热，温度会稍有上升，适当减少衣服。

（二）稳压吸氧的护理

1. 舱压稳定

稳压时间也就是高压氧治疗时间，在整个稳压期间，应使舱压保持恒定不变，如出现舱压升降，应及时进行排气减压或进气升压，舱压波动范围不应超过 0.005 Mpa。

2. 面罩吸氧

大中型高压氧舱均用压缩空气加压，患者戴口鼻面罩吸纯氧。重危、昏迷患者采用一级吸氧。面罩吸氧时应注意以下事项。

（1）正确佩戴面罩，保持良好接触：稳压吸氧期间，将呼吸回路装置前端的气管套管接头嵌入患者的气管套管内口，使呼吸回路装置与舱内吸排氧阀总管和患者气管套管内口连接，形成密闭式供氧通道。患者佩戴面罩时，要求面罩应与面颊部紧贴，防止空气漏入面罩。

（2）重危、昏迷患者采用一级吸氧装置：橡皮囊与肺相通，当橡皮囊受到猛烈挤压、碰撞或囊内过度充盈，而使肺内压力大于胸壁压力时，有可能造成肺气压伤。

3. 保持呼吸道通畅

保持呼吸道通畅是高压氧治疗成功的关键。

（1）当患者咳嗽咳痰时，陪护人员立即将嵌入气管套管内的呼吸回路装置前端的接头拔出，让患者自行咳出或用舱内负压吸引器吸出痰液，防止气流冲击形成气压伤。

（2）气管切开患者呼吸道及肺在高压氧舱内受到高浓度氧的刺激可引起呼吸道分泌物增多，在舱内注意及时吸痰，并注意观察痰液的量、性质。舱内压低于 0.03 MPa（表压）时用 50~100 mL 的注射器吸痰，舱内压达 0.03 MPa（表压）及以上时，可使用舱内负压吸引器吸痰。舱内吸痰是利用舱内外的气压差来实现的。在加压、稳压和减压阶段其压差是不同的，必须设有负压调节阀，根据患者的不同情况，将负压值调到适宜水平，成人一般为 30~40 kPa，以防止吸力过大损伤气管黏膜。使用前先缓慢打开手控开关，用备好的冲洗液测试吸引力，吸痰时动作轻柔敏捷，吸痰管插入不能过深，以免引起剧烈咳嗽。吸引时边退边吸，每次吸引时间 10~15 s，每次吸痰完毕应更换吸痰管。

（3）严密观察病情变化：严密观察患者的神志变化及面部、口周和甲床有无青紫，注意有无氧中毒（面部肌肉抽搐、出冷汗、流涎、面色苍白、烦躁不安等为氧中毒的先兆）、呼吸困难、肺水肿、肺出血等症状。此外，高浓度氧可诱发加重呼吸窘迫综合征，须密切观察患者的呼吸情况，若发现病情异常变化，应及时采取措施对症处理，并与舱外联系，必要时减压出舱。观察既往或术后有癫痫史的患者有无阵挛性或强直性抽搐，若出现抽搐要防止舌后坠，保持呼吸道通畅，遵医嘱肌内注射地西泮。不可在抽搐时减压，以防止发生肺气压伤。

（三）减压期护理

1. 开放各种引流管

开放各种引流管，如胃管、尿管等，保持引流通畅。避免减压时空气膨胀造成张力性胃肠道或膀胱急性扩张，引起腹胀、腹痛。

2. 减压速度宜慢

由于患者和陪舱人员在高压环境下停留了相当长的时间，机体内的组织和体液中已溶解了较多的压缩气体，特别是氮气。因此减压时必须控制减压速度，一般以 0.003 MPa/min 的速度匀速减压，使机体各组织和体液中的氧张力与外界气体相对压差梯度较小，机体能充分利用和吸收氧，同时组织和体液还能保留一定的储氧量。反之，减压速度过快，机体各组织和体液中的氧来不及被利用和储备，就会被排出体外而影响高压氧治疗的效果。

3. 保持呼吸道通畅

在减压时尽量不要吸痰，以免引起剧烈刺激性咳嗽反射，导致肺气压伤的发生。同时由于负压的改变，分泌物难以排出，必要时使用空针抽吸，或先暂停减压，待吸痰完成后再进行减压。

4. 严密观察病情变化

减压时脑血管相对扩张、脑血流量增加，减压过快可发生颅内压增高、脑水肿反跳现象，应密切观察患者意识、瞳孔的变化，有无颅内压增高的表现，如出现烦躁不安并有意识改变，则提示病情变化，应缓慢减压出舱。

5. 注意保暖

减压时气体膨胀吸热，使舱内温度下降，应注意保暖。

七、出舱后护理

1. 严密观察病情变化

减压出舱后，应询问患者有无皮肤瘙痒、关节疼痛等不适，以及早发现减压病的症状。观察患者的意识、瞳孔等，如有异常应报告医生及时处理。

2. 物品处置

将呼吸回路连接装置、三通管与吸排氧波纹管分离，用含有效氯 1 000 mg/L 的消毒剂浸泡消毒 30 min，冲洗后晾干备用。

3. 做好高压氧舱内的消毒隔离工作，预防交叉感染

高压氧治疗是神经外科的重要辅助治疗手段，医护人员须严格掌握患者的适应证与禁忌证，做好入舱前各项准备工作，科学规范地进行高压氧治疗操作，入舱前、后及出舱后严密观察病情变化，保持呼吸道通畅，积极预防并发症的发生，切实保证高压氧疗效，保障医疗安全。

第二节 早期康复护理

神经外科患者病情危重，病程进展快，随着神经重症医学的快速发展，无论是病理生理学的损伤机制，还是重型颅脑创伤患者的诊治方面，均取得了重大进展。其中，颅内压控制管理的进步，新技术导向下的各种多参数、多模态监测的应用，国际和国家相关标准化指南都显著提高了救治效果。但幸存者多遗留有各种不同程度的功能障碍，正确的早期康复活动可有效缩短神经重症患者机械通气的时间、减少肺部并发症、促进胃肠功能恢复、改善全身血液循环，从而减少相关制动的后遗症，促进神经功能恢复，降低病死率。

一、相关概念

早期康复是指在患者生命体征稳定后立即开始实施康复治疗，其目的是最大限度地恢复和提高患者的生理功能和生活自理能力，减少后遗症的发生，增强患者的自信心，尽早恢复其独立生活能力。早期康复可以在神经外科病房、重症医学病房床旁进行。康复管理需要神经外科、康复医学科及急诊科等多学科联合进行、同步开展，结合患者颅内情况及全身情况，在充分考虑适应证和禁忌证的前提下，在伤后早期制订康复计划。早期康复的主要内容包括重型颅脑损伤后意识障碍、心肺功能障碍、语言障碍、认知障碍、吞咽障碍、运动障碍、痉挛及重型颅脑创伤并发症的康复管理。

二、意识障碍的康复管理

人类维持清醒的意识水平状态，主要是依靠脑干网状结构及上行网状激活系统上传冲动激活大脑皮质。颅脑创伤导致的上行网状激活系统和大脑皮质广泛损害，可引起不同程度的意识障碍。根据患者的觉醒程度及临床表现，意识障碍可分为嗜睡、昏睡及昏迷（浅昏迷、中度昏迷、深度昏迷）状态。意识障碍的程度及持续时间不仅是脑功能受损严重程度的标志，同时长时间的意识障碍可引起多种并发症的发生。在处理好病因的同时，要采取有效的康复措施对意识障碍患者进行促醒治疗。目前对意识障碍的康复评价及康复干预办法如下。

（一）评估

GCS 评分是最早、最广泛应用于意识障碍程度的评价量表。近年来，更能反映昏迷患者神经功能变化的全面无反应性量表（full outline of unresponsiveness scale，FOUR）亦

广泛应用于临床。敏感的电生理技术（脑电图和诱发电位）、量化的神经生化标志物技术（血清神经元特异性烯醇酶和S100B蛋白）、无创经颅多普勒（transcranial doppler，TCD）技术、传统的颅内压监测（intracranial pressure，ICP）以及神经影像技术（CT和MRI）等均可为判断意识障碍患者预后提供客观依据。但在重型颅脑创伤病房，患者往往应用诸多复杂临床监测与治疗仪器，因此，适合于床旁的评价方法被更多应用。

（二）康复措施

1. 药物促醒治疗

创伤可导致神经组织的机械性损伤（原发性损伤）或缺血缺氧性损害（继发性损伤），采取有神经保护及修复作用的药物进行治疗有助于促醒。

2. 高压氧治疗

对于生命体征稳定，颅内无活动性出血，无未处理的脑疝、脑室外引流，无严重肺损伤及脑脊液漏的重型颅脑创伤后意识障碍患者应尽早进行高压氧治疗（hyperbaric oxygen，HBO）。研究结果显示，HBO可显著增加脑组织氧分压、改善脑组织代谢及降低颅内压，同时HBO可以明显降低病死率和改善6个月功能预后，并且HBO开始时间越早效果越佳。

3. 电刺激促醒治疗

对于生命体征稳定、无活动性颅内出血、无严重心血管疾病伴心功能不全或心脏起搏器植入、无外伤后频发癫痫或有癫痫病史的重型颅脑创伤后意识障碍患者，应尽早应用电刺激促醒治疗方法。研究证明，正中神经电刺激（median nerve electrical stimulation，MNS）治疗是通过数字频率合成技术，将有效的治疗电流通过体表电极，无创地由周围神经引入中枢神经系统，增强脑电活动，使脑干网状上行系统及大脑皮质保持兴奋状态，同时神经电刺激信号可通过脑干网状结构和纹状体到达脑的血管舒张中枢，引起脑血管扩张，提高脑病灶的局部血流量，从而起到改善昏迷患者意识水平的作用。另外，深部脑电刺激（deep brain stimulation，DBS）和脊髓电刺激（spinal cord stimulation，SCS）技术，具有微创、可调控的特点，对意识障碍的促醒具有肯定的治疗效果。

4. 综合感觉刺激治疗

对于生命体征稳定、无活动性颅内出血患者，应尽早进行综合感觉刺激促醒治疗。通过给予患者听觉、视觉、味觉、触觉刺激及关节挤压刺激等各种感觉传入，促进其意识水平的改善。可选择播放患者曾经熟悉且喜欢的音乐，并观察其面部表情、脉搏、呼吸等变化，从而了解患者对音乐的反应等。

5. 中医药针灸治疗

通过辨证施治，施以醒脑开窍单药或组方，并配合针灸治疗，对意识障碍患者的促醒有帮助作用。

6. 对家属进行健康宣教

意识障碍患者的促醒治疗不仅需要临床治疗和康复干预，家庭成员的适时参与也非常重要。长期照顾者要充分了解与患者交流对于促醒的重要性，考虑患者的感受并尊重患者的人格，同时积极向医务人员提供患者病前的兴趣、爱好等信息，从而为患者营造更适宜恢复的外部环境。

三、心肺功能障碍的康复管理

(一) 常见重型颅脑创伤患者肺部并发症

1. 急性肺损伤

急性肺损伤（acute lung injury，ALI）是重型颅脑创伤急性期常见的严重并发症，也是其主要的病死原因之一，发病率为20%~31%，严重影响患者的转归。

2. 肺部感染

误吸、气管插管的侵袭性操作，气管切开后声门下-气囊上间隙滞留物、气道内分泌物排出不畅均可以引起肺部感染，卧床也容易造成坠积性肺炎。

3. 肺水肿

肺水肿是重型颅脑创伤后肺损害中常见的病理学变化，水肿及出血进入肺泡内则造成肺不张，在临床上表现为血性泡沫痰增多，这种肺不张为多灶性存在，肺不张区域内小血管常呈明显扩张，临床表现可见寒战、发热、咳嗽、咳痰、喘息及气短等症状。

(二) 评估

(1) 视诊：胸廓形态、呼吸模式，呼吸对称性、频率、节律、幅度及痰液性状。

(2) 触诊：胸廓扩张度、触觉语颤。

(3) 叩诊：清音、浊音、鼓音、实音及过清音。

(4) 听诊：干、湿啰音及干鸣音。

(5) 肺功能评估：潮气量、补吸气量、补呼气量、深吸气量、肺活量、用力肺活量、第1秒用力肺活量及每分钟最大通气量。

(6) 肺部影像学：胸部X线和CT。

(三) 康复措施

1. 被动肺康复技术（患者昏迷/植物状态/意识不配合状态）

(1) 气道清洁：帮助机械通气或带气管套管的重症患者排出分泌物。通过手法、体位等途径增加吸气量和气体流速，反复数次，最后辅以吸痰，加强气道的廓清。也可借助机器设备进行，如辅助吸痰机、振动排痰背心等。

(2) 球囊扩张技术：按照呼吸节奏挤压球囊和放松球囊，在吸气末快速放松球囊。

(3) 正压通气：呼气末加正压，使阻塞的肺泡扩张。

(4) 胸壁关节松动术：选择患侧在上的侧卧位，康复治疗师从各方向活动患者肩胛骨。

(5) 排痰训练、体位引流：根据病变部位采用不同的引流体位，使病变部位痰液向主支气管引流；可采用胸部叩击、震颤、轻叩引流部位相应胸廓或振动排痰设备等方式。

(6) 物理因子或电刺激治疗：超短波治疗、超声雾化治疗等有助于消炎、抗痉挛及促进排痰。体外膈肌反搏：使用低频通电装置或体外膈肌反搏仪，采用脉冲波治疗。

(7) 体位训练：翻身、摇高床头（从30°逐渐增至90°）、床上依靠坐位、离床活动等。

2. 主动肺康复训练（对意识已经清醒且能有效配合训练者）

（1）呼吸模式训练：腹式呼吸训练，以膈肌呼吸为主，改善异常呼吸模式。暗示呼吸法，即触觉诱导腹式呼吸，适当深呼吸，减慢呼吸频率，提高通气效率。

（2）抗阻呼吸训练：呼气时施加阻力，适当增加气道阻力，改善呼气过程，如缩唇呼气、吹瓶呼吸或发音呼吸等。

（3）局部呼吸训练：肋骨扩张，治疗师将双手置于患者肋骨上诱发肋间外肌肉的收缩和胸廓扩张。后侧底部扩张，患者坐位，身体前倾，按照上述扩张肋骨的方法进行训练。

（4）咳嗽训练：有效咳嗽训练，患者放松取舒适体位，深而放松地吸气，接着急剧进行双重咳嗽。诱发咳嗽训练，以手法压迫腹部协助产生较大的腹内压，强有力地咳嗽。注意进行咳嗽训练时防范颅内压升高导致的风险，加强对患者神志、瞳孔及颅内压的监测。

四、运动障碍的康复管理

（一）概述

重型颅脑创伤常合并有不同程度的运动障碍，主要表现为与脑损伤部位相关的神经源性瘫痪。高达88%的脑损伤患者表现为上运动神经元性偏瘫。通常我们将运动障碍的分期简单分为弛缓期（软瘫）和痉挛期（硬瘫），由于其恢复过程呈现模式化，目前广泛沿用 Brunnstrom（1966）瘫痪分期（6期）：1期轻瘫期（肢体无主动活动）；2期联合反应期（出现痉挛，微弱的伸屈肌共同运动）；3期共同运动期（痉挛明显，共同运动模式）；4期部分分离运动期（出现选择性主动肌肉活动）；5期分离运动期（痉挛减轻，大部分肌肉活动均为选择性）；6期协调运动期（以分离运动为主）。脑损伤患者不论病情轻重，多数难以恢复到正常运动期，最终往往停留在某一时期。

1. 评估

重型颅脑创伤所引起的瘫痪的恢复过程是一种肌张力和运动模式不断衍变的质变过程。

（1）单纯肌力的改善不一定伴有相应功能活动的改善，故其评价不宜采用肌力评价法，而宜用 Brunnstrom、Bobath、上田敏、Fugl-Meyer、MAS、Rivermead 等评定法。其中前三者属于等级评定法，Brunnstrom 法最为经典；后三者属于量化评定法，Fugl-Meyer 法最为常用。

（2）等级评定法简便易记，最常用于临床，而量化评定法更为精准，在研究工作中应用广泛。运动诱发电位和感觉诱发电位是近年来推荐的评定肢体运动功能较为精准的方法，同时脑电图可用于运动皮质神经活动的检测。

2. 康复措施

（1）肌肉管理：患者多数长期卧床，限制性运动障碍影响远隔肌肉的肌力和募集能力，尤其是股四头肌和伸肌群，因此患者早期多数软瘫、肌无力、主动运动不能，长期会发生肌肉萎缩，必须进行被动的肌肉牵伸运动疗法。随着病情的进展，患者晚期会出现痉挛、异常运动模式，可行抗阻训练。总体上，运动功能训练最常用 Brunnstrom 技术或 Bobath 技术。Brunnstrom 技术强调在早期（约 Brunnstrom Ⅰ～Ⅲ）利用姿势反射、联合反应、共同运动引导患者的运动反应，后期（约 Brunnstrom Ⅳ～Ⅴ）再从中分离出正常运动的成分，最终脱离异常运动模式，向功能性运动模式过渡。Bobath 技术主要是通过抑制不正常的姿势、病理反射或异常运动，尽可能诱发正常运动。同时，可利用本体感觉性刺激和局部皮肤刺激，促进较弱的肌肉收缩；神经肌肉电刺激可刺激无力肌运动；深部肌肉振动可放松肌肉或降低肌肉张力；针灸、推拿等中医疗法可以用来辅助改善肌肉功能。后期，针对肌肉痉挛，可采用巴氯芬、乙哌立松、替扎尼定等抗肌张力药物口服治疗或 A 型肉毒毒素肌肉注射治疗。

（2）骨管理：抗阻、负重训练和肌肉牵伸对骨骼形成的压力和张力，有利于降低瘫痪或长期卧床引起的骨质疏松，避免骨折的发生。高钙血症以及尿钙、尿氮等是骨质减少的生化指标，因此必要的血钙监控和钙质补充是必要的，同时做好监测。

（3）关节管理：被动的关节活动度训练有利于改善关节活动受限引起的软骨退化、关节挛缩或关节炎症等，维持关节周围结缔组织的延展性和韧带强度。同时 Brunnstrom 技术强调利用肩胛骨运动诱发头颈部运动，利用躯干姿势诱发肩髋关节活动；Bobath 技术强调关键点，如头部、躯干、胸骨中下段，近端肩部、骨盆以及远端上肢的拇指、下肢的踇趾的控制，以达到抑制痉挛和异常姿势反射、促进正常姿势反射的目的。肩关节半脱位主要是由于肩带肌群无力，可佩戴肩托，肌肉电刺激治疗有效。关节炎症或退行性改变，应行受累关节的无痛训练，早期除了可用超声、激光等物理疗法消炎止痛外，非甾体抗炎药对症止痛、关节腔内注射玻璃酸钠或激素局部治疗在临床上应用也较为广泛。后期，如有关节畸形、肌腱挛缩，轻者以被动手法或支具矫正，冲击波治疗改善，严重者可手术矫正。例如，最为常见的跟腱挛缩，可采用手法牵伸、踏斜板，佩戴足托，配合热疗、激光、超声及冲击波等，严重者可行跟腱延长术。复杂性区域性疼痛综合征是关节炎症的特殊类型，可行非甾体抗炎药、小剂量类固醇皮质激素、降钙素等药物治疗，冷热水交替、超声及蜡疗等物理治疗，必要时可行星状神经节阻滞。

（4）四肢血管的管理：瘫痪或肌无力导致四肢血管血液流动减缓，严重时可导致血栓形成，因此，为了促进肌肉、关节的运动，辅助气压治疗是必要的。同时，佩戴肢体弹力袖套、弹力袜甚至腹部束带，注意体位摆放，如抬高下肢，均可以增加回心血量。

（5）良肢位摆放：维持肢体良肢位，预防肢体不良运动模式。良肢位分为仰卧位、健侧卧位、患侧卧位，建议每 2 h 翻身一次。

（6）辅具治疗：一方面用于软瘫期正常体位的固定，防止关节过度屈伸；另一方面用于肌痉挛或关节挛缩异常体位的纠正。例如，肩托用于肩关节半脱位，足踝矫形器用于足下垂内翻畸形，膝托用于下肢无力性膝过伸，腰托用于辅助支撑躯干平衡，分指板用于纠正握拳状态。近年来，康复机器人等新技术的发展，是辅具智能化的体现。肌内效贴虽然不是严格意义上的辅具，但可以缓解疼痛、减轻水肿、促进循环及放松软组织、矫正姿势，对于关节和肌肉疼痛有效，在其辅助下训练，可有效避免关节和肌肉损伤的加重。

（7）运动皮质的神经重塑：经颅磁刺激或经颅直流电刺激可以用来激活运动皮质，从而诱导外周运动神经激发运动模式。

（8）运动综合能力训练：脑损伤急性期后，患者需要进一步进行平衡功能的训练，以及从卧位到坐位、站立位的重心转移训练，直到后期的步行训练和手功能训练。至于减少患者卧床时间，每日站立床训练是较为有效的方法，同时也需要辅助治疗。

五、早期并发症的康复管理

（一）关节挛缩

关节挛缩可作为一种长期制动的并发症而发生。据统计，颅脑损伤后1年关节挛缩发生率为86%。

1. 颅脑损伤早期关节僵直的可能原因

在颅脑损伤早期，关节僵直的可能原因有：上运动神经元受损导致的痉挛，锥体外系受损所致肌张力异常增高，角弓反张，正常压力脑积水所致肌张力异常。关节僵直如果未能及时干预将导致关节挛缩，最常受累的关节是肘关节和踝关节，其次是髋关节和膝关节。

2. 糖皮质激素的使用是一种保护性因素

高质量的证据表明，拉伸对挛缩的短期预防效果明显，但长期（>6个月）的预防效果不明显。在颅脑损伤早期，预防关节挛缩最重要的措施是控制肌张力、保持关节活动范围，可以针对肌张力异常的原因进行治疗，如使用肌松药、多巴胺类制剂、抗痉挛药以及必要的手术干预等。康复治疗措施包括：良肢位摆放（抗痉挛体位、关节功能位）、使用支具、低负荷长时间的牵伸及牵伸状态的保持、关节全范围活动（主动或被动）。治疗建议还包括起立床训练。

（二）废用综合征

废用综合征是由机体不活动或少活动导致的继发性损害，在重症颅脑外伤中也很常见。其表现为局部废用和全身废用。局部废用包括肌无力与肌萎缩、关节挛缩、静脉血栓形成、压力性损伤及骨质疏松；全身废用的表现有直立性低血压、心肺功能减低、消化功能减低、疲劳及抑郁等。神经肌肉电刺激对于预防废用性肌肉无力和肌肉萎缩有一定作用。废用综合征对于机体功能的不良影响是广泛而深远的，在重型颅脑创伤早期应多学科协作制定全面完善的预防和康复方案。

六、神经重症患者的早期康复护理

（一）早期康复活动的指征与时机

（1）神经重症（neurointensive care unit，NICU）患者的早期活动有利于促进其神经轴突和树突发芽再生、神经功能网络修复、侧支循环的建立，益于大脑半球的功能代偿及重组，促进多种细胞因子的表达刺激和促使周围未受损的神经细胞进行代偿、重塑，包括建立新的神经连接、获得新功能及修复损伤，可不同程度地改善神经功能。

（2）早期活动同时有效降低肌肉的痉挛萎缩、肺部感染、深静脉血栓及压力性损伤等并发症的发生,从而进一步提高患者运动功能,降低致残率,改善生活自理能力。但同时应避免发生活动引起的不良事件。

(3)临床治疗中,参照《中国神经外科重症管理专家共识(2020版)》和《神经重症康复中国专家共识(上)》中提出的开始时机、开始指征与暂停指征进行严格把控,评估患者是否适宜活动、活动中可能发生的不良事件风险,以选择适宜活动的患者,安排合理的活动方式,并开展活动中的监测,保证患者安全。

(二) NICU 早期康复开始时机

NICU 早期康复根据不同病因采取不同的开始时间和活动强度。

1. 缺血性脑卒中及脑出血

对缺血性脑卒中患者推荐发病后 24 h 开始康复治疗,24~48 h 内建议低强度康复。脑出血患者推荐在康复开始前密切监测出血量和血压的变化,在出血稳定至少 24 h 后再开始康复治疗,所以早期康复期间要确保其血压稳定。

2. 动脉瘤性蛛网膜下腔出血

推荐动脉瘤处理后 24~48 h 就可以开始早期康复。脑室外引流不是早期康复的禁忌证。

3. 颅脑损伤

重度 TBI 患者早期往往需要进行颅内压和神经功能的监测,并有随时进行外科手术干预的可能,推荐在神经功能稳定后 24 h 开始康复治疗。

(三) 早期活动开始指征

① 心率(HR)>40 次/min 或<120 次/min;② 血压:收缩压≥90 mmHg 或≤180 mmHg,舒张压≤110 mmHg,平均动脉压(MAP)≥65 mmHg 或≤110 mmHg;③ 呼吸系统:呼吸频率(RR)≤35 次/min,血氧饱和度(SpO_2)≥90%,机械辅助通气吸氧浓度(FiO_2)≤60%,呼气末正压(PEEP)≤10 cmH_2O;④ 循环系统:小剂量血管活性药物支持,多巴胺≤10 mg/(kg·min)或去甲肾上腺素/肾上腺素≤0.1 mg/(kg·min);⑤ 颅内压(ICP)<20 mmHg。

(四) NICU 早期康复暂停指征

① MAP<70 mmHg 或>120 mmHg;② HR<40 次/min 或>130 次/min;③ RR<5 次/min 或>40 次/min;④ 动脉血氧饱和度(SaO_2)<88%;⑤ 颅内压>25 mmHg;⑥ FiO_2>60%,PEEP≥10 cmH_2O;⑦ 跌倒;⑧ 神经功能恶化;⑨ 导管脱落;⑩ 疼痛。

(五) NICU 患者活动方案

1. 八级活动方案

第一级,患者床头抬高 45°,伴有主动和被动运动;第二级,患者床头抬高 45°,双腿放置于椅子上,伴有主动运动;第三级,床头抬高 60°,双腿放置于椅子上,患者主动在床上翻身;第四级,床头抬高 65°;第五级:患者坐于床沿;第六级,患者坐在轮椅上;第七级,患者站立,慢慢移向椅子;第八级,患者借助助行工具行走。研究表明,渐进行动方案是安全有效的 ICU 早期活动。

2. 英国 ICU 患者标准结构化康复方案

当患者处于镇静状态且 RASS 评分<-2 或无活动禁忌证时,可进行每日被动运动;若患者清醒合作或停止镇静超过 24 h 且 RASS 评分>-4,则可根据患者的实际活动能力与病情进行床边坐位练习、体位转移及行走训练。研究表明,根据患者的配合清醒程度或镇静情况与 RASS 评分实施目标性的康复计划,改善了 ICU 患者出院时的活动水平,减少了 ICU 和医院的住院时间及机械通气天数。

3. 患者八阶段早期活动计划

第一阶段:被动全范围关节活动,上下肢各关节进行前屈、后伸、内收、外展、内旋、外旋;第二阶段:主动运动与翻身;第三阶段:日常生活能力锻炼;第四阶段:床边坐起,双下肢下垂;第五阶段:床椅转移;第六阶段:在助行器和医护人员的帮助下进行坐位到站位的练习;第七阶段:在助行器和医护人员的帮助下进行原地踏步的练习;第八阶段:在助行器和医护人员的帮助下进行站位到行走的练习。该研究增加了日常生活能力锻炼(activities of daily living,ADL)和助行器的辅助,研究表明该活动方案可促进机械通气患者握力及身体功能的康复,缩短机械通气时间和 ICU 住院时间,并提高患者生活质量。

4. ICU 患者四阶段康复运动方案

第一阶段:患者 RASS 评分≥2 或≤-2,可进行翻身、被动活动;第二阶段:患者神志清楚,RASS 评分>-2 或<0,可辅助用床上脚踏车进行主动运动;第三阶段:患者神志清楚,予上肢器械拉力训练及床边坐椅子;第四阶段:患者神志清楚,予床边走动。该研究表明早期床上脚踏车训练可改善患者心肺功能,减少住院时间。

5. 床旁轮椅端坐

床旁轮椅端坐属于早期活动方式的一种。早期活动可有效降低肌肉的痉挛萎缩、肺部感染、深静脉血栓及压力性损伤等并发症的发生,从而进一步提高患者的运动功能,降低致残率,改善生活自理能力。床旁端坐法有利于促进膈肌下降,膈肌下移可使肺底部肺泡扩张,从而使气体交换面积增大,有利于维持通气功能,增加肺的通气性和肺活量,有利于改善呼吸状态,还能有效减少误吸与反流的情况出现,提升咳嗽力度以利于痰液的引流,便于进行机械通气及病情监测,减少机械通气时间。

神经外科患者早期活动被证实积极有效,通过医护团队紧密配合,周密计划,全面评估,在过程中密切观察,及时处理,在保证患者安全的同时,可有效促进患者康复。

第三节 吞咽功能康复与护理

神经外科患者因颅脑损伤和脑卒中等疾病可导致吞咽功能障碍,吞咽障碍可造成营养不良、误吸、窒息、焦虑等各种生理和心理问题,直接或间接影响患者的远期预后和生活质量。现代康复学认为,中枢神经系统在结构上或功能上具有一定的重组能力或可塑性。在神经元未完全损伤的前提下,轴突、树突、突触均可再生并进行功能重组。因此，对神经外科吞咽障碍的患者应尽早开展护理和康复干预。

有关概念及护理评估详见第一章第五节吞咽障碍的评估与护理。本节仅介绍康复护理。

一、促进吞咽功能恢复

此类方法旨在通过改善生理功能来提高吞咽的安全性和有效性。例如，提高吞咽肌肉收缩力量、速率和肌肉的协调能力，以实现安全有效的吞咽。专家推荐使用的训练与治疗手段包括头、颈、肩部放松训练、口腔感觉训练、口腔运动训练、气道保护方法、低频电刺激、表面肌电生物反馈训练、针刺治疗、通气吞咽说话瓣膜的应用等。

口腔训练是恢复吞咽功能的基础训练。通过大脑皮质感觉运动的神经调控机制，改善咀嚼、舌的感觉及功能活动。口腔感觉和运动训练适应证包括：① 唇闭合障碍、张口障碍、舌无力无法伸出唇外、软腭上抬幅度不足等口腔运动障碍；② 口腔感觉障碍；③ 流涎，食物因在口腔弥散不能形成食团而无法被运送到咽部等口腔期吞咽障碍。强化口腔感觉刺激，通过增加脑干吞咽中枢的感觉信息输入更早触发吞咽活动，对吞咽的启动和调节至关重要。

（一）口腔感觉训练

口腔感觉训练是指针对口腔期吞咽障碍患者的口腔浅、深感觉及反射异常设计的一系列训练技术，旨在帮助改善口腔器官的各种感觉功能。目前行之有效的口腔感觉训练技术包括冷刺激、嗅觉刺激、味觉刺激、振动刺激、气脉冲感觉刺激、冰酸刺激、K点刺激等，临床实践效果令人满意。

1. 冷刺激

使用冰棉棒刺激或冰水漱口是一种特别的感觉刺激，适用于口腔感觉较差的患者。

2. 嗅觉刺激

嗅觉刺激多用芳香味刺激物，故又称芳香疗法。芳香疗法是通过芳香物质中的小分子物质（芳香小分子）刺激嗅觉来达到对嗅觉的调节及对嗅觉信息传递的促进作用，包括黑胡椒、薄荷脑刺激等。

3. 味觉刺激

舌的味觉是一种特殊的化学性感觉刺激，舌尖对甜味敏感，舌根部易感受苦味，舌两侧易感受酸味，舌体对咸味与痛觉敏感。将不同味道的食物放置于舌部相应味蕾敏感区域，可以增强外周感觉的传入，从而使吞咽皮质兴奋，改善吞咽功能。

4. 口面部振动刺激

用改良的振动棒刷擦口腔内颊部、舌部或面部，给予这些部位深感觉刺激，提高口、颜面部的运动协调能力。此方法的刺激范围较手动操作刺激广，振动频率和强度可随时调节，适用于不同年龄段的吞咽障碍患者。

5. 气脉冲感觉刺激

通过气流冲击刺激口咽腔黏膜诱发吞咽反射，提高口咽腔黏膜敏感性，加快吞咽启动。与电刺激相比，气体刺激患者无不适感，且无误吸风险，安全性高，尤其适用于因严重认知障碍不能配合其他治疗的成人及儿童患者。

6. 冰酸刺激

吞咽前在腭舌弓给予冰酸刺激，可以提高口咽对食团知觉的敏感度，减少口腔过多的唾液分泌，并通过刺激脑干的激活系统，提高感觉中枢对食物的感知和对进食吞咽的注意力。本训练适用于口腔温度觉和味觉较差的患者。

7. K点刺激

K点位于后磨牙三角的高度，腭舌弓和翼突下颌帆的中央位置。可选择专用的小勺、普通棉棒或手指等刺激该点。目的是促进张口和诱发吞咽反射，适用于上运动神经元损伤后张口困难的患者，对于认知障碍及理解力下降的患者也可用。

8. 深层咽肌神经刺激疗法（deep pharyngeal neuromuscular stimulation，DPNS）

该方法利用一系列的冰冻柠檬棒进行刺激，以改善咽喉的感觉运动功能。刺激时着重强调3个反射区——舌根部、软腭上咽与中咽缩肌，以达到强化口腔肌肉功能与咽喉反射的目的。

9. 改良振动棒深感觉训练

利用改良振动棒提供口腔振动感觉刺激，通过振动刺激深感觉的传入，反射性强化运动传出，改善口腔颜面运动协调功能。此种训练在临床实践中并未出现任何不良反应，配合度高、依从性好的患者也可以在家中训练。

（二）口腔运动训练

1. 口腔器官运动体操

徒手或借助简单小工具做唇、舌的练习，以加强唇、舌、上下颌的运动控制、稳定性、协调性和力量，提高进食咀嚼的功能。

（1）唇部运动练习：唇在吞咽过程中的主要作用是控制食团不从口腔流出，吞咽时保持口腔的压力。唇部如果力量下降，将不能很好地把食团控制在口中，从而直接影响到口腔期吞咽，同时也会出现流涎。唇部训练患者可在护理人员指导下对着镜子或家属进行，每日4~5次，每次5~10 min，渐进式训练唇的运动与力量协调功能。具体训练方法如下。

① 发声练习：发"p""b"，训练唇的快速开闭，加强唇的运动控制；发"u""i"，训练唇的运动；用冰块对嘴唇进行刺激。

② 抗阻训练：嘱患者紧闭双唇，训练者用手轻轻地试图分开双唇，患者用力闭唇以进行抗阻训练；或让患者做鼓腮练习，训练者使用适当阻力挤压两腮；让患者双唇含住压舌板，用手拉出压舌板，患者利用口唇进行对抗，维持5 s后再放松；将一颗拴线的纽扣放置于口唇和牙齿之间，用手轻轻拉线，患者紧闭口唇进行对抗。根据患者唇的力量，应用不同形状和不同压力的哨子做渐进性吹哨子训练。

（2）下颌、面部及颊部运动训练：通过训练加强上下颌的运动控制、稳定性、协调能力以及力量，从而提高进食咀嚼的功能。具体训练方法如下。

① 嘱患者把口张开至最大，然后闭合，将下颌向左、右、前、后移动。

② 让患者夸张地张开口发"a"音，然后迅速合上。

③ 让患者夸张地做咀嚼动作。

④ 让患者鼓腮做漱口动作，使空气在面颊内迅速地左右转移，也可进行口内颊部刺激。

⑤ 咬牙胶训练，应用不同厚度的专用牙胶模拟咀嚼食物。咬合运动有单侧、双侧、横咬合，以增加下颌骨稳定性和张口能力。

⑥ 抗阻训练，在患者下颌处施加一定阻力，让患者用力下移或关闭下颌。

（3）舌体、软腭运动训练：通过训练加强舌和软腭的运动控制、力量及协调性，从而提高进食及吞咽的功能。具体训练方法如下。

① 发"t""d"音，训练舌尖与牙槽嵴快速地接触与收缩；发"ch"音，促进舌接触软腭中部；发"s""sh"音，促进舌的侧面与软腭接触；发"g""k""h"音，促进软腭运动功能；重复发"la""da""ga"音，训练舌与软腭的协调性。

② 嘱患者尽量将舌伸出口外，用舌头舔下唇、左右口角、上唇，维持 10 s 后再缩回。

③ 张开口，舌尖抬起到门牙背面，维持 5 s，然后紧贴硬腭向后卷，做卷舌运动。

④ 舌尖在口腔内做清扫动作。

⑤ 通过咀嚼纱布来进行舌的活动度练习。

⑥ 如果有舌体萎缩，可用纱布包住舌，用拇指、示指向外牵拉舌部并做各个方向的运动，但始终要强调患者主动活动的重要性。

⑦ 嘱患者伸出舌，护理人员用压舌板压向舌尖，让舌尖做抗阻力训练。

2. 舌压抗阻反馈训练

舌压抗阻反馈训练是通过应用舌抗阻反馈训练装置改善舌流体静压，提高舌活动能力的一种训练方法，也可以使用带有水囊的自制导管进行训练。这是一种直观的将患者舌的抗阻上抬能力通过压力值显示的正反馈训练技术。

3. 舌肌的康复训练

使用舌肌康复训练器（吸舌器）被动牵拉或在舌活动时施加助力和阻力，来提高舌肌力量。该训练不仅用于舌的牵拉训练，也可在唇、舌、面颊部等肌肉运动感觉训练中使用。

4. Masako 训练法

吞咽时，对舌进行制动，使咽后壁向前运动与舌根部相贴近，以增加咽的压力，加快食团推进。该训练可增加舌根的力量，延长舌根与咽后壁的接触时间，促进咽后壁肌群代偿性向前运动。

5. Shaker 锻炼

Shaker 锻炼又称抬头训练，目的是增加食管上段括约肌开放的时间和宽度，促进清除吞咽后因食管上段括约肌开放不全而引起的咽部食物残留。

（三）气道保护方法

气道保护方法旨在扩大患者口、咽、舌骨喉复合体等结构的运动范围，增强其运动力度及感觉和运动协调性，避免误吸。正确应用保护气道的徒手操作训练方法，可提高吞咽的安全性和有效性。气道保护方法主要包括延长吞咽时间的 Mendelsohn 吞咽法，保护气管的声门上吞咽法及超声门上吞咽法,增加吞咽通道压力的用力吞咽法等。

1. Mendelsohn 吞咽法

该法通过被动抬升喉,可以增加环咽肌开放的时长与宽度,避免误吸,改善整体吞咽的协调性。

2. 声门上吞咽法

该法是在吞咽前及吞咽时通过气道关闭,防止食物及液体误吸,吞咽后立即咳嗽,清除残留在声带处的食物的一项气道保护技术。患者须在清醒且放松状态下施行,还必须能遵从简单指令。

3. 超声门上吞咽法

超声门上吞咽法是指让患者在吞咽前或吞咽时,将杓状软骨向前倾至会厌软骨底部,并让假声带紧密闭合,使呼吸道入口主动关闭。该法适用于呼吸道入口闭合不足的患者,特别适合于做过喉声门上切除术的患者。

4. 用力吞咽法

该法可在咽期吞咽时,为了增加舌根向后的运动而采用。多次用力吞咽,可使少量残留在咽喉的食物被清除掉。

5. 吞咽与空吞咽交替

此法主要用来防止咽部食物残留。每次吞咽食物后,可采用空吞咽即反复多次空吞咽的方法,将口中食物吞咽下去。当咽部已有食物残留时,如继续进食,则可使残留食物积聚而增加误咽的危险。因此,可采用此方法使食团全部咽下后再进食,也可饮水 1~2 mL,继之吞咽。这样既有利于诱发吞咽反射,又能达到清除残留食物的目的。

6. 呼吸训练

此法主要用于提高摄食吞咽时对呼吸的控制能力,有利于排出气道异物,强化声门闭锁,缓解颈部肌肉的过度紧张,改善胸廓活动度。具体方法如下。① 腹式呼吸:指导患者用鼻深吸气 3~5 s,屏息 1 s,用口呼气 3~5 s,屏息 1 s,即为完成一次腹式呼吸。训练时患者两手分别放于胸部和腹部,感受吸气时腹部膨隆、呼气时腹部下陷。② 缩唇呼吸:指导患者用鼻吸气,稍屏气后缩拢口唇呈吹口哨状缓慢呼气,吸气和呼气时间比达 1∶2~1∶4 为宜。③ 强化声门闭锁:指导患者经口鼻缓慢深吸气,吸气末打开声门发力,如咳嗽或发"p"音,嘱患者训练时勿过度用力。④ 吹气练习:指导患者练习吹纸条和气球,统一准备长 15 cm、宽 2 cm 的纸条,悬挂在患者口鼻前 10~15 cm 处,嘱患者深吸气后吹动纸条使纸条向后飘荡,掌握方法后逐渐延长吹气时间,一次吹气使纸条能够维持在飘荡的位置 4~6 s。患者能熟练完成吹纸条训练后可加用吹气球法,即人工阻力呼吸训练。单项训练连续完成 5 次为 1 组,完成 1 组后平静呼吸 8~10 次再进行下一组练习。每日训练 2 次,每次约 30 min。

(四) 低频电刺激疗法

目前使用较多的低频电刺激疗法有神经肌肉电刺激、经皮神经电刺激、电针灸等。

(五) 表面肌电生物反馈训练

吞咽动作是口腔、咽部和喉部许多小肌肉复杂的协调运动过程,直接观察这些复杂的肌肉运动比较难。表面肌电生物反馈训练可以通过电子仪器记录口、咽喉部表面肌肉的肌电信号，以视、听觉信号等方式显示并反馈给患者，根据这种反馈信号及治疗师的语言提示，患者学会控制这些肌肉的活动，从而提高吞咽肌群的力量和协调性。对于依从性较好的吞咽障碍患者，表面肌电生物反馈训练有较多的循证支持，配合用力吞咽或Mendelsohn吞咽法，肌电触发电刺激方法的效果更好。

（六）针刺治疗

针刺作为中国传统治疗方法，在吞咽障碍的治疗中应用广泛。电针除了常规的中医穴位作用之外，还有低频电刺激作用。

（七）通气吞咽说话瓣膜

在气管切开患者的气管套管口安放一个单向通气阀，吸气时瓣膜开放，吸气末瓣膜关闭，呼气时气流经声带、口鼻而出，从而改善其吞咽和说话功能，这种装置称为通气吞咽说话瓣膜，简称说话瓣膜。除直接恢复语言交流外，它还具有下列作用。

1. 改善咳嗽反射

安装瓣膜后上呼吸道有气流通过，故可改善呼吸道的感觉功能，使患者能感受到有分泌物的存在，并意识到必须清除。

2. 提高嗅觉和味觉功能

呼气时气流流经鼻腔或口腔可刺激相应的嗅觉和味觉感受器，从而提高嗅觉和味觉的功能。

3. 提高呼吸功能

安装说话瓣膜后，可进行正常咳嗽和呼吸训练，减少肺部感染，加快拔除气管套管的进程。

4. 改善患者的焦虑和躁动等心理障碍

说话瓣膜的适应证包括：患者清醒且有恢复语言交流的愿望；需要吞咽治疗的患者，如神经系统疾病患者；没有明显气管阻塞的双侧声带麻痹患者；闭合性头颅损伤或创伤，不能耐受气管套管开口全部堵住的患者。

在下列情况下禁用或慎用说话瓣膜：意识障碍，不能放气的带气囊的套管，气囊为泡沫气囊套管，严重的气道梗阻，喉切除术或喉气管分离术后，气管套管周围不能通过气流，分泌物较多，有严重误吸危险，肺顺应性严重下降。

长期留置气管套管给患者说话、吞咽、功能活动及护理等康复治疗与临床治疗带来很大的影响，通气吞咽说话瓣膜为顺利拔除气管套管创造了条件。通气吞咽说话瓣膜的使用必须依靠康复团队的合作。对于使用呼吸机的患者，带机状态下要在早期（24~72 h）使用说话瓣膜，这是撤机成功的关键。撤机后佩戴说话瓣膜，呼吸、咳嗽与吞咽训练同步进行。

（八）神经调控技术

重复经颅磁刺激、经颅直流电刺激等，通过改变脑的兴奋性诱导脑可塑性的变化，结合吞咽训练对吞咽功能的恢复较为有效。该技术目前正处于临床研究与初步应用阶段，值得关注与实践。

在各种提高吞咽功能训练的方法中，主动性、个体化治疗方案十分重要，几种治疗方法联合应用效果会更好。

二、吞咽障碍的代偿措施

（一）食物调整

食物的性状影响吞咽的过程，通过调节食物的性状，可以让部分吞咽患者安全有效地进食。

1. 液体稠度的调整

根据吞咽造影检查结果，针对单纯饮水呛咳的患者，可以加凝固粉（目前市面此类产品基本上分为改良淀粉和黄原胶两类，但商品名称不一）将液体（果汁、牛奶、茶、汤等）增稠，减少误吸和呛咳的机会。

2. 食物质地的调整

根据评估来选择食物质地，如软食、切碎的食物、爽滑的浓流质、稀流质。

3. 一口量的调整

调整每口进入口腔的食物量，旨在利于口腔期形成的食团向咽腔推送以及顺利进入食管，推荐的进食一口量以 5~20 mL 为宜。建议进行 V-VST 或 VFSS 检查后选择合适的一口量。

食物质地与性状的调配对于能经口进食的吞咽障碍患者而言，是确保安全有效进食的先决条件之一，家属和患者的观念改变是实际生活中促进安全吞咽的关键。

（二）吞咽姿势的调整

吞咽时，头颈等部位的姿势调整，可使吞咽通道的走向、腔径的大小和某些吞咽器官组成结构（如喉、舌、杓状软骨）的位置有所改变，从而避免误吸和食物残留，消除呛咳等症状。此方法能保持患者的正常生理功能，不需要患者在吞咽时特别用力，适用于神经系统疾病（如脑卒中）、头颈部肿瘤术后等情况。不同年龄的患者均可采用，无不良反应。

1. 仰头吞咽

仰头能使口腔的解剖结构变宽，对口或舌功能缺损者而言，有利于食团进入咽腔。仰头吞咽可增加食管内的压力，缩短食管段的舒张时间，对于口咽腔运送慢的患者是一项有用的代偿技术。颈部后仰使会厌谷变狭小，残留于会厌谷的食物可能被挤出。但仰头吞咽会使吞咽障碍患者的喉闭合功能降低，因此对呼吸道保护功能欠佳或存在咽食管功能障碍的患者而言，此法会加大误吸风险。

2. 低头吞咽

吞咽时，低头导致下颌贴近胸骨，可使口咽解剖结构变窄，同时会厌软骨被推近咽后壁，使呼吸道入口变窄。此法对于咽期吞咽反射启动延迟以及喉闭合功能降低的患者是一个较好的选择。

3. 头转向患侧

头转向患侧主要可使吞咽通道的解剖结构在头偏向侧变得狭窄或关闭，使食团顺利通过咽部和梨状隐窝等易于造成食物残留的部位，适用于单侧咽部麻痹或偏瘫患者。

4. 头低向一侧

头低向一侧是指将头转向患侧同时低颌。头低向一侧，使该侧吞咽通道变得狭窄或关闭，吞咽时食物不通过该侧，而充分利用健侧完成吞咽过程，避免咽部滞留食物和误吸，该姿势适用于单侧咽部麻痹或偏瘫患者。

5. 头倾向一侧

头倾向一侧使吞咽通道的解剖结构在头偏向侧变得狭窄或关闭，从而让食物从障碍较轻的一侧通过口腔和咽部。

采用吞咽姿势调整的方法时，最好在吞咽造影检查时，先观察有效的吞咽姿势，然后再选取这种有效姿势进行训练。吞咽姿势调整一般仅作为暂时性使用的方法，逐步过渡到能以正常吞咽姿势进食后应停用。

（三）进食工具的调整

进食工具应充分考虑安全、方便适用。可选择加长柄或加粗柄的餐匙、杯子，如弯柄勺、成角勺、C形握把杯、双耳杯等以便于稳定抓握。选择防洒漏的碗或盘，必要时可在碗底加防滑垫。

（四）环境改造

选择整洁的就餐环境，帮助患者做好就餐前准备工作，如降低噪音、增强照明等，减少一切分散患者注意力的环境因素，尽量让患者在安静舒适的环境下专心进行吞咽训练，以降低吞咽训练中发生危险的可能。

三、吞咽障碍护理措施

（一）口腔护理

唾液分泌减少或增多、口腔内自净能力下降、食物残渣存留、定植菌不能有效清除等，都是误吸所致吸入性肺炎的影响因素，应采取切实有效的措施保障口腔卫生。口腔护理的目的是保持口腔处于一种舒适、洁净、湿润的状态，有效的口腔护理要求清洁整个口腔黏膜、牙齿、舌、齿颊沟及咽喉部。常用的口腔护理方法如下。

1. 含漱法

含漱法适用于洼田饮水试验3级以下的吞咽障碍患者，嘱患者选择适宜的漱口液进行漱口。

2. 传统特殊口腔护理

此方法可满足气管插管患者口腔清洁的要求，避免误吸。该法由双人操作，一人固定插管，另一人清洁口腔。

3. 负压冲洗式刷牙法

此方法适用于昏迷、气管插管、气管切开或洼田饮水试验2级以上的吞咽障碍患者。该法由护士操作，用冲吸式口腔护理吸痰管的进水腔在冲洗口腔后，将水及时通过吸水腔吸走，再用硅胶刷毛在口腔内不断刷洗。

4. 冷热口腔刷洗

此方法是通过对患者口腔肌群的冷、热刺激，在清洁口腔的同时，早期介入口腔运动，从而有效地促进舌肌、颊肌、咀嚼肌及咽喉部肌群的训练。建议康复护理专业人员优先推广使用。

（二）吞咽障碍患者进食途径管理、食物选择调配和护理

根据患者吞咽功能、营养状态和医生、治疗师的建议，为患者选择不同的进食途径，包括持续置管注食、间歇置管注食、治疗性经口进食，并给予相应的饮食护理和管道护理。

1. 持续置管注食的护理

对不能经口进食的患者通过管饲提供营养物质、水分及药物，以维持患者营养和治疗的需要。鼻胃管、鼻空肠管、胃造瘘管等可根据患者的病情、置管时间等合理选择。护理重点包括：置管操作的标准化；管道平时维护（如保持有效固定和通畅）、观察和记录；管饲流质食物种类的合理搭配；注食量、速度、温度、次数等的把控；常见并发症，如腹泻、反流、鼻黏膜损伤、胃造瘘口出血和肉芽生成等的预防和护理。

2. 间歇置管注食的护理

间歇性插管可使消化道维持正常的生理功能，促进吞咽功能的恢复，手法简单、安全，且不会对皮肤黏膜造成压迫，可避免长期置管所致的呃逆及反流性疾病等，既减轻了重病感，又不影响患者的吞咽训练及日常活动。护理重点包括：置管操作的标准化，可培训有条件的家属和患者学会插管和注食；管饲流质食物种类的合理搭配；与持续置管相比，可适当增加注食频率，根据患者营养和消化情况 4~6 次/d，每次注食量为 200~400 mL。

3. 治疗性经口进食的护理

根据吞咽障碍患者临床评估和仪器检查的结果，结合语言治疗师的意见进行该项护理。

（1）为患者选择和调配合适的食物种类和性状，以均衡营养为主，可适当考虑特殊营养成分的补充，如肠内营养素等。理想的食物性状：密度均匀、黏度适当、有一定硬度，不易松散，通过咽部时易于变形且不易残留。食物质地应根据吞咽障碍的程度，本着先易后难的原则来选择和准备。糊状食物不易误吸，液状食物容易误吸。进食顺序是先糊状食物，吞咽功能明显改善后逐渐过渡到软饭等食物，最后可进食普通食物和液状食物。

（2）为患者选择适宜的餐具和环境：根据患者的功能情况尽量选用适宜、得心应手的餐具，包括汤匙、碗、杯子等，以利于顺利地完成进食。

（3）指导患者进食：包括进食姿势、食物的调配、一口量、进食方式的调整等，确保安全有效进食，预防营养不良的发生。

（4）对患者经口进食过程严密观察并记录。

（三）误吸的预防

（1）管道固定：对于置管注食患者确保喂养管位置正确，避免因管道误入气管导致的误吸。

(2) 胃残余量判断：胃残余量过多可增加反流和误吸的危险，可通过回抽胃内容物来确定胃残余量。

(3) 体位：注食或进食时尽量选择坐位或半卧位，抬高床头至少30°以上。

(4) 头、颈、肩部放松训练：头、颈、肩部的放松可以防止误咽。具体方法：前、后、左、右活动颈项部，或做颈部的左右旋转以及提肩、沉肩运动。动作应缓慢、轻柔。需要注意的是由于颈部前屈位容易引起咽反射，所以强化颈部屈肌肌力、防止颈部伸展位挛缩是非常重要的。

(5) 及时清除口腔内分泌物，避免口腔残留物导致再次误吸或下行感染。

(6) 当患者从管饲进入治疗性经口进食阶段时，护士必须严格把控、谨慎地逐步调整治疗计划，防止误吸和反流的发生，尤其要注意进食环境、进食姿势和体位、一口量、食物选择和调配、喂食中误吸防护等方面的把控。

(7) 窒息的紧急处理：在患者进餐时，应注意辨识窒息的先兆并及时给予有效处理，如海姆立克急救法等。

（四）吞咽困难合并气管切开的管理

气管切开后气管套管的安装会限制喉部上抬，影响声门压力，导致咽部期吞咽障碍，气囊给喉部和食管带来的物理刺激还会引起分泌物增加等问题。因此，对已施行气管切开的摄食、吞咽障碍患者来说，训练前应抽出限制喉部运动的气管套管气囊中的空气，充分进行口腔清洁、口唇及舌部运动、呼吸和排痰的训练。当患者病情有所改善，排痰量减少，能用力咳痰时，在充分评估后，应尽早拔掉气管套管。

（五）服药的管理

吞咽障碍的患者服药时往往存在一定困难，即便通过鼻胃管和胃造瘘管送药也有一定内在的问题。通常所采用的方法是将药物碾碎，用水溶化，然后经过鼻胃管或者胃造瘘管送入胃内，也可以采取改变药物成分和给药途径的方法。但并不是所有药物都适合于碾碎后服用，因为这样可能会改变药物的药代动力学参数或者效能。将几种药物在一个碾钵中碾碎混合并一起服用，也可能造成药物之间的相互作用。因此，管理吞咽障碍的患者时，应该咨询医院内药师或向药物信息中心寻求最适当、最安全的给药方法。

（六）健康教育

1. 告知有关疾病的知识

介绍疾病相关的基本知识，让患者及其家属了解疾病的发展和预后。

2. 保持良好的心理状态

良好的心理状态可直接影响康复成效，应嘱患者及其家属保持良好的心理状态，增强康复的信心。

3. 注意吞咽技巧

指导患者掌握摄食的要领，注意摄食一口量，饮水时用汤匙不用吸管。每次进食后轻咳数声，进食时多做几次吞咽动作等。

4. 预防并发症和后遗症的发生

指导患者及其家属掌握各种常见并发症的预防，如为防止食管反流造成误吸，患者在餐后应保持原体位半小时以上，同时也应指导患者家属学习和掌握必要的抢救方法。

5. 坚持自我训练

嘱患者将训练时学到的吞咽动作充分运用到日常生活活动中，以巩固训练效果。吞咽障碍的康复是一个不断强化正确反应的过程，患者必须自觉坚持自我训练和家庭训练。

神经外科患者是吞咽障碍的高发人群，医务人员应在安全情况下尽早动员患者积极参与康复训练。吞咽障碍的康复护理是一个多专业人员参与并密切协作的过程，护士要积极参与并实施吞咽功能的恢复工作，落实相关代偿措施并做好吞咽障碍的护理工作，以降低致残率，提高患者生活质量，减轻社会和家庭负担。

第四节　肢体功能康复及护理

各种原因所致的脑损伤（包括脑卒中、脑外伤、脑炎和颅内占位等）常导致中枢性偏侧肢体瘫痪。中枢性瘫痪不单纯是肌力的减弱，同时伴有运动模式的异常。康复治疗首先要抑制异常反射活动，改善和重建正常的运动模式，其次才是加强较弱肌力的训练。

有关概念及护理评估详见第一章第三节运动障碍的评估与护理。本节仅介绍康复护理。

一、康复手段

（一）运动疗法

运动疗法（movement therapy）是依据生物力学、人体运动学、神经生理与神经发育学的基本原理，通过利用力学的因素，对有运动功能障碍的患者进行有针对性的治疗与训练，以达到保持、重新获得功能或防止继发丧失功能的治疗方法。运动疗法根据临床应用一般可分为以下三类。

1. 传统运动疗法

传统运动疗法包括维持关节活动范围的运动疗法，增强肌力和耐力的运动疗法，增强平衡功能、协调功能的运动疗法，恢复步行能力的运动疗法，以及增强心肺功能的运动疗法。

2. 神经生理学疗法

神经生理学疗法又称神经发育疗法，亦称易化技术。它是依据神经正常生理及发育过程，运用诱导或抑制的方法，使患者逐步学会如何以正常的运动方式来完成日常生活动作的治疗方法。神经生理学疗法是指主要针对中枢神经损伤引起的功能障碍的治疗方法，包括 Bobath 疗法、Brunnstrom 疗法、本体感觉神经肌肉促进疗法、Rood 疗法等。

3. 新运动疗法和技术

新运动疗法和技术主要包括运动再学习方法、强制诱导运动疗法、减重步行训练、运动想象疗法及虚拟现实技术等。

（二）作业疗法

作业疗法（occupational therapy）是将作业作为一种治疗方式，从日常生活、生产劳动、休闲游戏及社会交往等活动中选择和设计一些有针对性的作业活动，针对患者因疾病或创伤所导致的生理、心理和社会问题，治疗其躯体和/或心理功能障碍，使患者在日常生活各方面的功能和独立性尽可能恢复到最佳水平的疗法。一般在患者能保持独立的坐位平衡后开始使用该疗法。作业疗法训练有以下几种方式。

（1）ADL训练：如吃饭、整理个人卫生、穿衣、移动、洗澡、如厕等。必要时可应用生活辅助工具，如粗柄汤匙、带套圈的筷子、有吸盘固定的碗和盘、把手加长的指甲刀、穿袜器、四脚手杖和助行器等。

（2）家务活动训练：训练患者学会安排并进行家务活动，如烹调、备餐、洗衣、洗熨衣服、家具布置、居室清洁装饰、使用家用电器、抚育幼儿、照顾老人、购物、理财、出行等。

（3）创造性技能训练：在完成日常生活活动训练后，逐步进入有一定难度的创造性技能训练，如木工作业、纺织作业、缝纫作业、机械装配作业、手工作业（泥塑、陶器、剪纸、手工艺编织）、园艺、打字、绘画及资料分类归档等办公室作业。

（4）文体活动：文体活动有利于改善患者的身心功能，帮助其恢复健康，如舞蹈、唱歌、棋艺、音乐欣赏、演奏乐器、力所能及的球类活动等。

（5）作业性训练：功能性作业训练，主要用于治疗肢体功能障碍或残疾，改善肢体活动能力，尤其是上肢的活动能力。根据功能障碍的范围、程度及性质等，有针对性地采取合适的作业性训练，有利于加大关节活动范围，提高肌力，改善运动的灵活性，从而提高患者完成日常生活劳动必需的活动能力。

（6）心理作业训练：心理作业训练手段是一些轻松有趣的消遣性活动。此种训练有助于改善患者的情绪和精神状态，还有助于主动配合临床治疗与康复治疗。

二、康复护理

（一）急性期康复治疗

在患病后数日内，应以疾病的救治为主。如果患者病情稳定，无进行性加重表现，应尽早进行康复治疗。此期主要是预防并发症和继发性损害，为恢复期的功能恢复打好基础。

1. 抗痉挛体位

采用抗痉挛体位的主要目的是预防或减轻以后易出现的痉挛模式或程度。可采用患侧卧位、健侧卧位和仰卧位等。鼓励多采取侧卧位。仰卧位为过渡性体位，时间不宜过长。

（1）患侧卧位：背后用枕头塞稳，身体稍向后倾，斜侧卧40°~60°，使用轻柔手法将患侧肩关节向前牵拉，避免其后缩。患肩前伸外展（与躯干成80°~90°角）、肘伸直，确保肩胛骨的内缘平靠于胸壁，避免偏瘫侧肩部过多承受身体压力而引起疼痛。前臂旋后,手指张开,掌心向上,手心不应放置任何东西,否则会因抓握反射的影响而引起手内肌的痉挛。健侧上肢放在身上或身后的软枕上,避免放在身前,以免因带动整个躯干向前而引起患侧肩胛骨后缩。健侧下肢在前,患侧下肢在后,健侧下肢屈髋屈膝,腿下放一软枕支撑,患侧下肢轻度屈曲,稍稍被动背伸踝关节。摆放患侧卧位的主要目的是强化患侧伸肌优势,增加对患侧知觉刺激的输入,牵拉整个偏瘫侧肢体,防止痉挛。同时,保证患侧卧位时健手能自由地活动。

(2) 健侧卧位:患肩充分前伸,肘、腕、指各关节伸展,前臂旋前,手心向下、自然伸展,防止手屈曲在枕头边缘,上肢上举约100°放在胸前枕上。患侧骨盆旋前,髋、膝关节呈自然半屈曲位(患侧髋关节和膝关节尽量前屈90°),置于枕上。患足放置在软枕上(患侧踝关节不能内翻悬在软枕边缘,防止造成足内翻下垂),与小腿尽量保持垂直位,两腿之间用枕头隔开。健侧肢体自然放置。摆放健侧卧位的主要目的是强化患侧屈肌优势,对抗偏瘫上肢屈肌痉挛和下肢伸肌作用。健侧卧位是患者最舒适的体位,也对患侧肢体很有益处。

(3) 仰卧位:头部垫适当高度枕头,避免使用过高的枕头,头部不要有明显的左右偏斜(可以稍偏向患侧)。患侧肩胛骨尽量向前伸,在肩胛骨下面垫一软垫;肩关节外展与躯干夹角约45°,纠正肩胛内旋内收;肘关节、腕关节伸展、抬高,前臂旋后,掌心向上;手指伸展略分开,拇指外展,手的高度高于心脏水平(有利于预防上肢和手指发生水肿)。患侧下肢的外侧、骨盆下垫枕,防髋外旋;膝关节下垫毛巾,保持轻度屈髋屈膝;踝背伸,足趾伸展(足底不放置任何东西,以防止增加不必要的伸肌模式的反射活动),防止内翻跖屈,避免被子太重压迫偏瘫足造成足尖外旋。摆放仰卧位的主要目的是强化伸肌优势,抬高患侧肢体,防止肩关节下坠。但是仰卧位会受到颈紧张性反射和迷路反射的影响而出现姿势异常,另外,骶尾部、足跟和外踝等处发生压力性损伤的危险性也会增加,因此,应尽量减少仰卧位的时间,将其可作为体位更换的过渡卧位。

(4) 坐位:患侧上肢放在小桌上或用软枕抬高(为避免对患者肘部的挤压,应将枕头放于患者的肘关节下方),减轻肩关节负荷,大多数时间应保持手心向上或朝向身体对侧,避免患侧上肢长时间处于手心向下的位置,这样容易造成肌肉痉挛;健侧上肢可以自然放置;髋关节保持屈曲90°,背部用枕头垫好,保持躯干伸展,头部中立,最好臀下置一坐垫,膝关节稍屈曲(防止膝过伸)。平时坐位:最好选择有扶手的椅子,抬头,上身坐直,患侧上肢放在椅子扶手上或者大腿上,用枕头支撑,绝对不能垂吊在椅子旁边。轮椅坐位:在病情允许的情况下,可及早将患者转移至轮椅,并将木板垫于轮椅靠背及患者后背之间,以保证患者的躯干能够伸展,或患肩与躯干约成100°角平放于桌上。同时前臂前旋,手心向上或朝向身体对侧。双脚分开,平放在地板上或者轮椅的脚踏板上,小腿放直,脚趾向前。该体位多应用在进食、排泄等情况下,可以有效避免患者下肢伸肌痉挛,其他时间尽量不要采用这种体位。

2. 体位变换

体位变换的主要目的是预防压力性损伤和肺部感染,尽早让患者学会向两侧翻身。由于仰卧位强化伸肌优势,健侧侧卧位强化患侧屈肌优势,患侧侧卧位强化患侧伸肌优势，不断变换体位可使肢体的伸屈肌张力达到平衡，预防痉挛模式出现。一般每 60~120 min 变换一次体位。根据患者体重及病情不同，护理人员可采用被动体位变换或主动体位变换。

3. 关节被动运动

关节被动运动的主要目的是预防因关节活动受限而引起的压力性损伤、肌肉萎缩、关节萎缩、关节疼痛及心肺系统、泌尿系统、消化系统等并发症，同时促进肢体血液循环并增强感觉输入，为后续的主动运动做好准备。先从健侧开始活动，然后参照健侧关节活动范围进行患侧活动。一般按从肢体近端到肢体远端的顺序进行，动作要轻柔缓慢。重点进行肩关节外旋、外展和屈曲，肘关节伸展，腕和手指伸展，髋关节外展和伸展，膝关节伸展，足背屈和外翻。在急性期每天做 2~3 次各关节及各方位的运动。较长时间卧床者尤其要注意进行两侧关节被动活动。

4. 上肢自我主动辅助训练

肩部及肩关节的活动性在很大程度上会影响上肢运动机能的恢复，因此必须早期进行上肢自我辅助训练。这样既能对容易受损的肩关节起到保护作用，又能较好地维持其活动性。该训练主要应用 Bobath 握手的方法进行练习，具体方法是：患者仰卧，双手手指交叉，将患手拇指置于健手拇指之上，用健侧上肢带动患侧上肢在胸前伸肘上举，然后屈肘。双手返回置于胸前，如此反复进行。上举过程中，要保证肩胛骨前伸，肘关节伸直，患者可将上肢上举过头顶。

（二）恢复期康复治疗

急性期过后，患者生命体征稳定，意识清楚，即可进行功能训练。此期治疗的目的在于通过运动疗法和作业疗法相结合的方式进一步恢复神经功能，争取达到能步行和生活自理。

1. 床上训练

床上训练包括翻身，上下左右移动身躯，腰背肌、腹肌和呼吸肌训练，伸髋训练（桥式运动），上下肢运动，以及洗漱、进餐、使用便器等 ADL 训练。桥式运动可分为以下三种。

（1）双桥式运动：患者仰卧位，上肢放于体侧，双腿屈曲，足踏床，然后将臀部主动抬起，并保持骨盆成水平位，维持一段时间后慢慢地放下。

（2）单桥式运动：在患者较容易地完成双桥式运动后，让患者悬空健腿，仅患腿屈曲，足踏床抬臀。

（3）动态桥式运动：为了获得下肢内收、外展的控制能力，患者仰卧屈膝，双足踏住床面，双膝平行并拢，健腿保持不动，患腿做交替的、幅度较小的内收和外展动作，并学会控制动作的幅度和速度，然后患腿保持中立位，健腿做内收、外展练习。

2. 坐位平衡训练

该训练多采用端坐位平衡训练方式。患者可以做躯干左右侧屈运动、躯干前屈运动和左右旋转运动的练习，并不断强化动态平衡。当从前后左右推动患者，患者也能维持体位时，则可认为患者已经掌握了保持平衡的动作。

3. 站起训练

患者双足着地，双手交叉（Bobath 握手），双上肢向前充分伸展，身体前倾，当双肩向前超过双膝位置时，立即抬臀，伸展膝关节并站起。

4. 站立平衡训练

在训练患者的静态平衡之后，再训练其动态平衡。可进行立位下的髋关节屈伸训练、膝关节屈曲训练、膝关节伸展训练、身体重心前后运动训练、患侧下肢负重支撑训练。在患者站起后，让其松开双手，上肢垂于体侧。护理人员逐渐除去支撑，让患者保持站位，注意站位时避免膝过伸。患者能独立保持静态站位后，让其重心逐渐向患侧转移，训练患腿的负重能力。同时让患者上肢双手交叉或仅用健侧上肢伸向各个方向，并伴有重心相应的摆动，训练自动态站位平衡。如患者在受到突发外力的推拉时仍能保持平衡，说明其已达到被动态站位平衡。

5. 步行训练

一般在患者达到动态站位平衡以后，患腿持重达体重的一半以上，或双下肢的伸肌（主要是股四头肌和臀大肌）肌力达 3 级以上，并可向前迈步时才开始进行步行训练。步行训练的运动量早期宜小，以不引起患者过度费力而出现足内翻和足下垂畸形并加重全身痉挛为度。站立相训练包括站立伸髋训练、站立膝关节小范围的屈伸训练、踏步训练，加强骨盆水平前移动作训练。摆动相训练包括膝关节的屈曲控制训练、迈步训练和行走训练。步行训练时按扶持下步行或平衡杠内行走、独自行走的顺序进行训练。进行上下台阶训练时，应采用健腿先上和患腿先下的方法。

6. 上肢及手功能训练

该训练包括：上肢肌肉收缩并伸向物体的运动控制训练；肌肉牵拉训练，以维持肌肉长度，防止肌挛缩；诱发手功能的运动控制训练，如伸腕的训练、抓握物体的训练、拇外展训练、拇对指活动训练等，要注意限制健肢的代偿活动。经过一段时间的训练后，如预测瘫痪的利手恢复差，应开始利手转换训练。对患手达到一定功能的慢性脑损伤患者可试用强制性运动疗法。

（三）后遗症期康复治疗

发病 6 个月以后为后遗症期，此期应继续训练和利用患肢残余功能，防止功能退化，并尽可能改善患者的周围环境条件以适应残疾，争取最大限度的日常生活自理。对有工作潜力的未退休的患者，酌情进行职业康复训练，使患者尽可能回归社会。继续进行维持性康复训练，以防止功能退化，适时使用必要的辅助器具（如手杖、步行器、轮椅、支具）以补偿患肢功能，对患肢功能不可恢复或恢复很差者，指导其充分发挥健侧的代偿功能。对家庭、社会环境做必要的和可能的改造，应重视职业、社会、心理康复。

神经外科患者肢体功能康复是一个长期的过程，医护人员要针对患者的不同特点和功能障碍程度，制定针对性的康复方案，在确保患者安全的基础上，积极引导患者进行科学系统的康复，做到循序渐进，持之以恒。同时，要提高患者对康复重要性的认识，充分发挥患者的主观能动性，帮助患者早日回归社会。

第五节 认知功能康复及护理

对于认知功能障碍，提倡"及早筛查发现，及时综合干预"的原则。综合干预包括对已知危险因素的干预和预防、药物治疗和康复治疗。控制脑损伤的危险因素，减少脑损伤的发生，延缓脑损伤的进展，是脑损伤后预防认知功能障碍的根本方式。

有关概念及护理评估详见第一章第六节认知障碍的评估与护理。本节仅介绍康复护理。

脑损伤后认知功能障碍的康复训练大致可分为补偿训练和直接修复认知训练。补偿训练应重点关注如何教育患者针对特定的活动能力损害去管理自身的认知障碍，促进独立生活能力的恢复，包括改变生活环境或改变做某件事情的方式，如记忆障碍可以通过某些外在方法（如一些辅助电子或非电子设备）和内在方法（如编码和检索策略、自我记忆训练）进行补偿。直接修复认知训练应重点关注如何通过某种训练方法直接改善患者损害的认知域，它包括实践练习、记忆训练（如缩略词、歌曲）、基于计算机的针对特定认知域的训练等。

一、康复护理措施

患者预后与大脑损伤的程度、康复介入的时间及家庭支持程度有关。患者因认知障碍可能抗拒、抵制、消极对待康复治疗，或因注意力、记忆力差而使许多再训练的方法不能产生应有的效果，所以在患者生命体征稳定后，应尽早进行康复治疗和护理。早期干预可使患者在较长的时期内维持基本的认知功能，有助于患者功能训练效果的评估和日常生活能力的提高，维持和改善患者及其照料者的生活质量。

（一）创造有利于康复的环境

认知功能障碍影响日常生活活动能力者，护理上要做到 24 h 不离人，并去除环境中的危险物，通过合理地运用颜色布置建筑空间，来增强患者的定位和定向能力，从而提高患者的生活自理能力，减少依赖性，提高生活质量。对患者进行康复训练时，应尽可能在实际环境中训练。刚开始训练时环境要安静，避免干扰，以后逐渐转移到接近正常生活的环境中或在正常生活的环境中进行训练，还要教会患者主动地观察周围环境，及时发现潜在的干扰因素并排除或改变它们。

（二）注重心理护理

认知障碍患者除本身存在认知问题外，尚可能伴发其他心理障碍，如抑郁、焦虑等，应关爱患者，做好心理护理工作。控制好患者的心理障碍对克服认知障碍非常有益，必要时可寻求心理医生的帮助。

（三）不同认知障碍的康复护理措施

患者病情稳定、意识清醒，能够耐受集中训练至少 30 min，即可进行认知功能训练。

1. 记忆力训练

记忆障碍是脑损伤后认知障碍患者较常见的症状之一。早期表现为近期记忆损害，中期表现为远期记忆损害，晚期则表现为记忆力全面丧失。记忆障碍明显影响患者整个康复过程。

（1）环境。

为了减轻患者记忆的负荷，环境应尽量简化，如房间要整洁、家具杂物不宜过多。同时，用醒目的标志提醒患者。例如，在大门上张贴颜色鲜明的大字帮助患者找到自己的家；在衣柜的门上贴上明显的标签以提醒患者找换洗衣服；将一周时间安排表放大贴在墙上；将常用物品放在固定的位置，如将辅助记忆的笔记本固定放在床头柜上等。

（2）训练方法。

① 视觉记忆：先将3~5张绘有日常生活中熟悉物品的卡片放在患者面前，告诉患者每张卡可以看5 s，看后将卡片收走，让患者用笔写下所看到的物品的名称。这样反复训练数次，成功后增加卡片的数目。增加卡片的数目后继续反复训练数次，成功后再增加卡片的行数（如原来仅一行，现改放两行或三行卡片等）。

② 地图作业：在患者面前放一张大的、标有街道和建筑物图形而无文字的城市地图，护理人员用手指从某处出发，沿小街道走到某一点停住，让患者将手指放在护理人员手指停止处，从该处回到出发点，反复10次，连续2 d无错误可增加难度（路程更长、线路更曲折等）。

③ 彩色木块排列：准备6块25 cm×25 cm×25 cm大小的不同颜色的积木块和一块秒表，以每3 s一块的速度向患者展示木块，展示结束后让患者按所展示的次序展示木块，正确的记"+"，不正确的记"-"，反复10次，连续2 d 10次均完全正确时，可加大难度进行训练（增加木块数量或缩短展示时间等）。

④ 亲人图像记忆训练：收集患者较熟悉的人的照片和声音，用这些照片和声音对患者进行亲人图片记忆训练，还可以用患者以前的照片对患者进行长时记忆训练。训练时可以将照片显示出来，让患者进行回忆并回答。该方法可以激发患者对与照片有关的时间、地点、人物和环境的回忆。回忆的过程能够使患者的脑部功能得到训练，以达到训练远期记忆功能的目的。

⑤ PQRST练习法：给患者一篇短文，按下列程序进行练习，通过反复阅读、理解、提问来促进记忆。P（preview）：浏览阅读材料的大概内容；Q（question）：就有关内容向患者进行提问；R（read）：患者再仔细阅读；S（state）：患者复述阅读内容；T（test）：通过回答问题检查患者是否理解并记住了有关信息。

（3）记忆训练的注意事项。

① 应根据患者的实际情况选择训练的难度。如果难度太高，则患者可能无法完成训练，从而加重患者的精神负担造成不良情绪反应，甚至拒绝配合训练。

② 应根据患者记忆障碍的类型，选择图片的类型并进行针对性训练。对人物记忆有障碍的患者，应该选择人物图片进行记忆康复训练；对日常用品、用具有记忆障碍的患者，应该选择日常用品图片进行记忆康复训练。

③ 应根据患者记忆障碍的程度，选择图片的类型与难度。对记忆力损害较轻的患者，可以选择一些风景类、动物类图片；对记忆力受损比较严重的患者，应该选择一些日常用品类图片；对记忆力受损严重的患者，应该选择亲人照片，训练患者对亲人相貌的记忆能力。

④ 在记忆训练的图片选择上，当选择的记忆图片为患者所熟悉的图片时，将起不到记忆训练的效果；而当把记忆训练图片全部换成患者不熟悉的图片时，由于患者，特别是老年痴呆患者近期记忆力衰退较严重，可能一个也记不住，这会严重影响患者对治疗的信心。因此，将患者熟悉的图片与不熟悉的图片混合在一起进行记忆训练，既能保证记忆训练的效果，又能增强患者参与治疗的信心与积极性。

⑤ 在记忆训练康复治疗的过程中，应采用改良的无错性学习方法。无错性学习就是在学习过程中消除错误，患者从容易辨别的项目开始，逐渐增加作业难度。

⑥ 让患者把要记住的内容按自己的习惯和爱好编成一个小故事，以便于记忆。对于闭合性脑损伤患者，应注意建立恒定的每日活动常规，让患者不间断地重复和练习。耐心细致地向患者提问和下指令，等候他们缓慢、审慎地回答，从简单到复杂进行练习，将整个练习分解为若干个小部分，先一小部分一小部分地训练，成功后再逐步联合。利用视、听、触、嗅、运动等多种感觉输入来配合训练，亦可采用代偿的方法。每次训练间隔时间要短，记忆正确时要及时地给予奖励，让患者分清重点，先记住必须记的事。多利用记忆辅助物（如在患者房间内悬挂大挂钟、大日历、大字书写的每日活动表等），将每日经常进行的活动分步骤地写成清单，放在床边，门上贴患者家人的合影，可帮助其找到自己的房间。让患者记住常带记事本，本中有家庭住址、常用电话号码、生日等，并让其经常记录和查阅。

⑦ 指导患者使用帮助记忆的外部辅助工具，可以分为储存类工具，如笔记本、录音机、时间安排表、计算机等，以及提示类工具，如报时手表、定时器、闹钟、日历、留言机、标志性贴纸、口头或视觉提示等。

2. 注意力训练

注意力是指不被其他的内部刺激和外部环境刺激所干扰，而对特异性刺激产生注意的能力，是一项基本的认知功能，是其他多项认知功能的基础。注意力障碍可分为觉醒障碍、集中注意障碍、分散注意障碍、持续注意障碍等。

（1）环境。

开始训练时应在有组织、整洁和安静的环境中进行，避免环境中杂乱和分散注意力的各种因素，可以做的有拔掉电话线、关闭门窗、关上电视等。当干扰即将来临时要提醒患者尝试忽视干扰，或者在交谈中提醒患者集中注意力。当要求患者进行某项任务时，可将患者的听觉、视觉都调动起来，给予多种感觉的刺激来提高患者的注意力。随着注意力的提高，环境应逐渐接近正常，不需要刻意组织、安排环境。

（2）训练方法。

① 改进觉醒能力的方法：对觉醒障碍者应根据觉醒持续的水平安排活动，以保证患者得到充足的休息。具体包括：在有信息，特别是新信息进入时提醒患者；在病房中，

避免使用单调的颜色,将图片和照片置于患者的生活环境中;鼓励患者以直立姿势训练,以增加视觉信息。任务可以经常更换,在患者觉醒水平最高时安排高觉醒要求的任务,即最不感兴趣的任务。根据觉醒程度和持续的时间安排活动,每日记录训练所能维持的时间,并对患者所取得的任何进步予以鼓励。

② 提高集中注意力的方法:不同行为方法可以帮助有集中注意障碍的患者减少注意分散,如重新安排环境以减少干扰因素,用双耳式耳机听故事或新闻。

③ 改善持续注意力的方法:将高兴趣和低兴趣的活动交错安排,有助于延长患者在训练活动中保持注意力的时间,必要时由护理人员监督患者,若发现患者的注意力发生转移,可以暗示其回到相关的任务中来。例如,提示"刚才我们做到××地方了,现在让我们再接着做"。

④ 改善注意加工速度缺陷的方法:注意力的训练有快有慢,患者能否完成注意行为及成功的数量,受注意加工速度的限制。加工速度慢会导致接受信息、对信息的思考、做出决定及应答所花费的时间增多。为患者安排任务时,应给予足够的时间进行应答,允许他们有自己的节奏。

⑤ 改善患者记忆的方法:取 2 个透明玻璃杯和 1 个弹球,在患者注视下护理人员将 1 个杯子扣在弹球上,让患者指出有弹球的杯子,反复数次。无误后,改用 2 个不透明的杯子,操作同上,此时患者已不能透过杯壁看到弹球,让患者指出有弹球的杯子,反复数次。再次成功后,改用 3 个或更多的不透明的杯子和 1 个弹球,方法同前。成功后改用 3 个或更多的杯子和 2 个或更多不同颜色的弹球,扣上杯子后让患者分别指出有各种颜色弹球的杯子,移动杯子后再做询问。

⑥ 增强患者时间感的方法:要求患者按护理人员指令启动秒表,并于 10 s 时主动停止秒表。然后将时间由 10 s 逐步延长至 1 min,当误差小于 2 s 时,改为不让患者看表,启动秒表后让其心算到 10 s 时停止。然后将时间延长,到 2 min 时停止,每 10 s 的误差不得超过 1.5 s,即 30 s 时误差允许范围为 4.5 s。在患者达到要求后再改为一边与患者交谈一边让患者进行同上训练,使患者尽量控制住不因交谈而分散注意力。

(3) 训练结果。

指导患者调动自身因素,学会控制注意力的一些方法,如要求患者在进行某一特定作业时大声口述每一个步骤。随着患者不断进步,逐渐训练其将大声口述或将提示改为内心提示,最终将训练内容转化为自身内在的能力。

3. 知觉训练

较常见的知觉障碍的表现是失认症和失用症。失认症较失用症常见,是后天性的综合知觉障碍的具体表现,是指借助某种感觉系统来认知事物的能力出现障碍,临床上以半侧空间失认和半侧身体忽略最为常见。

(1) 半侧空间失认:护理时应做到如下几点。

① 医护人员及家属与患者交谈或治疗时尽可能站在患者忽略侧,将患者亟需或喜欢的物品故意放在患者的忽略侧,促使其注意。

② 阅读时,可在患者忽略侧的阅读起始点处放上颜色鲜艳的规尺,或让患者用手摸

着书的边缘,用手指沿行间移动,以利于引起患者的注意,避免漏读。

③加强患侧感觉输入,如多给予患者忽略侧一些感觉刺激,可让患者在注视下,用健手摩擦或用粗糙布料、冰块刺激其忽略侧肢体,让其感知它的存在,边观察边重复刺激,并用语言提醒患者视觉上注意其患侧。

④指导患者将躯干向忽略侧旋转,向健侧翻身,用患侧上肢或下肢向前伸展,或用健侧上肢带动患侧上肢向前伸,以提醒患者意识到忽略侧的存在,并注意对患侧的保护。

(2) 半侧身体忽略:护理的主要方法是通过增加感觉输出帮助患者辨认身体结构部分。具体方法有如下几点。

①触摸被忽视的身体部分,要求患者辨认出来,或向患者反复强调。

②让患者通过含左右转弯的路线,将其行为的正确性及时地反馈给患者,以帮助患者恢复对身体的左右侧方向的知觉。

③使用彩带、手镯、手表等物品来标示患者身体的左侧或右侧。

④对自己身体空间意识不清的患者,需要为其提供空旷的走廊和活动空间,以避免,患者碰到家具或其他物体,也需要重复提示患者有关身体的位置。

(3) 左右分辨障碍:先反复辨认身体的左侧或右侧,接着辨认左侧或右侧的物体,反复使用"左"和"右"的口令让患者执行,如"伸出你的右手""把你左边的书给我"。

(4) 躯体失认:训练时可用人的轮廓图或小型人体模型让患者学习人体的各个部分及名称,再用人体拼图作业让患者拼图,同时刺激患者身体某一部分,让其说出这一部分的名称等。

(5) 面容失认:通过面容的区别、职业及其他信息的辅助促使患者对面容进行识别或产生熟悉感。教患者通过记忆的外在线索(如头发、胡须、身形等)、行为线索(如步态、姿势等)、声音线索(如音色、音调等)来帮助进行身份的有效识别。对多数人来说,头发很容易被观察到,并且不经常变化。

(6) 手指失认:反复对患者不同的手指予以触觉刺激,让其说出手指的名称。

(7) 触觉失认:用粗糙物品沿患者手指向指尖移动,建立起稳定的感觉输入。利用其他感觉如视觉或健手的感觉,帮助患肢体会感觉。强调患者把注意力集中在体会物品的特征上,如物品的质地、软硬、冷热等。

(8) 疾病失认:对疾病失认的康复治疗较困难,主要是家属和康复护理人员要做好患者的监护工作,一般于病后 3~6 个月可自愈。

(9) 穿衣失用:可通过暗示或提醒指导患者穿衣,甚至可一步一步地用语言指导并手把手地教患者穿衣。最好在衣服上下和衣服左右做上明显的标记以引起注意。

(10) 意念失用:给予触觉、视觉、运动觉的输入,且应贯穿于动作的整个过程。护理人员握住患者的手去完成动作,尤其在纠正错误动作时也要用动作指导患者。尽量减少指令性用语,如制动轮椅手闸时应说"请注意一下你的手闸",而不要说"把手闸关上"。患者做动作前应闭眼睛想象动作的过程,然后睁眼尝试完成。把失用症的知识及注意事项告诉患者及家属并及时鼓励患者。

(11) 结构失用:指导患者完成桌面上的二维、三维作业,如画图、拼积木等。要根据患者完成的进度逐步增加难度，如图画的复杂度、积木的数量等。分析患者完成哪些动作有困难，在完成的过程中可提供辅助，给予触觉或运动觉的暗示或指导，可利用一些方法和技巧，如逆行连锁法，先完成部分，再完成全部，或者按照完成任务的顺序，把配件按照一定的顺序摆放或做出标记。

（12）空间定位障碍：可设计各种需要分辨不同空间方位的作业让患者进行练习，如让患者练习将一块积木分别放在另一块积木的上方、前方、左侧、右侧，如果患者不能按要求摆放，要和患者一起讨论错误所在及其原因，也可安排患者从事整理壁橱或橱柜内容物一类的活动。通过功能性活动实践使已掌握的基本的空间定位概念最终泛化到实际生活中去。

（13）地形定向障碍：如果地形定向障碍与左侧忽略或空间关系障碍等有关，应主要治疗这些更为基础的视知觉技能障碍。对地形定向障碍患者进行功能训练时，可反复训练患者从一个地点走到另一个指定地点。路线的设计要从简短逐渐过渡到曲折复杂。常用的和重要的路线要反复练习。当地形定向障碍难以改善时，可以让患者学会利用地图或通过死记硬背的方法来记住自身所处环境的特征，还应嘱患者不要独自外出等。环境适应包括增设路标、采用彩色指引线在患者每日必经之路做上指示标记，引导患者到达目的地而不迷失方向。

（14）空间关系障碍：该项训练包括自身空间定位训练和物体与物体之间相互定位关系的训练，前者训练患者根据指示进行自身定位，如指示患者"坐在我身边""站在桌子后面""踩在这条线上"，后者是让患者用积木、火柴、木钉板等完成各种复制作业，可逐渐从实物复制到图画复制，从平面图复制到立体图复制。

（15）物体恒常性识别障碍：将同一物品以不同角度呈现或以多种规格呈现，并将其与形状相似的其他物品进行比较。训练时要求患者在了解自己存在的问题的基础上，把日常生活中常用又容易混淆的物品贴上标签注明。在患者弄不清是什么物品时，指导患者注意抓住物品的明显特征，鼓励患者利用视觉、触觉和自我提示相结合的方法来解决问题。

（16）图形背景分辨困难：可将3种不同的物品摆放在患者面前，要求患者用看而不是用摸的方法将其找出，逐渐增加物品的数量和相似度。训练要求反复练习直至能够无意识地完成。同时要做到环境简明有序，物品分类放置，让患者意识到自己的问题，找东西时养成放慢速度并系统地搜索的习惯。

4. 智力训练

智力训练与记忆训练是紧密结合在一起的。智力训练效果好会促进记忆功能的改进，而记忆功能的改进又会进一步推动患者智力的恢复。智力训练分为观察能力、自然事物分类能力、数字与数学计算能力、视觉空间辨识能力与想象力5个方面的训练。

（1）观察能力：观察是一种以感知过程为基础，根据一定的目的进行的有组织、较持久的知觉。观察带有"思维的色彩"，是感知觉的最高级形式，是人们认识世界的重要途径。观察能力是在有目的、有组织、有思维参与的感知过程中形成的一种稳固的认识能力，是智能构成的一个重要因素。可适当设计一些能提高患者观察能力的游戏，如大家找错误、隐藏的戒指、找不同、找字、捉迷藏等游戏。

（2）自然事物分类能力：分类就是按照一定的标准把事物分成组。分类的实质是为了认识事物之间的差别和联系。分类是从比较中派生出来的，和概括紧密相连。一般来说，只有概括出不同事物之间的共同属性之后，才能对事物进行分类。分类的过程也伴随着概括活动和概念的形成。分类能力对知识经验的条理化、结构化、系统化有着重要的影响。训练分类能力是智能培养的重要方面之一，如进行水果分类、蔬菜分类、厨具分类等游戏可提高患者对自然事物的分类能力。

（3）数字与数学计算能力：主要指对数字概念的理解和在简单的计数运算过程中所具备的数学逻辑思维能力。可设计一些能提高患者数字与数学计算能力的游戏，如数西瓜、买菜、数工具、数海豹等。

（4）视觉空间辨识能力：空间能力是人们对客观世界中物体的空间关系的反应能力。空间能力主要包括空间知觉能力和空间想象能力两个方面。空间知觉能力包括形状知觉、大小知觉、深度与距离知觉、方位知觉与空间定向等方面。空间想象能力是指人们对二维图形和对物体的三维空间特征（方位、远近、深度、形状、大小等）及空间关系的想象能力。事物顶部的分析、四块拼图、倒影训练等游戏可提高患者视觉空间辨识能力。让患者自己画钟面、房屋等或在市区路线上画出回家路线，让患者按要求用火柴、积木、拼板等构成不同图案。单眼遮蔽也属于一种强制性疗法，遮盖单侧忽略患者健侧的眼睛，可以提高患者对忽略侧物体的注意。

（5）想象力：想象是人们对头脑中原有的表象经过加工改造和重新组合而产生新的形象的心理过程，是一种高级而复杂的认知活动。形象性和新颖性是想象活动的基本特点。想象通过处理图形信息，以直观的方式呈现在人们的头脑中，而不是以词语、符号、概念等方式呈现。可适当设计一些能提高患者想象力的游戏，如猜字、七巧板拼图、推箱子、虫子吃苹果、怪物猜想等。

5. 执行功能训练

执行功能是复杂的，一些代偿性的方法（如用记事本补偿记忆障碍）不能很好地单独发挥作用，必须针对不同障碍程度的患者制订综合性的适合个人的治疗计划，包括药物治疗、心理认知干预和家庭环境干预。在训练中要遵守以下原则：充分利用患者残存的功能来弥补已经受损的功能；给患者安排不同的任务，从简单到复杂；改变患者的生活环境、社会或工作角色，避免让患者感觉疲劳、有压力等；重复训练患者的日常行为，使活动变得有规律，不要超过患者的耐受度。另外，要尽量帮助患者了解自我，让患者重复进行一些可以体现自己长处和短处的事情，以提高患者的自我意识。

（四）辅助训练

1. 右脑训练

进行一些右脑功能训练游戏（如麻将、五子连珠、象棋、跳棋等），对患者进行脑活性化训练，对右脑后半部中枢进行感觉性刺激，可使脑功能得到明显改善。

2. 计算机辅助训练

应用计算机辅助进行的针对认知功能障碍的康复训练，具有训练题材丰富、指令准确、时间精确、训练标准化的特点，且难度分级循序渐进，具有挑战性，评估和训练结果能及时反馈，有利于患者积极主动参与。

3. 音乐康复

该方法是将音乐的特有刺激功能，与其他治疗手段相结合，加大对患者的干预，促使其尽快、更好地唤醒认知能力，逐渐走向恢复。音乐康复治疗可以贯穿整个治疗过程。每周治疗 2 次，每次 30 min。治疗形式可以个别进行，也可以集体进行。

二、认知康复训练的形式

认知康复训练的形式包括一对一人工训练、小组训练、计算机辅助认知康复训练以及远程认知康复训练。

1. 一对一人工训练

一对一人工训练是以治疗师为主导的、面对面的传统康复训练形式，训练材料简单，不需要特殊环境条件即可开展治疗。但这种看似低廉的治疗形式实则人工成本很高，训练内容变化有限，最突出的问题是疗效与治疗人员的技术水平密切相关。有研究证据显示，采用同样的训练素材进行训练，人工训练的疗效差于计算机辅助训练的疗效。

2. 小组训练

小组训练用于认知障碍水平大致相同的患者，通过患者之间的互动和竞赛式训练，增强其信心、改善其心理状况，从而使其更加积极主动地参与训练。

3. 计算机辅助认知康复训练

20 世纪 80 年代后期，美国许多康复机构开始利用计算机进行认知康复训练并取得了疗效。计算机辅助治疗认知障碍之所以可以取得更好的疗效，是因为治疗技术与计算机技术的结合可为患者提供更加丰富的、针对性极强的训练内容和环境刺激。虚拟现实技术（virtual reality，VR）的应用，使训练内容更接近真实的生活而更具有实际意义。计算机辅助认知康复训练正在成为主流康复训练形式。虚拟现实技术以计算机技术为基础，通过建模在计算机里实现现实环境，已成为注意、记忆以及执行功能康复训练的有效方法。

4. 远程认知康复训练

认知障碍的康复是一个长期的治疗任务，即便出院后仍需要进行继续康复治疗。然而，大部分患者分散在不同省市、地区和社区，且受身体情况的限制，无法独立或坚持定期到专业康复机构接受康复治疗。基于互联网和认知康复技术的远程认知康复训练，作为计算机辅助治疗的一种延伸和补充治疗形式，解决了部分患者的康复需求，具有很好的应用前景。

三、健康教育

1. 动员家庭成员持之以恒地参与治疗

尽早向家属和陪护人员传授最基本的康复治疗和护理知识，使其了解训练的持续性、长期性和艰巨性，将康复训练和护理贯穿于日常生活中，以保证患者在家庭中得到长期、系统和合理的治疗。

2. 家庭护理

指导患者家属或陪护人员掌握日常生活护理的相关事宜。对于因认知功能障碍影响日常生活活动能力的患者，要有专人按时安排患者吃饭、服药、休息、外出活动等日常生活。最好制订一个时间表，让患者进行规律的生活活动和训练。将患者服用的药品放在一个固定的地方，并贴上标明药品名称、用法、剂量的标签，以保证用药安全。地形定向障碍患者外出时应带上标记了家庭地址、电话和回家路线的卡片，以备迷路时能够被护送回家。

脑损伤后认知障碍的发生率高，护理人员应综合各种因素制定切实可行的多维度深度护理干预策略，有效改善患者的日常生活能力，帮助患者进一步改善认知功能障碍。这有利于患者提高对康复治疗护理的满意度，使护理效果更优，具有重要的应用意义，值得我们在临床工作中积极推广和应用。

第六节　语言功能康复及护理

脑损伤后的语言功能障碍包括失语症、构音障碍、言语失用等，本节主要以失语症为例展开。失语症的处理应由易到难、由浅入深、由少到多、循序渐进，从基本能力的训练逐渐过渡到复杂行为的训练。首先应安排容易和见效早的康复内容和项目，有利于患者建立和巩固治疗的信心，调动积极性。

有关概念及护理评估详见第一章第二节语言障碍的评估与护理。本节仅介绍康复护理。

一、康复护理措施

（一）一般护理

1. 正确评估

首先应掌握语言功能障碍的分类和症状，以便给予正确的指导。

2. 环境要求

创造一个安静、舒适的环境，避免过多的视觉刺激，以免分散患者的注意力，加重其紧张程度。安排舒适稳定的座椅及高度适当的桌子，同时，室内应通风，光线和温湿度应适宜。

3. 训练用具的准备

训练前应有充分时间安排训练计划和整理训练用具，包括录音机、镜子、秒表、纸、笔、字卡、图卡、短语和短文卡、动作画卡和情景画卡、与文字配套的实物等。尽量减少患者视野范围内不必要的物品，以免分散患者的注意力。

4. 时间安排

语言功能训练时间宜安排在上午，每次 30 min 以内，避免患者过度疲劳。训练若超过 30 min，可安排为上、下午各一次。短时间、高频率的训练比长时间、低频率的训练效果更好。通常情况下，语言功能的训练要持续数月乃至数年。若患者训练过程中出现反复、机械地重复前一答案的持续现象，可视为危险信号，训练项目宜暂时回到较容易的题目上来，待患者有成功感后及时终止训练。

5. 康复治疗过程中的护理

尽可能去理解患者说的每一件事，并缓慢、清晰、简单、亲切地与其说话，必要时重复说。把护理重点放在患者现存的能力上，指导患者借助手势、交流手册等代偿方式与他人进行日常生活交流，激发其交流欲望。要有耐心，给患者足够的时间去思考和回答医护人员所提出的问题，用他们熟悉的名称和术语交谈。进行训练时，不要让患者精疲力竭，避免以高人一等的口吻对患者说话，要像对待正常人一样对待患者。鼓励患者主动训练，对患者出现的急躁情绪要理解，对其所取得的微小进步要给予鼓励。正确判断和处理患者的要求，当听不懂患者所说的内容时，要耐心启发，不能表现出不耐烦的态度或者取笑患者。

6. 心理护理

通过各种方式和途径包括主动运用心理学的理论和技巧，积极地影响患者的心理状态，以达到较理想的康复护理目的。大多数患者不仅存在语言功能方面的问题，同时还有心理方面的问题，而后者往往是影响康复治疗效果的主要因素，因此，心理护理必须贯穿语言功能康复的全过程。患者多表现为：依赖性增加，行为幼稚，要求别人关心自己；主观感觉异常，主观上认为自己还有其他脏器的病变，常有不适感；焦虑、恐惧、抑郁、害怕孤独；猜疑心加重，对医护人员或家人察言观色，怀疑自己的病情被隐瞒；自卑感加重等。因此，在临床护理过程中，要针对患者的具体情况采取相应的心理护理。具体方法包括：建立良好的护患关系，增强患者的安全感、信任感、亲切感等，从而有效地调动患者积极性，提高疗效。与语言治疗师共同设法消除患者不切实际的想法，使其面对现实，正视存在的障碍，认识到障碍在一定程度上有可恢复性，树立信心，积极主动配合治疗，同时，要注意患者的心理调适。随着病情的康复，有些遗留症状的预后不理想时，患者将要带着残疾回归家庭、社会，心理适应将是一个突出的问题。若其心理不平衡，无法接受现状，则会产生愤怒或者抑郁，甚至痛不欲生。康复护理人员应设法使患者勇于接受现实，正视未来生活，主动去做适合自身现状的工作或者运动，提高生存质量。

7. 注意事项

考虑患者是否存在智力低下，使用简单易懂的语言，缓慢而清晰地说给患者听。教会患者如何回答问题，使他们有说话的愿望。进行多方面交谈，设法使患者对谈话抱有信心。如不能理解患者的语言，不可轻易点头示意或表示同意，以免伤害患者自尊。掌握患者康复训练的全过程，遵循语言功能康复的总原则。若患者因不能满足自己的愿望而出现情绪反应，应设法了解具体情况，给予恰当的心理疏导。训练目标要适当，每次训练开始时从对患者容易的项目入手，每天训练结束前让患者完成若干预计其能做出正确反应的内容，使其获得成功感并激励其进一步坚持训练。一般来说，训练中选择的项目成功率应设计为 70%~90%；对于情绪不稳定、处于抑郁状态的患者，应将其调整到较容易的项目上；对过分自信的患者可提供稍难的项目进行尝试，以加深其对自身功能障碍的认识。

（二）失语症的康复护理

失语症的康复治疗必须遵循"早期康复、因势利导、全方位治疗"的原则，康复的重点和目标都放在对口语的训练上。

1. 康复治疗目标

基本目标是提高患者语言的理解和表达能力与独立应用语言交流的能力，恢复患者与他人的直接语言交流能力，并巩固所获得的疗效。不同程度的失语症治疗目标不同：轻度失语，改善或消除语言功能障碍，争取回归社会，恢复工作。中度失语，利用残存能力，改善功能障碍，争取日常生活自理，回归家庭。重度失语，训练和利用残存功能，并使用代偿手段，争取能进行简单的日常交流。

2. 康复治疗时机

患者意识清楚 2 周左右、病情稳定、能接受约 30 min 的集中训练，即可开始安排语言功能训练。训练前应先进行语言评估（详见第一章第二节）。发病 3~6 个月是失语症恢复的高峰期，也是语言治疗的最佳时机。发病 2~3 年的患者经过训练后，虽然病情也会有不同程度的改善，但其恢复的速度明显较早期慢。

3. 康复训练方法

（1）听理解训练。

听理解训练以 Schuell 刺激疗法为核心。Schuell 刺激疗法是指对损害的语言符号系统应用强的、控制下的听觉刺激，最大限度地促进失语症患者的语言再建和恢复，主要原则见表 5-2。根据患者听理解障碍的严重程度选择合适的训练课题。

表 5-2 Schuell 刺激疗法主要原则

刺激原则	说明
利用强的听觉刺激	刺激疗法的基础，因为听觉模式在语言过程中居于首位，而且听觉模式的障碍在失语症中也很突出
适当的语言刺激	采用的刺激必须能输入大脑，因此要根据失语症的类型和程度，选用适当的控制下的刺激难度，要使患者感到有一定难度但尚能完成为宜
多途径的语言刺激	多途径输入，如给予听刺激的同时给予视、触、嗅等刺激（如实物），可以起到相互促进的效果
反复利用感觉刺激	一次刺激得不到正确反应时，反复刺激可能可以提高其反应性
刺激应引出反应	一项刺激应引出一个反应，这是评价刺激是否恰当的唯一方法，它能提供重要的反馈信息而使治疗师据此调整下一步的刺激
正确反应要强化以修正刺激	当患者对刺激反应正确时，要鼓励和肯定（正强化）；得不到正确反应的原因多是刺激方式不当或不充分，此时要修正刺激

① 语音辨识：让患者从事先录好的声音中分辨出词语音，每组包含一个或多个词语音，其余为社会自然音，如狗叫、鼓掌声、汽车鸣笛声等，一般从二选一逐渐增加。

② 听词指图：护理人员将若干张词语图片摆放在桌面上，说出一个词的名称，令患者指出所听到词语对应的图片。其顺序为：高频名词→低频名词→任意名词→高频动词→低频动词→任意动词→高频动宾词组→低频动宾词组→任意动宾词组。

③ 听语记忆广度扩展：护理人员说出卡片的内容，让患者按先后顺序指出听到的词所对应的图片，或用情景画、扑克牌等进行训练。

④ 句篇的听理解训练：以语句或短文叙述情景画的内容，令患者指出对应画面或让患者听一段故事后，再回答相关问题。

⑤ 文章、故事的听理解训练：用情景画进行，让患者听护理人员叙述画中的内容，然后指出图中对应的事物；或让患者听一段小故事，根据故事内容提问，让其用"是"或"不是"回答。

⑥ 执行口头指令：先从简单的一步指令开始训练，让患者做相应的动作，如"张开嘴"，再逐渐增加到两步或更多指令。

（2）口语表达训练。

① 言语表达技能训练：首先要训练言语表达技能。方法是先逐个训练音素、字和词汇，最后结合成句子。先训练患者发元音"a""u"和容易观察的辅音"b""p""m"。可以用压舌板帮助患者使其准确发音，要求患者对着镜子练习，这样有利于调整发音。

② 改善发音灵活度的训练：对于发音缓慢、费力的患者，可以让其反复练习发音，如发"pa、pa、pa""ta、ta、ta""ka、ka、ka"，然后过渡到发"pa、ta、ka"，反复练习。

③ 命名训练：首先要进行听觉训练和布置图片与文字卡匹配作业，然后指定图片或实物让患者呼名。如有困难，可给予词头音、姿势语、选词等提示，亦可利用关联词如成语、谚语、诗词等引导。若患者不能命名"伞"，可以采用手势、口型、词头音或利用上下文的方式进行提示，如可以对他说"外面下雨，要带……"。经过几次提示，常可获得满意效果。

④ 扩大词汇的训练：通过单词复述、图片与单词匹配等作业扩大词汇训练范围，也可应用反义词、关联词、惯用语等鼓励患者进行口头表达，如男—女、冷—热、饭—菜、跑—跳等。

⑤ 复述训练：根据患者复述障碍的程度进行直接复述训练，一般按照单音单词→双音单词→短句→长句的顺序进行训练。此外，也可用看图或实物复述、延迟复述、重复复述等。复述训练要求患者复述准确并注意纠正语音的清晰度。

⑥ 描述训练：给患者出示有简单情景的图片，让患者描述。

⑦ 日常生活能力交流训练：将训练的单词、句子应用于实际生活中，如提问"杯子里装着什么东西？""你口渴时，会怎样？"等。对重症患者进行交流能力训练时，应运用代偿手段且必须训练其正确使用，包括姿势语言如手势、点头、摇头和交流板等的应用。

（3）阅读理解和朗读训练。

根据患者的功能水平，如视觉匹配水平、单词水平、语句及篇章水平，选择适当的阅读和朗读内容。阅读理解训练包括以下内容。

① 单词的辨认与理解：护理人员每次出示3张常用名词或动词的图片，并将相应的文字卡片交给患者，让患者进行图文配对练习，逐渐增加卡片数量进行练习。

② 句子、短文的理解：用句子或短文的卡片，让患者指出相应的情景画或事物。

③ 执行文字命令的训练：出示简单的文字命令卡片，让患者读后做相应的动作。朗读训练一般按照单词→短句→长句→短文→篇章的顺序反复进行练习，逐渐增加难度。

（4）书写训练。

对于失写患者，训练时要循序渐进，训练顺序为临摹→抄写→自发性书写（看图书写、听写、功能性书写等）。书写训练中，可根据患者情况，选择不同的书写训练内容，如数字或词语书写、命名书写、便条书写、信件书写、作文等。

① 抄写训练：对于书写水平低的患者，可从抄写训练开始。

② 听写训练：包括单词、句子、短文的听写，逐渐增加难度。

③ 描写训练：将图片放在患者的面前让患者用文字书写出来，给予偏旁部首的提示，随着患者书写水平的改善，逐渐减少提示，实现自我训练。

④ 自发书写训练：如写日记、写信等。

4. 治疗课题的选择

失语症大多涉及听、说、读、写四种语言模式的障碍和计算障碍，但这些障碍的程度是不同的，应按语言模式和严重程度选择课题，原则上是对轻度和中度障碍患者以改善其功能和日常生活交流能力为目标，对重症者则重点放在活化其残存功能上，用其他方式进行代偿（表5-3）。

表5-3 不同语言模式和严重程度的训练课题

语言模式	程度	训练课题
听理解	重度	单词与画、文字匹配，做是或非反应
	中度	听短文做是或非反应，正误判断，口头命令
	轻度	在中度基础上，选用的句子或文章更长，内容更复杂（新闻理解等）
阅读	重度	画和文字匹配（日常物品，简单动作）
	中度	情景画、动作、句子、文章配合，执行简单书写命令，读短文回答问题
	轻度	执行较长文字命令，读长篇文章（故事等）并对其提问
口语	重度	复述（单音节、单词、系列语、问候语），称呼（日常用词、动词命名、读单音节词）
	中度	复述（短文），读短文，称呼，动作描述（动词的表现，情景画、漫画说明）
	轻度	事物描述，日常生活话题的交谈
书写	重度	姓名书写，听写（日常生活物品单词）
	中度	听写（单词、短文），书写说明
	轻度	听写（长文章），描述性书写，写日记
其他		计算练习、钱的计算、书写、绘画、写信、查字典、写作、进行趣味活动等

5. 代偿方式的利用和训练

重度失语症患者语言功能严重受损，交流活动受到严重影响，他们不得不将非语言交流方式作为最主要的代偿方式。非语言交流方式主要包括以下四类。

（1）示意动作的训练：包括头和四肢的动作，如用点头、摇头表示是或不是。常用的手势动作，如吃饭、喝水、梳头等。训练时，护理人员示范后让患者模仿，再进行实际的情景练习，使患者知道他们用什么动作会产生什么效果，以巩固强化示意动作的运用。

（2）绘画训练：具有重度语言功能障碍但保留了一定绘画能力的患者可用画图来表达意思。

（3）交流板或交流手册的训练：该训练是将日常生活中的用品和活动通过常用的字、图片或照片表示出来，适用于口语及书写交流都很困难，但有一定的认识文字和图画能力的患者。关键是要训练患者根据交流板的内容指出何时、去何地、做什么，应根据患者的需要和不同的环境设计不同的交流板或交流手册。患者通过交流板或交流手册表明自己的意图，以达到与人交流的目的。

（4）电脑交流设备：包括发音器、电脑说话器、环境控制系统等。

6. 中医康复护理

中医针刺采用舌针、头针配合体针治疗失语症，可疏通经络、调整阴阳、行气化痰、醒脑开窍，疗效显著。临床研究表明，舌针直接针刺舌体、舌底穴位（金津、玉液），间接针刺舌体穴位（廉泉等），可促进构音、吞咽和舌肌运动功能的恢复，从而改善语言功能。针刺头针治疗区可促进脑局部血液循环，改善脑电活动，激活脑语言功能。

7. 其他训练

计算练习、查字典、唱歌、游戏等，均按患者失语的程度进行。

二、健康教育

1. 家庭康复指导

先向患者及其家属说明语言治疗的目的、内容和方法，康复过程的持久性以及训练过程中的注意事项。在治疗期间，既要对患者的个别训练及自我训练进行指导，又要对家属进行家庭训练指导。

2. 训练指导

为提高患者训练的积极性，应减少干扰，使患者注意力集中。训练过程中禁止外人参与，并按康复训练的要求执行。了解患者康复进展情况，鼓励患者尽力配合。

3. 心理指导

了解患者的思想动态，向其说明训练的重要性和必要性，对患者的每一点进步都应给予肯定和鼓励。

4. 家庭支持

减轻家庭或社会的压力，经常与家属或有关人员沟通，向其说明训练的积极意义及对患者生存质量的影响，争取他们的支持与配合。

脑损伤后患者的家庭支持，可提高患者对语言功能障碍的接受程度，改善患者的康复结局。在语言功能障碍康复的漫长过程中，只有医生、护士、康复师组成的医疗团队与家属及患者共同配合，才能达到"1+1>2"的效果。

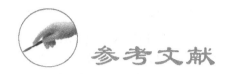

参考文献

［1］贾建平，陈生弟．神经病学［M］．8版．北京：人民卫生出版社，2018．

［2］王彩云，贾金秀．神经外科临床护理思维与实践［M］．北京：人民卫生出版社，2013．

［3］陈茂君，蒋艳，游潮．神经外科护理手册［M］．2版．北京：科学出版社，2015．

［4］常红，杨莘．神经科常见症状与体征护理［M］．北京：中国人口出版社，2015．

［5］尤黎明，吴瑛．内科护理学［M］．6版．北京：人民卫生出版社，2017．

［6］赵继宗，周定标．神经外科学［M］．3版．北京：人民卫生出版社，2014．

［7］郎红娟，侯芳．神经外科专科护士实用手册［M］．北京：化学工业出版社，2016：34-40．

［8］黄娜．脑肿瘤患者开颅术后头痛的影响因素分析及护理对策［J］．中华现代护理杂志，2017，23（10）：1399-1402．

［9］孙艳杰，高萌，肖霞．颅内肿瘤患者社会支持及疾病认知对其生活质量水平的影响［J］．解放军护理杂志，2017，34（6）：13-17．

［10］曹炜，野翠杰，郗晓琦，等．重症患者疼痛观察工具在开颅术后患者静息状态下疼痛评估中的应用效果［J］．中华现代护理杂志，2019，25（4）：400-404．

［11］陈璐，王芳，狄恒丹，等．颅内肿瘤患者围手术期疼痛管理方案的构建及应用研究［J］．中华护理杂志，2021，56（6）：824-830．

［12］庞启英，侯春华，杨一瑶，等．神经外科患者术后疼痛管理的循证护理实践［J］．中华现代护理杂志，2021，27（14）：1834-1840．

［13］钟竹青，秦宁，高学琴，等．临床护士输注血管活性药物的现状调查［J］．中华护理杂志，2021，56：1208-1215．

［14］中华医学会神经外科学会小儿学组，中华医学会神经外科学会神经重症协作组．甘露醇治疗颅内压增高中国专家共识（2019）［J］．中华医学杂志，2019，99（23）：1763-1766．

［15］盐酸乌拉地尔注射液临床应用专家共识组．盐酸乌拉地尔注射液临床应用专家共识［J］．中华急诊医学杂志，2013，22（9）：960-966．

［16］中华医学会神经外科学分会，中国神经外科重症管理协作组．中国神经外科重

症管理专家共识（2020版）[J].中华医学杂志，2020，100（19）：1443-1458.

[17] 陈金花，马雅英，单燕敏，等.成年人诊断性腰椎穿刺后卧床时间和体位的最佳证据应用[J].中国实用护理杂志，2020，36（4）：263-267.

[18] 杨龙飞，齐敬晗，刘佳琳，等.压力性损伤预防和治疗循证指南的意见总结[J].护理研究，2022，36（6）：1008-1015.

[19] 马慧，杨诞凤，毛仁玲，等.脑脊液外引流管理证据转化及应用效果[J].中国实用护理杂志，2021，37（7）：505-510.

[20] 中华医学会神经外科学分会，中国神经外科重症管理协作组.神经外科脑脊液外引流中国专家共识（2018版）[J].中华医学杂志，2018，98（21）：1646-1649.

[21] 纪媛媛，王军，俞洁，等.神经外科ICU患者身体约束分级管理方案的构建及应用[J].中华护理杂志，2021，56（3）：342-346.

[22] 陈巧玲，李红，于荣国，等.综合干预策略在SICU身体约束缩减行动中的应用[J].中国护理管理，2015，15（1）：102-105.

[23] 夏丽霞，顾则娟，林征，等.成人吞咽障碍经口进食专业照护证据总结[J].护理研究，2020，34（17）：2997-3004.

[24] 中国吞咽障碍膳食营养管理专家共识组.吞咽障碍膳食营养管理中国专家共识（2019版）[J].中华物理医学与康复杂志，2019，41（12）：881-888.

[25] 吕孟菊，柳俊杰，李雪琳，等.应用饮食改进提高卒中后吞咽障碍患者吞咽安全性和有效性的研究[J].中国护理管理，2022，22（2）：228-233.

[26] 费朝廷，刘艺，朱丽群，等.吞咽障碍患者服药管理的最佳证据总结[J].中华护理杂志，2021，12：1852-1859.

[27] 危娟，林凤英，莫红平，等.ICU患者肠内营养期间腹泻的相关因素分析[J].中华护理杂志，2015，50（8）：954-959.

[28] 程伟鹤，鲁梅珊，郭海凌，等.危重症患者早期肠内营养喂养不耐受的研究进展[J].中华护理杂志，2017，52（1）：98-102.

[29] 米元元，沈月，郝彬，等.ICU患者肠内营养支持并发腹泻的循证护理实践[J].中华护理杂志，2017，52（11）：1291-1297.

[30] 林碧霞，许春丽，杨毅瑞.重症鼻饲患者喂养不耐受症状管理的证据总结[J].中国护理管理杂志，2019，19（2）：280-286.

[31]《加重继发性脑损伤危险因素防治专家共识》专家组.颅脑创伤后加重继发性脑损伤的危险因素防治专家共识[J].临床神经外科杂志，2020，17（3）：241-249，253.

[32] 中华护理学会.气管切开非机械通气患者的气道护理：T/CNAS 03—2019 [S].2019.

[33] 中华护理学会.成人有创机械通气气道内吸引技术操作：T-CNAS 10—2020 [S].2021.

[34] 中国医师协会神经外科医师分会神经重症专家委员会，北京医学会神经外科学

分会神经外科危重症学组. 神经外科中枢神经系统感染诊治中国专家共识（2021版）[J]. 中华神经外科杂志，2021，37（1）：2-15.

［35］中华医学会神经外科学分会. 脑脊液漏规范化管理中国专家共识［J］. 中华医学杂志，2022，102（15）：1057-1067.

［36］张建宁，王任直，胡锦. 神经外科重症监护手册［M］. 北京：人民卫生出版社，2016.

［37］陈素萍，张娜，田凤美. 神经外科重症患者应激性高血糖优化管理方案的制定与实施［J］. 护理学杂志，2021，36（12）：43-45.

［38］米元元，沈月，王宗华，等. 机械通气患者误吸预防及管理的最佳证据总结［J］. 中华护理杂志，2018，53（7）：849-856.

［39］中华护理学会. 成人肠内营养支持的护理：T/CNAS 10—2020［S］. 2021.

［40］窦英茹，戴雪梅，潘春芳，等. 早期运动信息管理系统在ICU危重患者中的应用效果［J］. 中国护理管理，2020，20（2）：266-271.

［41］中国吞咽障碍康复评估与治疗专家共识组. 中国吞咽障碍评估与治疗专家共识（2017版）［J］. 中华物理医学与康复杂志，2018，40（1）：1-10.